Kohlhammer

Dubb, Kaltwasser,
Pühringer, Schmid (Hrsg.)

Notfallversorgung und Pflege in der Notaufnahme

Praxisbuch für die multiprofesionelle Zusammenarbeit

1. Auflage

Verlag W. Kohlhammer

Piktogramme

Hinweis

Merke

Definition

Empfehlung

Fallbeispiel

Gesetz

Weiterführender Link

1. Auflage 2017

Gesamtherstellung: W. Kohlhammer GmbH, Stuttgart

Print:
ISBN 978-3-17-030547-2

E-Book-Formate:
pdf: ISBN 978-3-17-030548-9
epub: ISBN 978-3-17-030549-6
mobi: ISBN 978-3-17-030550-2

Inhalt

Vorwort

Die (interdisziplinären) Notaufnahmen als Nahtstellen zwischen Präklinik und Klinik stehen vor zunehmenden Herausforderungen im klinischen Setting und werden zukünftig einen noch wichtigeren Platz in der klinischen Patientensteuerung einnehmen. Hierfür sind in den Notaufnahmen nicht nur medizinische Kompetenzen, sondern auch Kompetenzen und Fachwissen im Bereich Ökonomie und Prozesssteuerung zwingend erforderlich.

Ein optimales Schnittstellenmanagement dient letztlich der sicheren Patientenversorgung und steht damit für eine hohe Versorgungsqualität in der Klinik. Die Zusammenarbeit unterschiedlicher Berufsgruppen im Interesse der zu versorgenden Patienten, erfordert die Fähigkeit, im multiprofessionellen und interdisziplinären Team die richtigen Entscheidungen zum richtigen Zeitpunkt zu treffen. Sichere Kommunikation und die Fähigkeit, vorhandenes Wissen konsequent anzuwenden, sind die elementaren Bausteine der klinischen und präklinischen Versorgung von akut lebensbedroht erkrankten Patienten.

Insbesondere die Anforderungen an eine Notaufnahme, die notwendigen Strukturen, die Finanzierung der Patientenversorgung und die Besonderheiten dieser Funktionseinheiten nehmen in diesem Werk einen entsprechenden Raum ein. Ergänzt werden diese Punkte durch den medizinisch-pflegerischen Blick auf unterschiedliche Krankheitsbilder, wobei hier bewusst auch auf seltene Ereignisse abgehoben wird, und die entsprechenden Diagnostik- und Therapievorschläge von ausgewiesenen Experten auf diesem Gebiet beschrieben werden.

Einen wichtigen Part nehmen die konkreten Fallbeispiele aus vielen Jahren Praxis in den unterschiedlichen Notaufnahmen ein, die allen Mitarbeitern und Interessierten einen Einblick in die Entscheidungsstrukturen und Therapieoptionen bis hin zur entsprechenden finanziellen Vergütung des »Falls« geben.

Ebenfalls beschrieben werden die juristischen Besonderheiten in diesem hochkomplexen und medizinisch anspruchsvollen Setting.

Der Blick auf die notwendigen ärztlichen und pflegerischen Qualifikationen und damit auf die Versorgungsstrukturen und das Qualitätsmanagement runden das Werk inhaltlich ab.

Dieses Buch will gemeinsam mit Ihnen den möglichen Weg eines virtuellen Patienten vom Eintreffen in der Notaufnahme bis zur stationären Aufnahme oder ambulanten Behandlung unter unterschiedlichen Gesichtspunkten aufzeigen und die Versorgung so praxisnah abbilden, dass sowohl Pflegekräfte als auch Ärzte, Rettungsassistenten, Notfallsanitäter und Medizinische Fachangestellte, die neu in diesem Bereich eingesetzt werden oder schon tätig sind, ein umfassendes und kompetentes Nachschlagewerk für den klinischen Alltag zur Verfügung haben.

Dieses Buch begleitet die neu etablierte Fachweiterbildung Notfallpflege sowohl ärztlich als auch pflegerisch und ist damit auch ein Lehrbuch für eine Qualifizierung im Bereich Notaufnahme.

Die Herausgeber

Rolf Dubb
Arnold Kaltwasser
Friedrich K. Pühringer
Katharina Schmid

Reutlingen, im April 2017

1 Anforderung der Geschäftsführung an eine interdisziplinäre Notaufnahme

Jörg Martin & Amelie Meeh-Simon

1.1 Einleitung

Während interdisziplinäre Notaufnahmen in Deutschland erst in den letzten 10–15 Jahren in Krankenhäusern etabliert wurden, besteht in den angelsächsischen Ländern eine lange Tradition der »Emergency Departements«. Populär wurden diese in den 1990er-Jahren mit der Fernsehserie »Emergency Room«.

§

§ 75 SGB V

Dass sich interdisziplinäre Notaufnahmen erst im letzten Jahr etabliert haben, hängt sicherlich mit der sektoralen Aufteilung der Notfallversorgung in Deutschland zusammen. Für die ambulante Notfallversorgung ist gemäß §75 Absatz 1 Satz 2 SGB V (Sozialgesetzbuch) die kassenärztliche Vereinigung (KV) zuständig.

Der Sicherstellungsauftrag verpflichtet die KV, auch während der sprechstundenfreien Zeiten einen Notdienst sicherzustellen, der zu jeder Zeit von Patienten aufgesucht werden kann.

Auch zugelassene Krankenhäuser sind mit wenigen Ausnahmen zum Notdienst verpflichtet – insbesondere müssen sie zu jeder Zeit die stationäre Aufnahme und Behandlung gewährleisten können.

Gerade in Bundesländern, in denen der KV-Notfalldienst dahingehend reformiert wurde, dass in Landkreisen nur noch 1–2 zentrale Notfallpraxen zur Verfügung stehen, die häufig an Kliniken angesiedelt sind, wird die Notaufnahme der Kliniken zum zentralen Anlaufpunkt für die Patienten.

Patientenkontakte

Ob es sich so wie in den USA entwickelt, ist noch nicht klar. Im Jahr 2003 gab es dort 113,9 Mio. Patientenkontakte und damit haben etwa 40 % der Bevölkerung die Emergency Departments aufgesucht (NCHS 2003). Die Erfahrung zeigt, dass nach Gründung einer zentralen Notaufnahme die jährliche Patientenzahl, die dort gesehen und behandelt wird, steigt. Dies wird dadurch verursacht, dass eine zentrale Notaufnahme 24 h an 365 Tagen im Jahr aufsuchbar ist, eine zunehmende Zahl von Migranten hier lebt, die ein sektorales System nicht kennen sowie viele Hilfesuchende keinen klassischen Hausarzt mehr haben. Den zahlenmäßig größten Teil stellen dabei die klassischen ambulanten Patienten dar, die in einer KV-Notfallpraxis behandelt werden könnten (Blum et al. 2010). Die Verteilung der Patienten ist Abbildung 1.1 zu entnehmen.

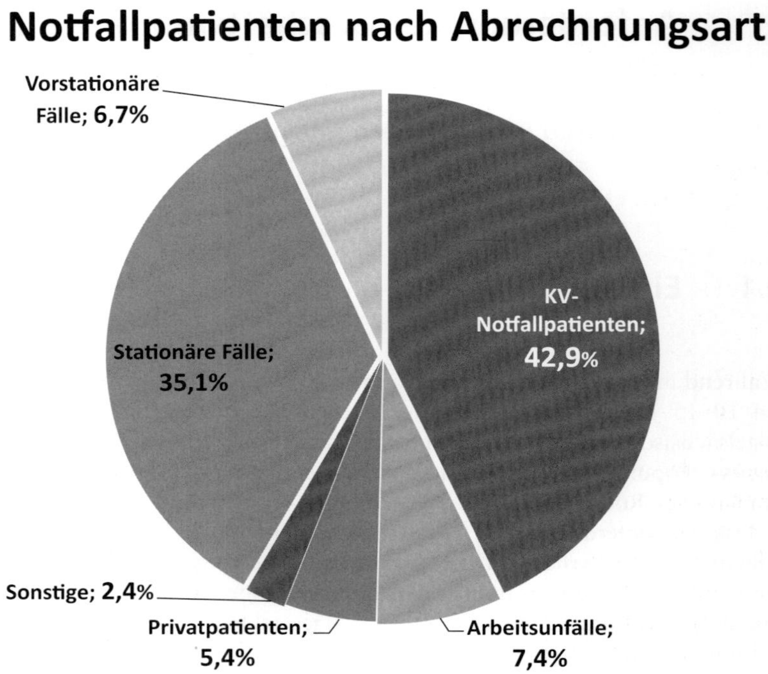

Abb. 1.1: Im Jahr 2009 sind insgesamt 24,9 Mio. Patienten nach unterschiedlichen Abrechnungsarten als Notfall im Krankenhaus behandelt worden (Niehues 2012, S. 153)

1.2 Etablierung einer zentralen Notaufnahme (ZNA) als Mittel zur Prozessoptimierung und zur Verbesserung der Patientenzufriedenheit

Bis vor wenigen Jahren gab es in Kliniken vorwiegend dezentrale fachbezogene Notaufnahmen. Dies bedeutet, dass ein Patient aufgrund seiner Krankheit oder Verletzung entscheiden musste, ob er beispielsweise die Unfallchirurgische Notaufnahme, die Allgemeinchirurgische Notaufnahme oder die Innere Notaufnahme aufsucht. Häufig war die Notfallversorgung neben der gleichzeitigen Versorgung von Elektivpatienten organisiert. Dies führte insbesondere bei Elektivpatienten häufig zu Beschwerden, da diese aufgrund von Notfällen lange Wartezeiten in Kauf nehmen mussten. Die Entscheidung zur Etablierung einer zentralen Notaufnahme stellt für die Geschäftsführung eine große Chance dar, Prozesse neu zu definieren und somit effizienter gestalten zu können. Gerade die Trennung von Elektivpatienten, die eine Fachambulanz aufsuchen und Notfallpatienten führt per se schon zur Prozessverbesserung. Auch die Entscheidung, ob man eine interdisziplinäre Notaufnahme etabliert oder weiterhin internistische und unfallchirurgische Patienten in getrennten Notaufnahmen behandelt, ist bei der Implementierung der Notaufnahme von entscheidender Bedeutung. Ferner muss frühzeitig entschieden werden, wer diese Notaufnahme leiten soll. Dies hängt auch von der Größe der Notaufnahme ab. Wichtig ist dabei, dass ein »ärztliches Gesicht« der Leiter der Notaufnahme wird. In kleineren Notaufnahmen kann die Leitung durch einen geeigneten Oberarzt erfolgen. Je größer die Notaufnahme ist, umso wichtiger ist es, dass ein Sektionsleiter oder bei sehr großen Notaufnahmen auch ein Chefarzt die Notaufnahme leitet. Sowohl der Sektionsleiter als auch der Chefarzt müssen medizinisch weisungsfrei sein. Zwingend erforderlich ist die direkte Berichterstattung an die Geschäftsführung.

Ob der Notaufnahme eine Aufnahmestation zugeordnet wird, in der die Patienten vor Verlegung auf Station untergebracht werden, hängt von der Struktur des Hauses ab. Bei größeren Notaufnahmen ist dies immer von Vorteil, da insbesondere außerhalb der Regeldienstzeit die Stationen von Aufnahmen entlastet werden. Auf diesen Aufnahmestationen kann dann weitere Diagnostik durchgeführt werden, die maximale Liegedauer sollte 24 h nicht überschreiten. Neben den Patienten, die fußläufig in die Notaufnahmen kommen, muss die Notaufnahme auch in der Lage sein, polytraumatisierte Patienten bzw. Patienten unter Reanimation adäquat zu behandeln. Dies setzt voraus, dass neben dem ärztlichen Personal auch das Pflegepersonal für solche Situationen gut geschult und ausgebildet ist. Ein entscheidender Faktor für die Patientenzufriedenheit ist, dass das gesamte Personal der Notaufnahme sehr kundenorientiert arbeitet. In der Notaufnahme bedarf es, insbesondere mit den noch wartenden Patienten, einer sehr kundenorientierten Kommunikation. Hier ist die Geschäftsführung gefordert, entsprechende Schulungen anzubieten, die für das Personal dann auch verpflichtend sind.

Jede Geschäftsführung muss sich darüber im Klaren sein, dass das Funktionieren einer zentralen Notaufnahme die wesentliche »Visitenkarte« einer Klinik ist. Somit ist eine interdisziplinäre Notaufnahme – nicht eine von vielen Abteilungen in einer Klinik, sondern – die entscheidende Schnittstelle zwischen Klinik, niedergelassenen Ärzten und Bevölkerung. Bei gut funktionierenden Notaufnahmen sind Fallsteigerungsraten zwischen 10 und 20 % pro Jahr nicht ungewöhnlich (Walter & Fleischmann 2007).

Visitenkarte ZNA

1.3 Der ökonomische Aspekt

Neben dem Aspekt der Prozessoptimierung und der Steigerung der Behandlungsqualität sowie dem Marketingaspekt, sind für die Geschäftsführung die ökonomischen Aspekte entscheidend. Richtig ist, dass circa

40–50 % der Patienten, die eine Notaufnahme aufsuchen, stationär auch aufgenommen werden (► Abb. 1.2). Bei diesen Patienten ist die Finanzierung weitestgehend durch die Erlöse der Diagnosis Related Groups (DRG, diagnosebezogene Fallgruppen) gesichert. Anders verhält es sich bei den rein ambulanten Patienten (Niehues & Barbe 2012). Bei diesen Patienten stehen Kosten in Höhe von 120 € Erlösen in Höhe von 30 € gegenüber (Niehues & Fenger 2013). Diese Kostendifferenz ist vorwiegend durch die hohen Vorhaltekosten im Krankenhaus bedingt. In anderen Ländern versucht man hier die Kosten der Notfallversorgung durch das Krankenhaus sachgerechter abzubilden. So erhält beispielsweise in Frankreich jede Klinik die an der Notfallversorgung teilnimmt 500.000 €, ab 5.000 Notfällen gibt es mengenmäßige Zuschläge (Fischer 2009). Ob sich dies durch die neue Gesetzgebung, bei der die Vergütung der ambulanten Behandlung zwischen den Selbstverwaltungsorganen neu verhandelt werden soll, besser darstellt, wird sich zeigen.

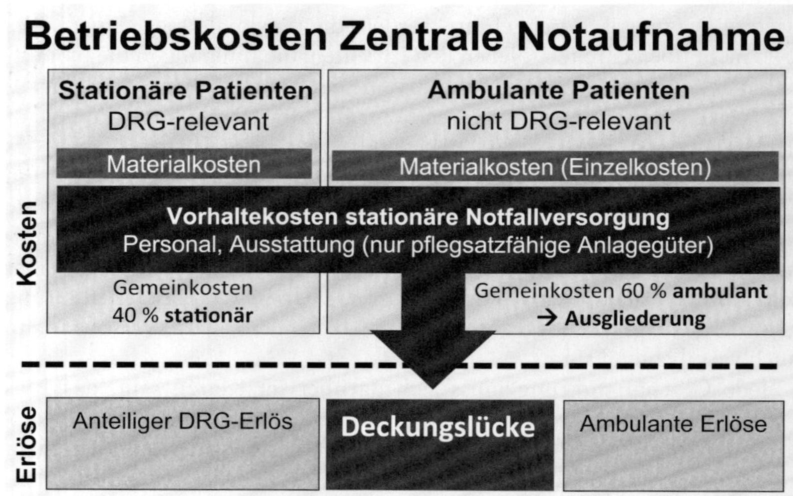

Abb. 1.2: Ausgliederung nicht DRG-relevanter Kosten der Notaufnahme (Niehues 2012, S. 182).

Um hier eine Optimierung herzustellen und auch wieder die sektorale Zuordnung der Patienten zu gewährleisten, wäre die Ansiedlung einer allgemeinmedizinischen Praxis oder die Übernahme eines allgemeinmedizinischen Sitzes in ein Krankenhaus als medizinisches Versorgungszentrum (MVZ) sinnvoll. Dann könnten alle Patienten nach durchgeführter Triage dem entsprechenden Strang (Klinik oder Praxis) zugewiesen werden. Gleichzeitig würde die Qualität steigen, da kein Patient mit einer potenziellen Erkrankung, die im Krankenhaus behandelt werden muss, lange Wartezeiten in einer KV-Notfallpraxis hätte. Auf der anderen Seite wäre gewährleistet, dass Patienten, deren Erkrankung nicht durch ein Krankenhaus behandelt werden muss, in einer KV-Ambulanz behandelt werden (► Abb. 1.3).

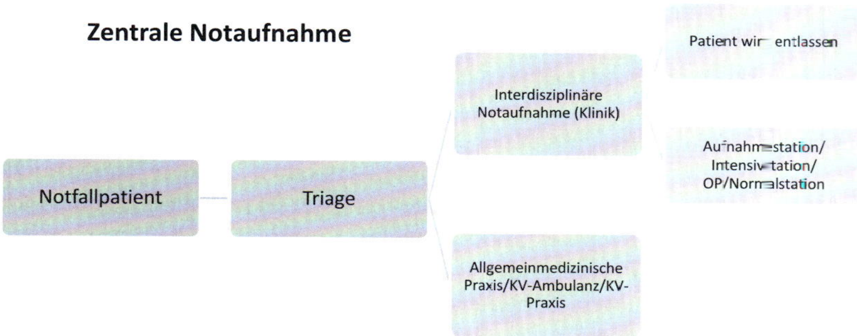

Abb. 1.3: Ablaufplan bei Eintreffen eines Notfallpatienten

Patienten, die einen stationären Aufenthalt benötigen, könnten direkt auf Station oder auf eine entsprechende Aufnahmestation verlegt werden.

Durch eine integrierte Aufnahmestation, die der Notaufnahme zugeordnet ist, lässt sich die allgemeine Verweildauer im Krankenhaus reduzieren und Fehlbelegungen können somit vermieden werden, da die gesamte Diagnostik und die Notwendigkeit der Abklärung einer stationären Behandlung an einem Ort stattfindet (Fischer 2009). Für den ökonomischen und qualitativen Aspekt sind diese Prozesse von wesentlicher Bedeutung. Es sollte gewährleistet sein, dass es sich um eine komplett interdisziplinäre zentrale Notaufnahme handelt. Die Patientenströme der Notfallpatienten müssen konsequent von den Patientenströmen der elektiven Patienten getrennt werden und die Implementierung einer Aufnahmestation, die zum Abschluss der Diagnostik führt, ist sinnvoll.

1.4 Zusammenfassung

Eine interdisziplinäre zentrale Notaufnahme ist heute in Krankenhäusern bei entsprechendem Aufkommen von Notfallpatienten notwendig. Sie ist die wesentliche Schnittstelle und damit die »Visitenkarte« nach außen, zu den zuweisenden Ärzten und der Bevölkerung. Aus diesem Grund sollte eine interdisziplinäre Notaufnahme möglichst eine eigene ärztliche und pflegerische Leitung haben. Diese Leitung muss medizinisch weisungsfrei sein und organisatorisch direkt an die Geschäftsführung angebunden sein. Durch die Etablierung einer zentralen Notaufnahme gelingt es, die Patientenströme in Notfallpatienten und elektive Patienten zu unterteilen. Dies führt zu einer Optimierung der Prozesse und steigert die Qualität der Patientenversorgung. Ob eine Aufnahmestation der interdisziplinären Notaufnahme zugeordnet wird, hängt stark von der inneren Organisation und von der Größe der Notaufnahme ab.

In einer Aufnahmestation sollten die Patienten maximal 24 h verbleiben. Bis dahin sollte die wichtigste Diagnostik abgeschlossen sein, welche insbesondere Fehlbelegungen vermeidet.

Es bleibt festzuhalten, dass in der Notaufnahme circa 40–50 % der Patienten stationär verbleiben. Die ambulanten Patienten werden jedoch nicht adäquat vergütet, da die Vorhaltekosten in einer Notaufnahme sehr hoch sind. In diesem Fall wäre es optimal, wenn in räumlicher Nähe eine allgemeinmedizinische Praxis und die KV-Notfallpraxis untergebracht sind, sodass die ambulanten Patienten, die keiner Krankenhausbehandlung bedürfen, direkt in die KV-Praxis überwiesen werden können. Durch eine solche Organisation können die Sektorengrenzen aufgelöst werden. So können die KVs ihren Sicherstellungsauftrag und die Krankenhäuser ihren Versorgungsauftrag erfüllen.

Eine gut geführte interdisziplinäre Notaufnahme ist aus Sicht der Geschäftsführung ein wesentlicher Beitrag zur Außendarstellung des Krankenhauses und zur Prozess- und Qualitätsverbesserung in der Behandlung. Gleichzeitig dient sie der Patientenakquise. Nachteilig ist die unzureichende Finanzierung der ambulanten Patienten, die aufgrund ihrer Erkrankung keine stationäre Krankenhausbehandlung benötigen.

1.5 Literatur

Blum, K./Löffert, S./Offermanns, M./Steffen, P. (2010): Krankenhaus Barometer, Umfrage 2010, Düsseldorf.

Fischer, W. (2009): Notfallvergütung im Krankenhaus. Patientenklassifikationssysteme und Notfallpauschalen bei DRG-basierter Vergütung von stationären Behandlungen, Wolfertswil.

Fleischmann, T./Walter, B. (2007): Interdisziplinäre Notaufnahmen in Deutschland. Aufgaben, Struktur, Zukunft. In: das Krankenhaus 7, S. 657–660.

NCHS – National Center for Health Statistics (Hrsg) (2003): National Hospital Medical Care Survey 2003. http://www.cdc.gov/nchs/fastats/ervisits.htm

Niehues, C. (2012): Notfallversorgung in Deutschland. 1. Aufl., Kohlhammer Verlag, Stuttgart.

Niehues, C./Barbe, W. (2012): Unzureichende Berücksichtigung der Notfallversorgung im DRG-System das Krankenhaus. In: das Krankenhaus 5, S. 470–474.

Niehues C./Fenger, H. (2013): Qualifikationsanforderungen und Haftungsrisiken in der Zentralen Notaufnahme. In: das Krankenhaus 8, S. 822–826.

2 Finanzierung der zentralen Notaufnahme in der Klinik

Gerhard Hinger

2.1 Direkte Erlöse

Direkte Erlöse entstehen unmittelbar durch die Notfallbehandlung in der Zentralen Notaufnahme (ZNA). Sie sind abhängig vom Versicherungsstatus des Patienten und vom Umfang der Behandlung.

Notfallbehandlung von gesetzlich versicherten Patienten

Die Sicherstellung der ambulanten Patientenversorgung ist Aufgabe der Vertragsärzte.[1] Im Rahmen des gesetzlich verankerten Sicherstellungsauftrags muss eine vertragsärztliche Versorgung jederzeit [2] vorhanden sein. Dies bedeutet, dass auch die ambulante Notfallversorgung durch vertragsärztliche Strukturen sichergestellt sein muss. Die ambulante Notfallbehandlung ist daher nicht primär die Aufgabe der Klinik.

§

§ 76 SGB V

Um eventuelle Versorgungslücken zu schließen, regelt § 76 SGB V: »Andere Ärzte dürfen nur im Notfall in Anspruch genommen werden«. Dieser Passus ermöglicht zwar die ambulante Notfallbehandlung durch Nicht-Vertragsärzte, zeigt gleichzeitig jedoch auch den eng begrenzten Rahmen »nur in Notfällen« auf. Die ambulante Notfallbehandlung im Krankenhaus hat keine eigenständige Rechtsgrundlage, sie leitet sich aus dieser Formulierung in § 76 SGB V ab.

§

Gängige Rechtsprechung

Die gängige Rechtsprechung [3,4] zu dieser Thematik zeigt auf, dass diese »anderen Ärzte« den gleichen Vergütungsanspruch für die Notfallversorgung haben wie Vertragsärzte. Der Vergütungsanspruch bezieht sich jedoch nur auf die Leistungen, die zur unmittelbaren Abwendung der Notfallsituation erforderlich waren.[5] Die Notfallbehandlung hat die Aufgabe eine medizinische Notsituation bis zur Wiederherstellung der vertragsärztlichen Versorgung zu beseitigen. Daraus wird ersichtlich, dass Folgetermine im Rahmen der Notfallversorgung nicht vorgesehen sind.

---

1 § 75 SGB V Abs. 1
2 § 75 SGB V Abs. 1b
3 BSG, Urteil vom 06.09.2006, AZ B 6 KA 15_06 R
4 BSG, Urteil vom 17.09.2008, AZ B 6 KA 47_07 R
5 BSG, Urteil vom 12.12.2012, AZ B 6 KA 5_12 R

Diese Grundsätze sind auch für die Abrechenbarkeit der erbrachten Leistungen leitend.

KV-Notfallabrechnung

Die Abrechnung der im Notfall erbrachten Leistungen richtet sich nach den Regeln des einheitlichen Bewertungsmaßstabs (EBM).

Laut Gutachten zur ambulanten Notfallversorgung im Krankenhaus aus dem Jahr 2015 liegen die durchschnittlichen Erlöse für diese EBM-Fälle bei 32 €. Dem stehen Kosten von durchschnittlich 126 € gegenüber. Dabei handelt es sich um Durchschnittswerte die je nach Altersstruktur der Patienten und Kostenstruktur der jeweiligen Klinik erheblichen Schwankungen unterworfen sind. Durchschnittlich muss jedoch davon ausgegangen werden, dass bei jedem EBM-Fall eine Deckungslücke von ca. 90 € entsteht. Diese Kosten müssen von der Klinik getragen werden.

Bei öffentlich geförderten Krankenhäusern erfolgte ein Abschlag von 10 % auf die Honorarsumme der EBM-Erlöse. Die Rechtsprechung sah diesen Abschlag wegen der öffentlichen Förderung bisher als gerechtfertigt an.

Mit Inkrafttreten des Krankenhausstrukturgesetzes (KHSG) zum 01.01.2016 wurde der Investitionskostenabschlag für Kliniken bei der ambulanten Vergütung aufgehoben.

Änderung der KV-Notfallabrechnung ab 01.04.2017

Im Rahmen des KHSG wurde vom Gesetzgeber in § 87b Abs. 1 SGB V vorgeschrieben, dass bis spätestens 31.12.2016 die Regelungen für die Versorgung im Notfall und im Notdienst im einheitlichen Bewertungsmaßstab für ärztliche Leistungen nach dem Schweregrad der Fälle zu differenzieren sind.

Diese gesetzliche Vorgabe ist die Grundlage für die ab 01.04.2017 geltende Neuregelung der Vergütung der ärztlichen Leistungen im ambulanten Notfall- und Notdienst. Die Vergütung erfolgt in drei Stufen. Außerdem wird wie bisher nach Tageszeit und Wochentagen differenziert.

Die *niedrigste Vergütung* erfolgt für die »Beurteilung der Behandlungsbedürftigkeit«. Mit diesen Vergütungspauschalen werden im EBM erstmals sogenannte Abklärungspauschalen zur Beurteilung der Behandlungsbedürftigkeit etabliert. Die *zweite Vergütungsstufe* entspricht der bisherigen Vergütung für die Notfallbehandlung, allerdings wurde die Bewertung geringfügig abgesenkt. Für besondere Fälle wurden diagnosebezogene oder patientenbezogene Zuschlagsziffern eingeführt. Diese entsprechen der *dritten Vergütungsstufe*.

Die Neugestaltung der Vergütung musste nach der Vorgabe der Kostenneutralität erfolgen, weshalb das Ergebnis dieser Reform nicht den Erwartungen der Leistungserbringer entspricht. Noch liegen keine Erfahrungen mit der neuen Vergütungsstruktur vor. Auf jeden Fall wird es zukünftig für die Vergütung der Notfallbehandlung im Krankenhaus essentiell wichtig sein, die Notwendigkeit einer akuten Behandlung durch adäquate Dokumentation nachzuweisen. Der Notfall sollte bereits aus der Diagnose ablesbar sein, denn der Diagnoseschlüssel (ICD) ist Voraussetzung für die Abrechnung und kann somit von Abrechnungsstellen der Kassenärztlichen Vereinigungen (KV) am einfachsten geprüft werden.

Sachkostenerstattung bei der Behandlung von gesetzlich versicherten Patienten

Bei gesetzlich versicherten Patienten erfolgt die Abrechnung nach EBM, dementsprechend gelten die EBM-Regeln auch für die Erstattung von Sachkosten.

Abrechnung nach EBM

In Punkt 7 der »Allgemeinen Bestimmung« des EBM werden die Kostenarten definiert.

Punkt 7.1 der Allgemeinen Bestimmung des EBM beschreibt die »enthaltenen Kosten«. Das sind diejenigen Kosten, die in den Gebührenordnungspositionen enthalten sind, z. B. Kosten für Einmalspritzen, Einmalkanülen, Einmaltrachealtuben, Einmalabsaugkatheter, Einmalhandschuhe, Einmalrasierer, Einmalharnblasenkatheter, Einmalskalpelle, Einmalproktoskope, Einmaldarmrohre, Einmalspekula, Einmalküretten, Einmal-Abdecksets usw.

Punkt 7.2 der Allgemeinen Bestimmung des EBM definiert die »nicht berechnungsfähigen Kosten« und

Punkt 7.3 zählt die »nicht enthaltenen Kosten« auf, wie z. B. Kosten für Arzneimittel, Verbandmittel, Materialien, Instrumente, Gegenstände und Stoffe, die nach der Anwendung verbraucht sind oder die der Kranke zur weiteren Verwendung behält und Kosten für Einmalinfusionsbestecke, Einmalinfusionskatheter, Einmalinfusionsnadeln und Einmalbiopsienadeln.

Die Erstattung der »nicht enthaltenen Kosten« wird in den Sprechstundenbedarfsregelungen der einzelnen Kassenärztlichen Vereinigungen (KV) geregelt und unterliegt daher regionalen Unterschieden.

Für die Refinanzierung der »nicht enthaltenen Kosten« ist für die ZNA eine transparente und praktikable Erstattungsregelung mit den zuständigen Kostenträgern, z. B. der Allgemeinen Ortskrankenkasse (AOK) sinnvoll, um eine zusätzliche Finanzierungslücke zu vermeiden. Die Sprechstundenbedarfsregelung gilt nur für Patienten mit gesetzlicher Krankenversicherung (GKV).

Hilfsmittelversorgung im Rahmen der Notfallversorgung

Im Rahmen der Notfallversorgung ist bei einigen Patienten eine sofortige Versorgung mit Hilfsmitteln, wie z. B. Orthesen oder Gehstützen, erforderlich. Grundsätzlich sind Hilfsmittel, die in unmittelbarem Zusammenhang mit der Notfallversorgung stehen, auch verordnungsfähig.

Damit die erforderlichen Hilfsmittel an 365 Tagen/24 h unmittelbar zur Notfallversorgung in der Klinik zur Verfügung stehen, ist es erforderlich, die Hilfsmittel vor Ort bereitzustellen. Ein Konsignationslager ist eine effektive und in vielen Kliniken bewährte Methode für die Bereitstellung von Hilfsmitteln für die Notfallversorgung. Die Besonderheit des Konsignationslagers besteht darin, dass die Ware im Eigentum des Herstellers bzw. Lieferanten bleibt, jedoch vor Ort zur direkten Anwendung beim Patienten zur Verfügung steht.

In aller Regel werden derartige Konsignationslager in der ZNA von der Pflege verwaltet. Eine besondere Herausforderung besteht darin, die Entnahmen lückenlos nachweisen zu können. Fehlbestände gehen zu Lasten der Klinik, wodurch wieder die Gefahr der Finanzierungslücke besteht. Um dies zu vermeiden, sollte der Prozess eindeutig definiert werden.

Bei der Verordnung eines Hilfsmittels zu Lasten der GKV muss vom behandelnden Arzt eine Hilfsmittelverordnung ausgestellt werden. Diese Verordnung berechtigt zur Entnahme aus dem Konsignationslager und der Anwendung am Patienten. Der Patient bestätigt mit seiner Unterschrift auf der Rückseite des Rezepts den Erhalt des Hilfsmittels. Abschließend wird das Rezept an den Hersteller/Lieferanten übermittelt. Dieser kann das verordnete Hilfsmittel mit der GKV abrechnen und das Konsignationslager entsprechend wieder auffüllen.

Leistungen ohne Erlöse

Wie oben ausgeführt, ist der Umfang der ambulanten Notfallbehandlung bei GKV-Patienten streng begrenzt auf die Beseitigung der Notfallsituation. Daraus folgt, dass auch nur diese Leistungen abgerechnet werden können.

Wird nun im Rahmen der Notfallbehandlung weiterführende Diagnostik oder Therapie veranlasst, besteht nur in sehr engen Grenzen die Möglichkeit diese auch abzurechnen. Zum Beispiel besteht keine Abrechnungsmöglichkeit für einen zweiten Arztkontakt bei Hinzuziehung eines Arztes aus einem anderen Fachgebiet innerhalb der Klinik.

Dasselbe gilt für die Veranlassung von weiterführenden Untersuchungen bei einem externen Dienstleister, wie z. B. mikrobiologische Untersuchungen oder Untersuchungen der Pathologie.

Im vertragsärztlichen Bereich werden solche Leistungen mittels Überweisung beauftragt. Der beauftragte Arzt kann seine Leistungen im Rahmen der fachspezifischen Abrechnungsregeln bei der Kassenärztlichen Vereinigung (KV) zur Abrechnung bringen.

Die Notfallbehandlung im Krankenhaus ist jedoch keine vertragsärztliche Behandlung, demzufolge kann auch keine Überweisung ausgestellt werden. Der beauftragte Leistungserbringer kann seine Leistung nur der beauftragenden Klinik in Rechnung stellen. Die Klinik hat jedoch keine Möglichkeit diese externen Leistungen zur Abrechnung zu bringen.

Bei einer Beauftragung von Fremdleistungen entstehen Kosten für die Klinik, die mit den Kostenträgern nicht abgerechnet werden können.

Notfallbehandlung bei PKV-Patienten und Selbstzahlerpatienten

Die Notfallbehandlung von Patienten mit privater Krankenversicherung (PKV) und Selbstzahlerpatienten unterliegt nicht den oben ausgeführten strengen Regeln für GKV-Patienten. Der Patient erhält für die von ihm gewünschten und von der Klinik erbrachten Leistungen eine Rechnung und entscheidet selbst, ob er diese Rechnung mit seiner PKV abrechnet oder selbst bezahlt.

Kostensicherung

Für die Kostensicherung in der ZNA ist es sinnvoll, dass bei Patienten mit Wohnsitz im Ausland die Rechnung für sämtliche Leistungen (ärztliche Behandlung, verbrauchte Materialien, abgegebene Hilfsmittel wie z. B. Unterarmgehstützen) sofort nach Leistungserbringung erstellt wird und der Rechnungsbetrag vom Patienten vor Verlassen der Klinik eingefordert wird. Ins Ausland nachgesendete Rechnungen werden sehr häufig nicht bezahlt. Meist bleiben auch die Inkasso-Bemühungen erfolglos oder sind sehr kostenaufwendig. Je nach Anzahl solcher Patienten und Umfang der erbrachten Leistungen entsteht eine nicht vernachlässigbare Deckungslücke.

Ambulante Abrechnung nach GOÄ

Die Abrechnung der medizinischen Leistungen bei PKV- und Selbstzahlerpatienten erfolgt nach der Gebührenordnung für Ärzte. Die amtliche Gebührenordnung für Ärzte ist eine von der Bundesregierung mit Zustimmung des Bundesrates erlassene Rechtsverordnung. Ärztliche Leistungen die nicht mit der GKV oder einer Berufsgenossenschaft abgerechnet werden, dürfen nur nach der Gebührenordnung für Ärzte (GOÄ) abgerechnet werden.

In der GOÄ werden die einzelnen ärztlichen und medizinisch-technischen Leistungen beschrieben und eine Gebühr dafür festgelegt. Je nach Schweregrad der Erkrankung oder Schwierigkeit der erbrachten Leistung kann die Gebühr erhöht werden.

Eine exakte Dokumentation ist nicht nur medizinisch geboten, sondern auch für die Abrechnung nach GOÄ unverzichtbar. Während wir bei der Abrechnung nach EBM Pauschalen finden, sind bei der GOÄ meist einzelne Teile einer Behandlung in verschiedenen Abrechnungsziffern definiert und können abgerechnet werden.

Am Beispiel einer Wundversorgung im Rahmen der Notfallversorgung kann dies verdeutlicht werden. Für die chirurgische Wundversorgung gibt es nach EBM drei unterschiedliche Pauschalen, je nach Leistungsumfang. Die Lokalanästhesie ist in den Leistungspauschalen inbegriffen. Bei einer Abrechnung nach GOÄ kann die Lokalanästhesie separat berechnet werden.

Sachkostenabrechnung bei PKV- und Selbstzahlerpatienten

Die Abrechnung der Sachkosten im Rahmen der Behandlung von PKV- und Selbstzahlerpatienten erfolgt ebenfalls nach den Regeln der GOÄ.

§

§ 10 GOÄ

In § 10 der GOÄ ist der »Ersatz von Auslagen« definiert, darunter fallen die Kosten für diejenigen Arzneimittel, Verbandmittel und sonstigen Materialien, die der Patient zur weiteren Verwendung behält oder die mit einer einmaligen Anwendung verbraucht sind etc.

Aus dieser Regelung ist erkennbar, wie wichtig die exakte Dokumentation der verbrauchten Materialien für die Abrechnung und damit für die Kostendeckung ist.

Notfallbehandlung bei Arbeitsunfällen

Die Behandlung von Arbeitsunfällen bleibt den dafür zugelassenen Kliniken vorbehalten. Die Behandlung wird mit der zuständigen Berufsgenossenschaft abgerechnet.

Ambulante Abrechnung nach UV-GOÄ

Die Abrechnung der Behandlung bei Arbeitsunfällen erfolgt nach dem Vertrag Ärzte/Unfallversicherungsträger. Die einzelnen Leistungen sind in der Gebührenordnung für Ärzte/Unfallversicherungsträger (UV-GOÄ) definiert. Der Vertrag umfasst die Vergütung der Ärzte, die Abrechnung der ärztlichen Leistungen gegenüber den Unfallversicherungsträgern, die Pflicht der Ärzte zur Dokumentation, zur Mitteilung von Patientendaten und zu sonstigen Auskünften gegenüber den Unfallversicherungsträgern.

Die Abrechnung dieser Leistung kann nur über den von den Unfallversicherungsträgern zugelassenen Arzt erfolgen und obliegt dessen Verantwortung.

Sachkostenabrechnung bei Arbeitsunfällen

Die Abrechnung der Sachkosten erfolgt nach den Regeln der UV-GOÄ. Der Umfang der abrechenbaren Sachkosten ist nicht in jedem Fall identisch mit der GOÄ, das Grundprinzip ist jedoch dasselbe. Insofern gelten die gleichen Hinweise wie bei »Sachkostenabrechnung bei PKV- und Selbstzahlerpatienten«.

Sonstige Kostenträger in der Notfallbehandlung

Unter dem Begriff »sonstige Kostenträger« sind Institutionen zusammengefasst, die für eine bestimmte Gruppe von Personen die Kosten für medizinische Leistungen übernehmen. Solche Kostenträger sind zum Beispiel die

Bundespolizei und die Bundeswehr. Sie gewähren im Rahmen eines Dienstverhältnisses Anspruch auf freie Heilfürsorge. Darüber hinaus gibt es weitere Kostenträger wie die Landespolizei oder Sozialämter auf regionaler Ebene.

Für diese Kostenträger bestehen gesonderte Verträge, die sich durch individuelle Vereinbarungen auszeichnen.

Teilweise werden die Leistungen bei »sonstigen Kostenträger« nach EBM mit der KV abgerechnet. Es bestehen jedoch auch Varianten bei denen Selbstzahlerrechnungen nach GOÄ gestellt werden.

Erlöse aus vorstationärer Behandlung nach § 115a SGB V

Nach § 115a Abs. 1 SGB V kann das Krankenhaus bei Verordnung von Krankenhausbehandlung die Versicherten in medizinisch geeigneten Fällen ohne Unterkunft und Verpflegung behandeln, um die Erforderlichkeit einer vollstationären Krankenhausbehandlung zu klären oder die vollstationäre Krankenhausbehandlung vorzubereiten.

§

§ 115a SGB V

Die vorstationäre Behandlung ist laut § 39 SGB V eine Form der Krankenhausbehandlung. Dementsprechend folgt die Abrechnung den Regeln für Krankenhausbehandlungen und unterscheidet sich dadurch von der Abrechnung der oben dargestellten ambulanten Behandlungsformen.

§

§ 39 SGB V

Bei der Verordnung von Krankenhausbehandlung obliegt dem Krankenhausarzt die Verpflichtung zu prüfen, ob eine stationäre Behandlung erforderlich ist. Um seine Entscheidung zu stützen, können Untersuchungen erforderlich sein. Führt die Untersuchung zu dem Ergebnis, dass der Patient einer stationären Behandlung bedarf, gehören die Untersuchungen zum stationären Fall und sind damit in der DRG inbegriffen.

Führt die Untersuchung zu dem Ergebnis, dass der Patient in die ambulante Behandlung entlassen werden kann, wird die Leistung pauschal vergütet. Die aktuellen Pauschalen für die vorstationäre Behandlung liegen in Abhängigkeit vom Fachgebiet bei ca. 90–150 €.

Bei der klinikinternen betriebswirtschaftlichen Bewertung können die vorstationären Pauschalen direkt der ZNA zugeordnet werden.

Sachkostenerstattung bei vorstationärer Behandlung

Bei der vorstationären Behandlung können Sachkosten nicht separat abgerechnet werden. Alle Leistungen sind in der oben dargestellten Pauschale inbegriffen.

Lediglich der Großgeräteeinsatz, wie z. B. Computertomographie oder Kernspin, wird zusätzlich pauschaliert vergütet.

Leistungen ohne Erlöse

Leistungen, die den Pauschalbetrag und ggf. die Vergütung für den Einsatz von Großgeräten überschreiten, bleiben ohne Vergütung.

Leistungen, die von externen Leistungsanbietern angefordert werden, z. B. Fremdlabor, gehen zu Lasten der Klinik und müssen aus der Pauschalvergütung finanziert werden. Eine direkte Abrechnung mit den Kostenträgern ist nicht möglich.

2.2 Indirekte Erlöse

Die ZNA erbringt für jeden Patienten, der notfallmäßig stationär aufgenommen wird, die Notfalldiagnostik. Dafür werden keine direkten Erlöse erzielt. Die Vergütung für die Notfallbehandlung ist bei stationären Patienten in die DRG eingepreist.

DRG-Anteil für Notfallversorger-Kliniken

§

KHG und KHEntG

Eine Notfallversorgung wird nicht von allen Krankenhäusern angeboten. Nach § 17b Abs. 1 Krankenhausfinanzierungsgesetz (KHG) in Verbindung mit § 4 Abs. 6 des Gesetzes über die Entgelte für voll- und teilstationäre Krankenhausleistungen (KHEntgG) wird für die Nichtteilnahme an der Notfallversorgung ein Abschlag von 50 € von der Vergütung für die stationäre Behandlung (DRG) festgelegt.

Das bedeutet, die DRG beinhaltet obligat die Notfallversorgung. Lediglich die Krankenhäuser, die nicht an der Notfallversorgung teilnehmen, müssen einen Abschlag hinnehmen.

Der DRG-Anteil für die Notfallversorgung kann bei der internen Betrachtung der ZNA zugeschlagen werden. Legt man jedoch die Kosten in Höhe von 126 € pro Notfallpatient aus dem Gutachten zur ambulanten Notfallversorgung im Krankenhaus (MCK & DGINA, 2015) zugrunde, so wird deutlich, dass auch dieser DRG-Anteil nicht kostendeckend sein kann.

2.3 Erlöse aus der Aufnahmestation

Eine mögliche Organisationvariante für interdisziplinäre zentrale Notaufnahmen ist die Integration oder Angliederung einer Aufnahmestation. In einer solchen Aufnahmestation können Patienten für mehrere Stunden stationär behandelt werden, bis eine Übernahme in die betreffende Abteilung erfolgt oder der Gesundheitszustand soweit stabilisiert und gesichert ist, dass eine Entlassung aus dem Krankenhaus möglich ist.

DRG-Erlöse für Kurzlieger

Hierbei handelt es sich um DRG-Erlöse für Patienten, die in der ZNA-Aufnahmestation stationär behandelt werden und von dort aus auch wieder entlassen werden.

Wenn bei der Aufnahme eine Indikation für eine stationäre Krankenhausbehandlung bestand, können diese Fälle als DRG-Fall mit entsprechendem Kurzliegerabschlag abgerechnet werden. Die Erlöse für solche Fälle liegen bei ca. 500 € in Abhängigkeit von der zugrundeliegenden DRG.

2.4 Zusammenfassung

Die Notfallversorgung im Krankenhaus kann mit den derzeitigen Erlösen nicht kostendeckend erbracht werden.

Die Vielfältigkeit der unterschiedlichen Behandlungsformen und die daraus folgenden Abrechnungsvarianten erfordern erhebliches Spezialwissen, um die spärlichen Erlöse zu sichern. Gleichzeitig ist die Abrechnung der Leistungen mit hohem administrativem Aufwand verbunden.

Die Behandlungsform muss vom ersten Kontakt an richtig festgelegt werden, damit eine korrekte Aufnahme im Krankenhausinformationssystem (KIS) erfolgen kann. Anfängliche Fehler führen zu erhöhtem Korrekturbedarf und ggf. zu Erlöseinbußen.

Der Politik ist diese Problematik bekannt. Im Koalitionsvertrag der Bundesregierung von 2013 für die 18. Legislaturperiode wurde festgestellt:

> *»Die ambulante Notfallversorgung konzentriert sich außerhalb der allgemeinen Praxissprechzeiten auf die Krankenhäuser. Das macht eine Anpassung der gesetzlichen Rahmenbedingungen und der entsprechenden Vergütung erforderlich.«*

Bleibt zu hoffen, dass dieser politischen Einsicht wirkungsvolle Entscheidungen folgen.

2.5 Literatur

Management Consult Kestermann GmbH (MCK) und Deutsche Gesellschaft interdisziplinäre Notfall- und Akutmedizin e.V. (DGINA) (Hrsg.) (2015): Gutachten zur ambulanten Notfallversorgung im Krankenhaus, http://www.dkgev.de/media/file/19401.2015-02-17_Gutachten_zur_ambulanten_Notfallversorgung_im_Krankenhaus_2015.pdf, Abruf: 13.06.2016

3 Strukturen in der Notaufnahme

Bernhard Kumle & Ines Darnhofer

3.1 Notaufnahmen in Deutschland

Notaufnahmen in Deutschland haben keine einheitlich entwickelten Strukturen, weder baulich noch organisatorisch. Erst in den letzten 11 Jahren ist das Thema Notaufnahme in der Medizin und auch in den Medien in den Fokus gerückt. Von einem lästigen Beiwerk im Dienst haben sich Notaufnahmen, als zentrale Anlaufstellen, zum Dreh- und Angelpunkt der Kliniken entwickelt. Die Entwicklung ist rasant und es sind jedes Jahr Patientensteigerungen von 5–10 % in den Notaufnahmen zu verzeichnen (Zimmermann 2016). Die Entwicklung wird sich in den nächsten Jahren weiter verstärken, da sich die demografischen Verhältnisse ändern, der Anspruch der Menschen an eine umfassende Versorgung steigt und sich die ärztliche Versorgung besonders im ländlichen Bereich drastisch verändert. Neue Konzepte zur Notfallversorgung sind notwendig und müssen erarbeitet werden (Riessen 2015).

Heterogene Struktur

Die Strukturen von Notaufnahmen sind in Deutschland noch völlig heterogen, da sie von der Größe des Krankenhauses, den abgebildeten Fachgebieten, der räumlichen Struktur, der Organisation des Krankenhauses und der personellen Struktur abhängen. Eigenständige Notfallabteilungen gibt es in wenigen Krankenhäusern, da bis dato keine eigene Weiterbildung für die Notaufnahme vorhanden ist und damit ein wichtiger Anreiz für die Arbeit in der Notaufnahme fehlt. Die Fachgesellschaften haben sich im Jahr 2016 endlich mit der Bundesärztekammer auf eine Zusatzweiterbildung geeinigt, sodass dies für die Zukunft hoffen lässt.

3.2 Organisatorische Struktur

Durch den wirtschaftlichen Druck wird auch in Krankenhäusern die medizinische Behandlung zunehmend in Prozessabläufen dargestellt und danach organisiert. Die Trennung von Notfällen und Elektivpatienten hat sich dabei als Prozess bewährt, da Notfälle die klar umrissenen Abläufe bei Elektivpatienten beeinflussen. Es bietet sich deshalb an, Notfallpatienten an einem Ort zu bündeln, um auch die Prozesse für Notfälle zu optimieren und Ressourcen zu sparen.

Bisher üblich war und ist häufig noch, dass die einzelnen Fachgebiete die Organisation ihrer Notfälle selbst übernehmen. Werden die Notfälle an einem Ort gebündelt, werden sich Interessenskonflikte zwischen den einzelnen Fachgebieten ergeben. Die Grundvoraussetzung für eine zentrale Anlaufstelle für Notfälle ist deshalb eine eigene Leitungsstruktur der Notaufnahme. Mit einer eigenen Leitung ist das Interesse primär auf die Organisation bzw. den Prozess des Notfalls gelegt und von einzelnen Interessen unabhängig. Ziel muss es sein, den Bedürfnissen und Anforderungen der Fachabteilungen in Bezug auf eine effektive Patientenversorgung gerecht zu werden und mit den Fachabteilungen gemeinsam dieses Ziel zu erreichen. Dazu bedarf es ein hohes Maß an interdisziplinärem Denken mit dem Fokus, dass der Patient im Mittelpunkt einer optimalen Versorgung steht.

3.3 Prozesse

Administration

Der Grundprozess einer Notaufnahme besteht normalerweise aus den folgenden Idealprozessschritten: Triage – Administration – Anamnese – Untersuchung – Diagnostik – Therapie – Entlassung/Aufnahme. Leider sind die Krankenhausinformationssysteme (KIS) häufig nicht in der Lage den Prozess Triage unabhängig von einer administrativen Aufnahme digital möglich zu machen, sodass in vielen Kliniken die administrative Aufnahme vor der Triage stattfinden muss. Dies bedeutet bei zeitkritischen Erkrankungen, wie z. B. beim Thoraxschmerz, dass das Schreiben des EKGs (sollte nach Leitlinie innerhalb von 10 Min. geschrieben sein) alleine dadurch verzögert wird und somit nicht den medizinischen Erfordernissen entspricht. Wichtig ist, dass die Kommunikation zwischen der Administration und der Triage reibungslos funktioniert, um kritische Patienten ohne Verzögerung in den medizinischen Ablauf zu integrieren. Dafür sind auch bei den administrativen Kräften medizinische Grundkenntnisse notwendig oder müssen geschult werden. Im digitalen Zeitalter wäre es wünschenswert, dass die einzelnen Prozessschritte im KIS sichtbar sind, damit kein Informationsverlust auftreten kann und auch andere, im Prozess nachstehende Personen, frühzeitige Informationen erhalten können.

Triage

Nach der Administration sollte sich möglichst direkt die Triage/Ersteinschätzung anschließen. Im Deutschen wäre das Wort »Ersteinschätzung«

sinnvoll, da die Triage im eigentlichen Sinne aus der Katastrophenmedizin stammt. Das Wort Triage wird hierzulande aber synonym zur Ersteinschätzung verwendet. Die Triage ist ein wesentlicher Bestandteil zur Prozesssteuerung in der Notaufnahme. Sie dient der Einschätzung der Dringlichkeit, mit der ein Patient von einem Arzt gesehen werden sollte. Es haben sich fünfgliedrige Triagesysteme wie das Manchester-Triage-System oder der Emergency-Severity-Index in Deutschland und Europa durchgesetzt (Christ 2010). Durch festgelegte Kriterien wird versucht, die subjektive Wahrnehmung der Einzelperson durch objektivere Parameter zu ersetzen und damit die Einschätzung zu standardisieren und vergleichbar zu machen. Die Triage ist eine sehr anspruchsvolle Aufgabe, da sie entscheidend für die Schnelligkeit des weiteren Workflows ist. Es sind deshalb regelmäßige Schulungen und Evaluierungen vonnöten, um die Qualität der Triage zu halten oder zu verbessern. Sie kann nur von medizinisch geschultem Personal (Pflegekräfte) durchgeführt werden. Zwischenzeitlich stehen bei den meisten KIS-Herstellern digitale Versionen zur Verfügung, die ein schnelles und effektives Arbeiten ermöglichen. Es wird häufig diskutiert, ob bei der Triage nur eine Ersteinschätzung gemacht wird oder andere Maßnahmen (EKG schreiben, Blutabnahme), die den Prozessablauf später beschleunigen können, noch in der Triage durchgeführt werden. Für die Erkennung z. B. eines ST-Hebungsinfarktes ist dies unerlässlich. Sind aber viele Patienten zu triagieren, ist der Zeitaufwand zu hoch und die Triagierung der anderen Patienten verzögert sich dadurch.

Overcrowding

In einer Notaufnahme muss flexibel auf das Patientenaufkommen reagiert werden können, d. h., dass die Triage, z. B. bei einem Overcrowding[6], nicht von einer Person oder nur im Triageraum (es sei denn, er hat mehr als 1–2 Plätze) stattfinden darf, sondern alle Pflegekräfte der Notaufnahme in jedem Untersuchungsraum die Triage durchführen können.

Die triagierenden Pflegekräfte müssen in engem Kontakt mit den Ärzten der Notaufnahme stehen. Es hat sich bewährt, dass bei unklaren Symptomen oder bei Patienten, die eigentlich nicht in der Notaufnahme abgeklärt werden müssten, eine Art Teamtriage durch Pflege und Arzt sinnvoll sein kann. Das setzt voraus, dass immer ein Arzt für die Triage als Ansprechpartner zur Verfügung steht.

Standard Operating Procedures (SOPs)

Einige Krankheitsbilder (z. B. Thoraxschmerz, akutes Abdomen etc.) haben klare und standardisierte Abläufe (SOP – Standard Operating Procedure). Dazu gehören das routinemäßige Schreiben von einem EKG, die Bestimmung bestimmter Laborparameter oder andere Untersuchungen. Sind diese Abläufe festgelegt, können sie, nach Absprache mit den Verantwortlichen der Notaufnahme, schon durch Pflegekräfte oder medizinische Fachangestellte im Rahmen der ärztlichen Delegation durchgeführt wer-

6 Ein Overcrowding liegt vor, wenn die Anzahl der Patienten, also die Anzahl derer, die warten, ärztlich noch gesehen werden müssen, sich in Untersuchung, Diagnostik oder Behandlung befinden oder auf einen stationären Platz warten, die räumliche oder personelle Ausstattung einer Notaufnahme übersteigt

den. Damit kann eine erhebliche Beschleunigung des Gesamtprozesses erreicht werden. Besonders in der Situation des Overcrowding muss festgelegt werden, welche Maßnahmen bei welchem Symptom auf alle Fälle durchgeführt werden müssen (z. B. EKG beim Thoraxschmerz), um eine Gefährdung des Patienten auch bei hohem Patientenaufkommen nicht zu übersehen.

Nach der Triage muss entschieden werden, ob der Patient wieder in den Wartebereich zurückkann, einer Überwachung oder einer dringenden Behandlung bedarf. Es wird dabei durch die Triage festgelegt, bis wann ein Arzt den Patienten gesehen haben muss. Wird der Patient nicht in der angegebenen Zeit gesehen, sollte eine Zweittriage stattfinden, um eine etwaige Verschlechterung der Situation rechtzeitig zu erkennen.

Untersuchung/Behandlung

Die Aufgabe des Arztes besteht darin, nach Erhebung der Anamnese und der Untersuchung zu erkennen, ob eine dringende Therapie eingeleitet werden muss oder ob weitere Untersuchungen zur Diagnosesicherung notwendig sind. Letztlich muss er darüber entscheiden, ob eine ambulante oder eine stationäre Versorgung angebracht ist. In diesem Punkt unterscheiden sich die Prozesse in vielen Kliniken. In den einen Krankenhäusern entscheidet der Arzt nach der Anamnese und Untersuchung zügig, ob der Patient stationär oder ambulant bleibt und die weiteren Untersuchungen werden auf der nachfolgenden Station abgehandelt. In den anderen Kliniken wird der Patient erst auf eine Station gelegt, wenn die Diagnose gesichert ist. Im ersteren Fall können viele Patienten in kurzer Zeit in der Notaufnahme versorgt werden, die aufwendigen Untersuchungen werden dann den Stationen auferlegt und es besteht die Möglichkeit einer Fehlbelegung in einer Fachabteilung. Im zweiten Fall ist der personelle und räumliche Aufwand in der Notaufnahme hoch, aber der Patient kann mit einer gesicherten Diagnose und einem Therapieplan in die richtige Abteilung verlegt werden. Letzteres hat sich in vielen Krankenhäusern mit einer eigenständigen Notaufnahme durchgesetzt.

Personal

Qualifikation des nichtärztlichen Personals

Da die Strukturen in deutschen Notaufnahmen sehr heterogen sind, ist die Frage der Qualifikation des nichtärztlichen Personals nicht einfach zu beantworten. Letztlich hängt die Qualifikation von den örtlichen Gegebenheiten der jeweiligen Notaufnahme ab. Die Anforderungen sind in einem Krankenhaus der Grund- und Regelversorgung mit weniger schwerstkranken und mehr ambulantem Patientengut anders als beim Maximalversorger, der mehrfach täglich vitalbedrohliche Notfälle in der Notaufnahme versorgen muss. Die fachlichen Anforderungen variieren dementsprechend stark und reichen vom Anlegen eines Pflasterverbands bis zur hochkomplexen Versorgung von Notfall- und Intensivpatienten mit Beatmung und Kreislaufunterstützung. In der Ausbildung zur Pflegekraft sind der Notaufnahme und den Ambulanzen zwar Zeiten zugeordnet, der Alltag einer Notaufnahme zeigt aber, dass die hohen, variablen Anforderungen an die Pflegekräfte in den bisherigen Ausbildungsplänen nicht ausreichend abgebildet sind. Ein Personalmix aus Pflegekräften mit und ohne Anästhesie- und Intensivweiterbildung hat sich in großen Notaufnahmen bewährt. Seit Jahren wird von der Deutschen interdisziplinären Gesellschaft für Akut- und Notfallmedizin (DGINA) eine zusätzliche Ausbildung im Bereich »Notfallpflege« gefordert. Sie hat dafür ein eigenes Curriculum entwickelt.

Durch die Vielfältigkeit der Tätigkeiten sind aber auch andere Berufsgruppen für die Arbeit in der Notaufnahme denkbar. So werden in Krankenhäusern mit überwiegend ambulantem Patientengut oder mit Fachrichtungen, die ein hohes Aufkommen an ambulanten Patienten haben, wie z. B. die Unfallchirurgie (80 %), häufig medizinische Fachangestellte eingesetzt. Sie sind meist in den administrativen Bereichen einer Notaufnahme tätig.

Auch Rettungsassistenten oder Notfallsanitäter werden zunehmend häufiger in Notraufnahmen eingesetzt. Ihr Ausbildungsspektrum deckt einen großen Teil der Tätigkeiten in einer Notaufnahme ab und der Einsatz dieser Berufsgruppe hat sich in vielen Kliniken bewährt.

2008 gab es die ersten Absolventen des Studiengangs »Physician assistant« (PA). Dieser Arzt-Assistenzberuf wurde zunächst für ein Modellprojekt von der Ärztekammer anerkannt. Es laufen derzeit Evaluationen über den Nutzen und die Tätigkeiten der PAs. Die PAs können von ihrem Tätigkeitskatalog aus auch in Notaufnahmen eingesetzt werden. Mögliche Aufgabengebiete sind z. B. vorbereitende Anamnese und körperliche Untersuchung, Ersteinschätzung, Ultraschalldiagnostik, Anordnung von diagnostischen Maßnahmen, Wundversorgungen, Qualitätsmanagement in der Zentralen Notaufnahme, Erfassung von Diagnosen und Prozeduren etc. Die Implementierung von PA-Stellen in Notaufnahmen ist in einzelnen Kliniken mit großem Erfolg durchgeführt worden und eröffnet neue Möglichkeiten in den Ablaufprozessen.

Letztlich ist das interdisziplinäre, multiprofessionelle Zusammenspiel aller Berufsgruppen entscheidend für die qualifizierte Versorgung der Patienten. Eine Mischung aus verschiedenen Berufsgruppen ist wünschenswert, da jede Berufsgruppe von der anderen lernen kann und somit eine vielfältigere Teamentwicklung stattfinden kann.

Qualifikation des ärztlichen Personals

Für die Notaufnahme gibt es bis heute noch keine besondere ärztliche Qualifikation, wie dies in anderen europäischen Ländern schon seit Jahren mit dem Berufsbild des »Emergency Physician« der Fall ist. In vielen Kliniken ist die Versorgung der Notfallpatienten Aufgabe des Dienstarztes und dies sind häufig unerfahrene junge Ärzte. In der Weiterbildung findet die Notaufnahme lediglich in den chirurgischen Fächern überhaupt Erwähnung, dort muss eine Zeit von sechs Monaten in der Notaufnahme abgeleistet werden. Für die Versorgung von Notfallpatienten gibt es seit Jahren eine zusätzliche Weiterbildung für Notärzte, ohne die diese gar keine Patienten versorgen dürfen. In den Kliniken darf jeder Arzt, der eine Approbation besitzt, Notfallpatienten versorgen.

Zusatzweiterbildung »Klinische Akut- und Notfallmedizin«

Seit Jahren kämpft deshalb die DGINA für die Einführung eines eigenen Facharztes für die Notaufnahmen. Von den Fachgesellschaften und von der Bundesärztekammer wurde die Einführung eines eigenen Facharztes vehement abgelehnt. Die Diskussion zu diesem Thema fand aber insofern ein glückliches Ende, als dass sich die DGINA und die Deutsche Interdisziplinäre Vereinigung für Notfall- und Intensivmedizin (DIVI), als vertretende Fachgesellschaft aller an der Notfall- und Intensivmedizin beteiligten Fachgesellschaften, mit der Bundesärztekammer auf eine 2-jährige Zusatzweiterbildung »Klinische Akut- und Notfallmedizin« einigen konnten (Gries 2016). Diese soll dazu beitragen, das notwendige Wissen zu Notfällen aller Fachgebiete, die organisatorischen Grundlagen, Grundlagen der Finanzierung etc. zu erlernen. Im Mai 2016 wurde die Bundesärztekammer nun auch vom 118. Deutschen Ärztetag aufgefordert, die Zusatzweiterbildung dringend einzuführen. Mit der Einführung der Zusatzweiterbildung ist ein weiterer Schritt zur Verbesserung der Qualität in Notaufnahmen erreicht.

Personalberechnung

Es gibt bis heute kein speziell für die Notaufnahme entwickeltes Tool für die Stellenberechnung im ärztlichen oder pflegerischen Dienst. In vielen Kliniken wird die Berechnung anhand von Leistungszahlen und Zeitbewertungen der einzelnen Leistungen aus dem Elektivbereich vorgenommen. Dies ist gerade in Notaufnahme eher als kritisch zu sehen, da die Leistungen nicht wie im elektiven Bereich nacheinander, sondern zeitgleich erbracht werden. Dadurch ist eine mehrfache Kontrolle der Prozesse zur Fehlervermeidung notwendig. Dies führt zu einer Verlangsamung des Prozesses und findet in der Regel bei Bewertungen keine Beachtung. Viele Fachgebiete haben bezüglich der Zeitwerte für Leistungen Kataloge erstellt, die für Notaufnahmen derzeit nicht existieren.

Eine weitere Möglichkeit der Personalberechnung besteht darin, das Personal anhand der durchschnittlichen Patientenzahlen und der durchschnittlichen Arbeitszeit am Patienten zu errechnen. Hier kann es bei einem hohen Patientenaufkommen zu einer Unterschätzung des Personalbedarfs kommen, da nur der Mittelwert als Anhaltspunkt dient. Bei einer Notfallversorgung sollte in 85 % der Fälle eine adäquate Behandlung sichergestellt sein, ansonsten kann eine Gefährdung in der Patientenversorgung eintreten (Gries et al. 2010). Bei den Berechnungen muss unbedingt das Patientengut bzw. die Fachrichtungszugehörigkeit beachtet werden. So ist der Zeitaufwand bei einem unfallchirurgischen Patienten in der Regel deutlich geringer als bei einem internistischen oder neurologischen Patienten.

Ein weiterer Ansatz ist es, den Personalaufwand am Patienten nach der Triagekategorie zu bestimmen. Es gibt dazu erste Ansätze in der Personalberechnung bei Pflegekräften, für den ärztlichen Dienst sind solche Überlegungen bisher nicht bekannt.

Aufnahmestation

Über die Sinnhaftigkeit einer Aufnahmestation wird in Krankenhäusern viel diskutiert, sie sind in den Kliniken aber nicht mehr wegzudenken. Auch bei der Aufnahmestation besteht eine große Inhomogenität bezüglich Ihrer Funktion, da die Anforderungen von Haus zu Haus verschieden sind.

Funktionen der Aufnahmestation

Es gibt vier grundsätzliche Funktionen für Aufnahmestationen:

1. Aufnahme
2. Überwachung
3. Abklärung
4. Kurzliegerversorgung

Meist hat die Aufnahmestation nicht nur eine dieser Funktionen. Je nach Tageszeit kann sich die Funktionalität der Aufnahmestation ändern. So ist es denkbar, dass die Aufnahmestation zum einen tagsüber als Überwachungsstation für kurzfristige Überwachungen dient, die ansonsten die Räume der Notaufnahme zu lange blockieren, zum anderen als Kurzliegerstation für Patienten, die nach einer mehrstündigen Therapie wieder entlassen werden können, z. B. bei Erkrankungen wie hypertensiven Entgleisungen, Gastroenteritiden, Zephalgien, Epileptischen Anfällen etc. Letztere können mit Abschlägen auch tagestationär über eine DRG (durchschnittlicher Case Mix Index (CMI) ca. 0,223) abgerechnet werden.

Ist die Aufnahmestation räumlich der Notaufnahme angegliedert, besteht die Möglichkeit, bei einem Overcrowding die Räume der Aufnahmestation als Untersuchungsräume für die Notaufnahme zu nutzen. Gehören das Notaufnahme- und das Aufnahmestationsteam zum gleichen Pflegeteam, kann das Personal flexibel nach Arbeitsaufkommen in der Notaufnahme oder Aufnahmestation eingesetzt werden. In einigen Krankenhäusern wird die Aufnahmestation für stationäre Aufnahmen ab 22 Uhr benutzt, damit die Arbeitsbelastung auf den Normalstationen im Krankenhaus geringer ist.

Der Aufnahmestation können vielfältige Funktionen zukommen, die letztlich von den Abläufen des Krankenhauses abhängen. Sie ist in der Regel eine wertvolle und sinnvolle Ergänzung zur Notaufnahme (Bernhard 2012, Kumle 2014).

Bettenmanagement

Ein Krankenhaus wird sein Hauptaugenmerk auf die Versorgung von Elektivpatienten ausrichten, da diese plan- und steuerbar sind und damit die Kosten- und Erlössituation kalkulierbar ist. Durch Selektion von finanziell lukrativen DRG-Fällen kann die Erlössituation erheblich beeinflusst werden. Notfälle sind nicht planbar und treten dadurch mit den Elektivpatienten in Konkurrenz. Je nach Größe und Lage eines Krankenhauses schwankt der Anteil an Notfallpatienten von 20–50 % und hat damit einen erheblichen Einfluss auf die Belegungsmöglichkeiten des Hauses. Bei einem Notfallanteil von über 45 % sollte eine Klinik die Bettenauslastung nicht über 85 % halten, da sonst unter Umständen die Versorgung der Notfallpatienten, aufgrund von fehlender Bettenkapazität, nicht mehr möglich ist. In Krankenhäusern mit hohem Notfallanteil ist es deshalb dringend erforderlich, dass die Steuerung der Bettenkapazität nicht alleine von den einzelnen Fachkliniken durchgeführt, sondern zentral von einem Betten- oder Patientenmanagement organisiert wird. Einer der Hauptgründe für ein Overcrowding in einer Notaufnahme ist nicht nur der unkalkulierbare Zustrom von Notfallpatienten, sondern häufig der nicht vorhandene Abfluss von Patienten auf die Stationen (Exit block). Dem Bettenmanagement kommt deshalb eine zentrale Funktion in der Steuerungsmöglichkeit des Patientenflusses in der Notaufnahme zu und es ist daher berechtigt darüber nachzudenken, ob das Bettenmanagement nicht der Notaufnahme angegliedert werden muss.

KV-Praxis/Portalpraxis

Die Einrichtung einer Notfallpraxis an oder bei einer Notaufnahme kann sinnvoll sein (Kumle 2014). Es gibt für den Betrieb einer Notfallpraxis aber keine Qualitätsindikatoren. Es kann jeder niedergelassene Arzt, gleich welcher Fachrichtung, in einer Notfallpraxis Dienst tun oder kann dazu von Seiten der KV, im Rahmen des Sicherstellungsauftrages für die ambulante Notfallversorgung, verpflichtet werden. Dies hat den Nachteil, dass eine sehr heterogene ärztliche Expertise vorliegt und durch die Vielzahl der Beteiligten keine Homogenität in den Abläufen entsteht.

Ist die Notfallpraxis nicht in unmittelbarer Nähe der Notaufnahme hat es den Nachteil, dass zwei Systeme die Patienten parallel statt gemeinsam versorgen. Der Vorteil besteht darin, dass für die Bevölkerung eine Trennung ersichtlicher ist und damit bei Negativerlebnissen auf einer der beiden Seiten eine Differenzierung möglich ist. Ist die Notfallpraxis der Notaufnahme angegliedert, wird diese Trennung nicht mehr vollzogen. Notfallpraxis und Notaufnahme sind eine Einheit und schlechte Erfahrungen in der Notfallpraxis fallen automatisch auf das Krankenhaus zurück. Eine negative Erfahrung in der Klinik wird aber nicht auf die Notfallpraxis zurückfallen, da man grundsätzlich in der Klinik behandelt wurde. Die Notfallpraxis wird nicht als eigenständige Einheit wahrgenommen.

Direkte Angliederung

Der Vorteil der direkten Angliederung ist, dass eine gemeinsame Ersteinschätzung durchgeführt werden kann. Dazu sind enge Absprachen zwischen der Kassenärztlichen Vereinigung und dem Krankenhaus notwendig, da hier unter Umständen Interessenskonflikte auftreten können.

Patienten, die zwar zu Fuß in die Klinik kommen, aber Symptome oder Verletzungen aufweisen, die einer unmittelbaren klinischen Versorgung bedürfen, müssen nicht erst von der Notfallpraxis gesehen werden, sondern können gleich einer klinischen Versorgung zugeführt werden. Dies würde sonst zu einer Erhöhung der Kosten und einer Verlängerung des Aufenthaltes durch die Doppelvorstellung führen.

Die Bundesregierung hat durch das neue Krankenhausstrukturgesetz die Einführung von Portalpraxen oder die Anbindung von Notfallpraxen an die Kliniken gefordert. Es bleibt abzuwarten, wie das Gesetz in Zukunft ausgestaltet wird und welche Möglichkeiten sich daraus ergeben.

3.4 Bauliche Struktur

Die bauliche Struktur einer Notaufnahme ist abhängig von ihren Prozessen und muss deshalb mit den handelnden Personen einer Notaufnahme eng abgestimmt sein.

Ein sinnvoller Standort für eine Notaufnahme ist im Erdgeschoss mit einem Eingang für Notfallpatienten zu Fuß und einer separaten Liegendanfahrt der Notfälle für die Rettungsdienste. Die Patientenströme der elektiven Patienten und Notfallpatienten sollten sich nicht kreuzen.

Da Notfallpatienten bis zu 50 % der stationären Fälle ausmachen und einen hohen Diagnostikaufwand haben, sollte die Notaufnahme kurze Wege zu den zentralen Diagnostik- (Röntgen, Sonografie, Endoskopie etc.) und Behandlungseinheiten (OP, Intensivstationen, Herzkatheter etc.) haben.

Administration/Wartebereich

Die Administration ist der erste Kontakt des Patienten mit dem Krankenhaus. Es wird vielfach von Architekten gefordert, dass dies ein freundlicher und offener Bereich sein muss, damit sich der Patient wohlfühlen kann. Dies mag für jeden Bereich im Krankenhaus zutreffen und sollte sicherlich auch bei einer Notaufnahme nicht vergessen werden. In einer Notaufnahme treffen aber viele Patienten und Angehörige in Extremsituationen aufeinander und deshalb ist die Gefahr von Eskalationen nicht selten gegeben. Dies kann zu Übergriffen oder Angriffen gegen Mitarbeiter führen und leider war dies in den letzten Jahren zunehmend der Fall. Aus diesem Grund müssen die Mitarbeiter geschützt werden, indem z. B. der Aufnahmetresen nicht offen, sondern geschlossen gestaltet wird und die Notaufnahme hermetisch abgeriegelt werden kann. Die Administration sollte in unmittelbarer Nähe zum Triageraum sein, um eine reibungslose Kommunikation zu ermöglichen. Eine Videoüberwachung des Tresen- und Wartebereiches kann als Abschreckung dienen. Die Möglichkeit des Erwerbs von Getränken oder Speisen und die Ablenkung durch ein Fernsehprogramm oder ausgelegte Zeitschriften im Wartebereich können bei wartenden Patienten und Angehörigen zur Entspannung beitragen. Zu enge Sitzgruppen können bei langen Wartezeiten zu größerer Emotionalität und Eskalationen führen. In Notfallsituation, die in Warteräumen immer wieder auftreten, können Platzprobleme die Notfallversorgung behindern.

Triageraum

Die Triage hat sich zu einem Kernprozess im Ablauf einer Notaufnahme herausgestellt. Sie ist aber gleichzeitig auch ein Nadelöhr im Prozess, da sie zu Beginn steht, Patienten häufig gleichzeitig eintreffen und womöglich nur eine Pflegekraft und ein Triageplatz zur Verfügung stehen. Der Triageraum sollte deshalb möglichst groß sein, so dass mehrere Patienten nebeneinander von einer Person triagiert werden können. Der Datenschutz ist damit zwar nicht gewährleistet, es ist so aber ein funktionelleres Arbeiten möglich.

Untersuchungs- und Behandlungsräume

Die Raumplanung einer Notaufnahme muss den Prozessen und Funktionen angepasst sein. 80–85 % der Räume müssen multifunktional sein, d. h., sie müssen sowohl den Ansprüchen für chirurgische Eingriffe (z. B. OP-Lampe) als auch der Überwachung (Monitoring) bei schwerkranken konservativen Patienten genügen. Es ist sinnvoll, dass die Räume gleich ausgestattet sind, um die Arbeit für das Personal zu erleichtern. Es wird in jeder Notaufnahme Fachdisziplinen geben, die ein spezielles Equipment (z. B. HNO, Urologie etc.) benötigen. Eigene Räume für die Fachgebiete einzurichten scheitert in der Regel an Platzproblemen und ist auch nicht notwendig. Praktikabler ist die Einrichtung verschiedener Funktionswagen, die das benötigte Equipment beinhalten. Die Räume sollten, um auch genügend Platz beim Sonografieren oder Nähen zu haben, eine Größe von ca. 12–15 m^2 haben. Die grundsätzliche Frage, die sich bei den Räumlichkeiten stellt, ist, ob es einzelne Untersuchungskabinen, die entweder ganz geschlossen (mit Türe) oder einseitig offen (mit Vorhang) sind, oder ob es große Räume mit mehreren Behandlungsplätzen, nur durch Vorhänge oder Leichtbauwände (Saallösung) getrennt, gibt. Vorteil der Saallösung ist eine bessere Übersicht und kürzere Wege für das Personal, aber die Nachteile sind ein mangelnder Daten- und Geruchsschutz und ein erhöhter Lärmpegel. Die Lösungen mit Einzelbehandlungsplätzen sind in der Regel Flurlösungen, die eine schlechtere Übersicht bieten. Geschlossene Räume (mit Türen) sind für große Notaufnahmen unübersichtlicher, da kein Patientenkontakt stattfinden kann. Dort bieten sich halboffene Räume mit Vorhängen an. Bei Flurlösungen hat sich bewährt, wenn der Patienteneingang separat ist und der Patient den Raum von außen betreten kann. Dadurch wird der Patientenverkehr durch die Notaufnahme unterbunden.

Alle Behandlungsplätze (einschließlich Triage) einer Notaufnahme sollten monitorisiert sein, um eine möglichst flexible Funktionalität zu erreichen.

Schockräume/Intensiveinheit

Für die Versorgung Schwerstverletzter und die Behandlung kritisch kranker Patienten jeglicher Fachrichtung werden die sogenannten Schockräume benötigt (ca. für 8–10 % der Patienten). Die Ausstattung ist auf die Behandlung und Stabilisierung vital bedrohlicher Notfälle ausgerichtet und entspricht somit einer Intensiveinheit mit OP- oder Eingriffsmöglichkeit. Wird die Notaufnahme als Intensiveinheit für die kurzzeitige (bis 4 h) Behandlung von vital bedrohten Patienten bis zur Stabilisierung genutzt, können 30–60 % der Aufnahmen auf eine Intensivstation vermieden werden (Behringer 2012). Die Schockräume sind mit 30–40 m^2 die größten Räume in der Notaufnahme. Nach den Vorgaben der Deutschen Gesellschaft für Unfallchirurgie sollte für eine zeitnahe Bildgebung das CT zwischen, in oder in der Nähe der Schockräume/des Schockraums sein.

CT- und Röntgenuntersuchung

In großen interdisziplinären Notaufnahmen ist ein CT in den Räumen derselben auch für die anderen Fachgebiete unverzichtbar. Die Diagnostik von Schlaganfällen, Lungenembolien, Aortendissektionen, akuten Abdomen etc. muss schnell und zeitnah erfolgen. Unnötige Transporte können so vermieden werden.

Die Bedeutung einer konventionellen Röntgenanlage in einer Notaufnahme ist hingegen umstritten. Bei hohen Patientenzahlen scheint es aber sehr wohl sinnvoll zu sein, eine Röntgenanlage in den Räumen der Notaufnahme vorzuhalten, da damit eine Unzahl von Transporten in die Röntgenabteilung entfallen und dadurch die Zeit für den Transport und die Überwachung entfällt. Bei einer großen Anzahl von CT- und Röntgenuntersuchungen rechnet sich eine eigene Röntgenassistentin für die Notaufnahme.

Isolierräume

Die Vorhaltung von sogenannten Isolierräumen ist nicht unumstritten. Natürlich müssen zunehmend Patienten mit MRSA, VRE oder anderen infektiösen Erkrankungen zum Schutz anderer Patienten und der Mitarbeiter isoliert werden. Die Einrichtung von Isolierräumen ist nur sinnvoll, wenn eine richtige Personalschleuse (An- und Ablegen von Schutzausrüstung) eingerichtet wird. Isolierräume sollten abseits der Patientenströme einer Notaufnahme sein und einen eigenen Eingang haben. Dies ist mit langen Wegen und einem erhöhten Personalaufwand verbunden und ist im Alltag häufig nicht praktikabel. Hält man diese nicht vor, sind die Räume der Notaufnahme länger blockiert, da die hygienische Reinigung infektiöser Räume einen größeren Zeitaufwand bedeutet. In Notaufnahmen bei Flug- oder Seehäfen oder in Kliniken mit Tropeninstitut ist es sinnvoll, Unterdruckeinheiten zu installieren.

3.5 Literatur

Kumle, B./Merz, S./Geiger, M. et al. (2014): Die Etablierung einer Zentralen Notaufnahme im Schwarzwald-Baar Klinikum. Med Intens Notfallmed

Zimmermann, M./Brokmann, J.C./Gräff, I. et al. (2016): Zentrale Notaufnahme – Update 2016. Anästhesist 65: S. 243–249

Behringer, W./Dodt, C./Laggner, A.N. (2012): Intensivtherapie in der Notaufnahme. Notf Rettungsmed 15: S. 392–397

Christ, M./Grossmann, F./Winter, D. et al. (2010): Modern triage in the emergency department. Dtsch Arztebl Int 107(50), S. 892–898

Bernhard, M./Kaufmann, T./Kumle, B. et al. (2012): Notaufnahmestationen in der Zentralen Notaufnahme: Ökonomisch und medizinisch sinnvoll. Notf Rettungsmed 15, S. 436–442

Riessen, R./Gries, A./Seekamp, A. et al. (2015): Positionspapier für eine Reform der medizinischen Notfallversorgung in deutschen Notaufnahmen. Notf Rettungsmed18, S. 174–185

Gries A./Brokmann, J.C./Gräff, I. et al. (2016): Zusatzweiterbildung Interdisziplinäre Notaufnahme in Deutschland. DIVI 7, S. 38–42

4 Hygiene in der Notaufnahme

Johannes Tatzel

Die Zentrale Notaufnahme (ZNA) stellt im Krankenhaus den Dreh- und Angelpunkt der medizinischen Erstversorgung dar. Durch den hohen Patientendurchsatz und die in vielen Fällen gebotene medizinische Eile sind die hygienischen Prozesse in diesem Bereich besonders anspruchsvoll.

Infektionsprävention in der ZNA

Deshalb wird gerade im Bereich der ZNA hinsichtlich der Infektionsprävention von allen dort tätigen Mitarbeitern ein hohes Maß an Professionalität und Disziplin im Umgang mit Hygienemaßnahmen erwartet. Neben der persönlichen Hygiene, zu der die Konzepte der Hände- und Basishygiene gehören, sowie neben der adäquaten Flächendesinfektion und der Früherkennung von Trägern multiresistenter Erreger, stellen strukturell-bauliche Voraussetzungen einen Grundpfeiler gelingender Krankenhaushygiene in der Notaufnahme dar. So soll die bauliche Ausführung einer Zentralen Notaufnahme auch im Hinblick auf hygienische Erfordernisse ausgerichtet sein und die Durchführung von Hygienemaßnahmen für die Mitarbeiter erleichtern oder überhaupt erst möglich machen. Ein weiteres Augenmerk bei der baulichen Ausstattung von Zentralen Notaufnahmen sollte darauf gerichtet werden, dass durchgeführte Hygienemaßnahmen auch tatsächlich zu dem beabsichtigten Effekt (in der Regel Erregerreduktion) führen können. Ein Beispiel hierfür ist die hygienische Gestaltung von Handwaschplätzen.

Im folgenden Kapitel werden zuerst wichtige Voraussetzungen zur baulichen Struktur einer Zentralen Notaufnahme genannt, im Weiteren wird auf die persönlichen Hygienemaßnahmen und die Flächendesinfektion in Notaufnahmen eingegangen sowie zuletzt hygienische Aspekte bei Screeningmaßnahmen beim Umgang mit Infektionskrankheiten diskutiert.

4.1 Räumliche Voraussetzungen

- *Hygienische Handwaschplätze* sind mit Einmalhandtuchspender sowie Flüssigseifen- und Händedesinfektionsmittelspendern auszuführen. Die Wasserarmatur soll wandmontiert sein und über einen langen, ellenbogenbedienbaren Mischhebel verfügen. Der Wasserstrahl darf nicht direkt in den Ausguss gerichtet sein. Das Waschbecken soll eine ausreichende Tiefe aufweisen, dass es nicht zum Rückspritzen von Wasser auf die Kleidung des Personals kommt und darf keinen Überlauf besitzen. Anbringungsbedingte Fugen sind mit desinfektionsmittelresistentem Dichtmaterial zu versiegeln. Benachbarte reine Arbeitsflächen sind durch Anbringung eines Spritzschutzes vor Kontamination zu schützen.

- *Toiletten* und insbesondere Spülränder können infektiologisch relevante Reservoire multiresistenter gramnegativer Erreger darstellen und Ausgangspunkt für krankenhausassoziierte Ausbrüche sein. Bei Neu- und Umbaumaßnahmen kann daher der Einsatz von spülrandlosen Toiletten empfohlen werden.
- *Fußböden* müssen flüssigkeitsdicht und so ausgeführt sein, dass sie gereinigt und mit hausüblichen Desinfektionsmitteln und -verfahren desinfiziert werden können.
- An das *Mobiliar* in der zentralen Notaufnahme werden folgende Anforderungen gestellt: Schranksysteme sollen fugenarm und innen- wie außenseitig leicht zu reinigen und zu desinfizieren sein. Zur Reduktion des Reinigungsaufwands während des Betriebs sind Schränke – wo immer möglich – zur Decke hin zu verblenden. Stühle und andere Sitzgelegenheiten in Wartebereichen sowie in Untersuchungszimmern müssen abwisch- und desinfizierbar sein.
- Alle *Untersuchungs- und Behandlungsräume* müssen mit mindestens einem bequem erreichbaren, patientennahen Händedesinfektionsmittelspender ausgerüstet sein. In jedem Untersuchungsraum muss ein hygienischer Handwaschplatz zur Verfügung stehen. Die Entsorgung kontaminierter Flüssigkeiten darf nicht über den Handwaschplatz erfolgen. Entweder stehen hierfür gut erreichbare »Arbeitsräume unrein« mit Ausgussbecken zur Verfügung oder, falls oft kontaminierte Flüssigkeiten in dem Untersuchungsraum entsorgt werden müssen, ist gegebenenfalls zusätzlich ein Ausgussbecken zu installieren. Die Untersuchungsräume sollen ausreichend Platz bieten, um ein hygienisches Arbeiten zu gewährleisten. Zur Lagerung von notwendigen Materialien sind geschlossene Schranksysteme zu bevorzugen. Alle Oberflächen, einschließlich der Fußböden und Wände, müssen flüssigkeitsdicht, glatt und leicht zu reinigen beziehungsweise zu desinfizieren sein. Für erforderliche Schutzkleidung sind Schränke vorzusehen. Bei fehlender Möglichkeit zur Fensterlüftung muss die Lüftungsanlage in den Untersuchungs- und Behandlungsräumen eine ausreichende Frischluftzufuhr gewährleisten. Eine Raumtemperatur von 26 °C soll nicht überschritten werden. Die Durchführung bestimmter invasiver Maßnahmen und kleinerer operativer Eingriffe benötigt gesonderte räumliche Voraussetzungen, wie zum Beispiel spezielle Anforderungen an die Keimarmut der Luft. Mindestens ein Untersuchungs- und Behandlungsraum sollte für Patienten mit aerogen übertragbaren Infektionen zur Verfügung stehen. Dieser ist im Idealfall gesondert zugänglich (zum Beispiel durch einen Außeneingang) und besitzt eine Abluftfiltration mit Schwebstofffiltern. Der Behandlungsraum für isolierpflichtige Patienten soll ausreichend groß (circa 20 m^2) sein und über eine separate Schleuse verfügen. Um Kreuzkontaminationen durch in diesem Bereich benutzte Gegenstände zu vermei-

den, sollte in der Schleuse ein Steckbeckenspülgerät beziehungsweise Reinigungs- und Desinfektionsgerät installiert werden. Des Weiteren muss in diesem Bereich ausreichend Platz für den Abwurf von Schmutzwäsche und Müll vorhanden sein.

- *Unreine Arbeitsräume* dienen in der Regel zur Aufbereitung von unkritischen Medizinprodukten und anderen Materialien und Gegenständen und sollen in ausreichender Zahl vorhanden sein, sodass weite Laufwege vermieden werden. Unreine Arbeitsräume müssen vollflächig desinfizierbar sein und verfügen in der Regel über ein Steckbeckenspülgerät, ein Ausgussbecken oder einen Hockerausguss, ein Hand- und Aufbereitungswaschbecken sowie großzügige Abstellmöglichkeiten. Eine deutliche Trennung zwischen Abstellflächen für aufzubereitende Gegenstände und Abstellflächen für bereits aufbereitete Gegenstände ist erforderlich. Aufbewahrungsmöglichkeiten für Schutzkleidung (z. B. Haken) sind leicht erreichbar auszuführen. Für den oder die Reinigungswagen ist eine ausreichend große Stellfläche zu berücksichtigen (keine Lagerung der Reinigungswagen in Fluren).

Regelmäßige Hygienebegehungen, z. B. einmal jährlich, stellen ein wichtiges Instrument zur Beurteilung der räumlichen Voraussetzungen dar.

4.2 Personelle Hygiene

Ziel der personellen Hygiene (Hände- und Basishygiene) ist die Vermeidung einer Krankheitserregerübertragung von Mensch zu Mensch. Durch eine sorgsam durchgeführte personelle Hygiene wird sowohl der Patient als auch der Mitarbeiter vor Infektionskrankheiten geschützt.

5 Momente der Händehygiene

Die *Händehygiene* stellt einen wesentlichen Baustein personeller Hygienemaßnahmen dar und eine hygienische Händedesinfektion wird in Anlehnung an die Indikationen der Weltgesundheitsorganisation (WHO) bei folgenden Situationen durchgeführt:

- vor Patientenkontakt
- vor Tätigkeiten mit besonderen Anforderungen an die Keimarmut
- nach Patientenkontakt
- nach Kontakt mit potenziell infektiösen Körperflüssigkeiten oder anderen infektiösen Materialien und
- nach Kontakt mit der unmittelbaren Patientenumgebung

Compliance

Durch Compliance-Messungen (zum Beispiel anhand des Händedesinfektionsmittelverbrauchs der ZNA) sowie durch regelmäßige Schulungen soll die Durchführung der Händedesinfektion auf ein hohes Niveau gebracht und dieser Maßnahme stetig Aufmerksamkeit gewidmet werden. Testbeobachtungen durch Hygienefachpersonal sowie Handabklatsch- oder Schwarzlichtuntersuchungen können einen entscheidenden Beitrag zur Verbesserung der Händehygiene-Compliance leisten.

Wichtige Voraussetzungen für den Erfolg einer Händedesinfektionsmaßnahme sind, dass alle Mitarbeiter der Zentralen Notaufnahme auf das Tragen von Schmuck oder künstlichen bzw. lackierten Fingernägeln verzichten. Die Fingernägel sind kurz und rund zu schneiden und sauber zu halten. Weder an Händen noch an Unterarmen dürfen Schmuckstücke, Ringe (einschließlich Eheringe) oder Armbanduhren getragen werden.

Eine sorgsam durchgeführte Hautpflege der Hände schützt die Haut als wichtige physiologische Barriere und ist ebenso eine wesentliche Grundvoraussetzung für das Gelingen einer erfolgreichen Händehygiene.

Verwendete Händedesinfektionsmittel-Präparate sollen über rückfettende Substanzen verfügen.

In Zentralen Notaufnahmen sind Händedesinfektionsmittel zu empfehlen, die ein breites Erregerspektrum abdecken (z. B. inklusive Noro- und Adenoviren).

Basishygiene

Das Konzept der Basishygiene beruht auf dem Prinzip, dass Blut, Körperflüssigkeiten, Sekrete und Ausscheidungen das Hauptreservoir nosokomialer Erreger darstellen und generell als potenziell infektiös zu betrachten sind, gleichgültig, ob die jeweilige Person als Träger bestimmter Erreger identifiziert wurde oder nicht.

Neben der Händehygiene gehören zur Basishygiene der richtige Einsatz von persönlicher Schutzausrüstung sowie allgemeine Verhaltensregeln, die der Infektionsprävention dienen. Es gelten die einschlägigen Richtlinien des Robert Koch-Instituts und der Berufsgenossenschaften.

In der Zentralen Notaufnahme sind insbesondere folgende Punkte hervorzuheben:

- Alle Mitarbeiter der Zentralen Notaufnahme tragen *Dienstkleidung*. Diese ist täglich und bei sichtbarer Verschmutzung zu wechseln. Da in der Zentralen Notaufnahme regelmäßig invasive Tätigkeiten, wie z. B. das Legen von venösen Zugängen, durchgeführt werden müssen, ist es sinnvoll, dass das mit der Durchführung der invasiven Tätigkeiten betraute Personal in der Zentralen Notaufnahme generell kurzärmelige Dienstkleidung (z. B. Kasack) trägt.
- *Händeschütteln* (sowohl von Kollegen als auch von Patienten) sollte wenn immer möglich vermieden werden, um die Zahl der Händedesinfektionsindikationen nicht unnötig zu steigern.
- *Persönliche Schutzausrüstung* (PSA), wie z. B. Schutzkittel, Schutzhandschuhe, Schutzbrille oder Atemschutz, ist immer dann zu tragen, wenn ein direkter Kontakt mit Blut, Sekreten oder Exkreten zu erwarten ist.

- Bei der *Müllentsorgung* sind die entsprechenden Richtlinien des Europäischen Abfallkatalogs und der Bund/Länder-Arbeitsgemeinschaft Abfall(LAGA)-Vollzugshilfe einzuhalten.
- Jeder Mitarbeiter in der Zentralen Notaufnahme sollte regelmäßig seinen *Impfstatus* überprüfen, um sich und andere vor impfpräventablen Infektionskrankheiten zu schützen.

4.3 Flächendesinfektion

Unter Flächendesinfektion wird ein Prozess verstanden, durch den die Anzahl vermehrungsfähiger Mikroorganismen soweit reduziert wird, dass von der desinfizierten Fläche keine Infektionsgefährdung mehr ausgeht. Die hierfür erforderliche Erregerreduktion beträgt in der Regel mindestens 5 Zehnerpotenzen. Um eine adäquate Flächendesinfektion zu gewährleisten, sind sowohl die Auswahl der Desinfektionsmittel (geprüfte Wirksamkeit durch den Verbund für angewandte Hygiene, praxisgerechte und prozessorientierte Einwirkzeiten, adäquates Erregerspektrum) als auch die sorgfältige Durchführung von entscheidender Bedeutung.

Reinigungskräfte

In der Notaufnahme ist die Flächendesinfektion wegen des häufigen Patientenwechsels und dem meist unbekannten Erregerspektrum besonders anspruchsvoll. Es ist deshalb zu empfehlen, dass die Notaufnahme über eine oder mehrere eigene *Reinigungskräfte* verfügt, die mit den Besonderheiten dieses Bereichs gut vertraut sind.

Desinfektionsplan

Alle Desinfektionsmaßnahmen sind in einem *Desinfektionsplan* schriftlich niederzulegen und an festgelegten Stellen für das Personal gut sichtbar auszuhängen. Die Inhalte werden einrichtungsspezifisch durch Hygienefachpersonal festgelegt und mit der Hygienekommission abgestimmt.

Wichtige Aspekte der Flächendesinfektion in der Zentralen Notaufnahme sind:

- Häufige Griff- und Kontaktflächen bedürfen in der Zentralen Notaufnahme einer hohen Desinfektionsgrundfrequenz (zum Beispiel zweimal täglich)
- Untersuchungsliegen werden nach jedem Patientenkontakt desinfizierend gereinigt
- Patienten- und Besuchertoiletten benötigen je nach Frequentierung in Notaufnahmen in der Regel zwei- bis dreimal tägliche Reinigungsfrequenzen. Der Papierabwurf ist entsprechend dem Aufkommen ausreichend groß zu dimensionieren.
- Verwendete medizinische Geräte, die durch die Anwendung am Patienten kontaminiert werden, bzw. für die eine Kontaminationsgefahr mit pathogenen Erregern besteht, z. B. Blutdruckmanschette, Clip zur

Oxygenierungsmessung, Stauschlauch oder Blutzuckermessgerät, sollen nach jedem Gebrauch mit einem geeigneten Flächendesinfektionsmittel aufbereitet werden.

- Die Kontaktflächen von Transportstühlen (Sitzfläche, Armlehnen, Griffbereiche) sind nach jedem Patiententransport mit einem Desinfektionsmittel abzuwischen. In regelmäßigen Abständen (z. B. einmal monatlich) sollten die Transportstühle einer vollflächigen, desinfizierenden Reinigung (z. B. in der Bettenzentrale) unterzogen werden.
- Regelmäßige Grundreinigungen der Räume gewährleisten, dass auch schlecht erreichbare Flächen nicht übermäßig verstauben (z. B. ein- bis zweimal pro Monat).

Abklatschproben

Der Erfolg von Flächendesinfektionsmaßnahmen kann durch Abnahme von Kontaktkulturen (sogenannte Abklatschproben) stichprobenartig orientierend überprüft werden. Für die Bewertung kann ein Richtwert von 10 KBE/24 cm^2 und ein Grenzwert von 20 KBE/24 cm^2 angewendet werden. Typische Erreger nosokomialer Infektionen sollen nicht nachweisbar sein. Auch bestimmte Eiweiß- oder Nukleotidtests bzw. Fluoreszenzmarkierungsüberprüfungen können zur Beurteilung des Reinigungszustands hilfreich sein.

4.4 Screening auf multiresistente Erreger

Da in der Notaufnahme häufig die Erstkontakte mit Patienten stattfinden, ist es sinnvoll, an dieser Stelle so früh wie möglich eine Abfrage der Screeningindikationen durchzuführen. Die einzelnen, ein Screening auslösenden Faktoren sollen in Anlehnung an die geltenden RKI-Empfehlungen einrichtungsspezifisch festgelegt werden. Hierbei werden Risikofaktoren abgefragt, die mit einer erhöhten Kolonisationsrate mit multiresistenten Erregern, wie z. B. MRSA, MRGN oder gegebenenfalls VRE führen. In Abhängigkeit der dokumentierten Risikokonstellation einer MRE-Trägerschaft wird dann ein Abstrich an den entsprechend festgelegten Lokalisationen entnommen und mikrobiologisch untersucht. Unter Umständen kann es sinnvoll sein, molekulare Untersuchungsmethoden, z. B. PCR-Schnelltests, zu verwenden, da hierdurch bereits nach kurzer Zeit eine Aussage über den Trägerstatus gemacht werden kann. Bereits in der Notaufnahme festgestellte Besiedlungen oder Infektionen mit multiresistenten Erregern sollen durch ein standardisiertes Verfahren (z. B. durch einen Überleitbogen) an die Abteilung oder den Bereich, auf den der Patient im weiteren Verlauf verlegt wird, übergeben werden. Wenn Eradikations- bzw. Sanierungsmaßnahmen möglich und indiziert sind, kann ggf. bereits in der Notaufnahme mit den entsprechenden Maßnahmen begonnen werden. Voraussetzung hierfür ist wiederum, dass die durchgeführten Maßnahmen zusammen mit dem Trägerstatus des Patienten an die weiterbehandelnde Stelle detailliert übergeleitet werden.

4.5 Patienten mit Infektionskrankheiten

Für Patienten mit Infektionskrankheiten sind erregerabhängig die erforderlichen Hygienemaßnahmen hausintern auf Grundlage der RKI-Empfehlungen festzulegen.

Einige wichtige Grundsätze für die Notaufnahme sind:

- Auch wenn nur ein kurzer Patientenkontakt erfolgt, sind die festgelegten Hygienemaßnahmen stringent einzuhalten.
- Patienten mit infektiöser Gastroenteritis ohne vorhandenen Erregernachweis können in der Regel nicht kohortiert untergebracht werden.
- Bei der Übernahme vom und der Übergabe an den Patiententransportdienst erfolgt auch eine Übergabe ggf. notwendiger spezieller Hygienemaßnahmen.

§

§ 6/7 IfSG

Meldepflichtige Erreger nach § 6 (bzw. auch nach § 7 bei Durchführung von haus-/abteilungsinterner mikrobiologischer Diagnostik) des Infektionsschutzgesetzes werden entsprechend den Vorgaben des zuständigen Gesundheitsamts an dieses gemeldet.

5 IT in der Notaufnahme

Waldemar Potratz & Markus Biche

5.1 Einleitung

Die Informationstechnologie durchdringt heute immer mehr und tiefer alle Bereiche unseres täglichen Lebens. Diese Entwicklung macht auch vor Notaufnahmen nicht halt. Der Umgang sowie das Verständnis für computergestützte Arbeiten sind heute in allen medizinischen Berufsgruppen selbstverständlich.

5.2 Systemaufbau KIS und Subsysteme

Daten werden über Schnittstellen unterschiedlichsten Subsystemen zugeführt (Laborsystem, Picture Archiving and Communication System (PACS), EundL) und auch wieder in einem zentralen System gesammelt (KIS). Diese digitalen Daten können im Gegensatz zu Papierdokumenten leichter verarbeitet und aufbereitet werden, leichter gegen unbefugten Zugriff geschützt oder bei Bedarf dezentral und parallel zugänglich gemacht werden, sodass die richtigen Daten, zum richtigen Zeitpunkt, zum richtigen Patienten in der gewünschten Qualität (Fallsicht, Detailsicht auf alle durchgeführten Behandlungen im Krankenhaus) ohne großen Aufwand verfügbar sind. KIS

Der Verwaltungsakt der ambulanten Aufnahme wird meist im KIS durchgeführt. Notaufnahme-Informationssysteme (NIS) sind aber meist nicht in dieses integriert. Deshalb sollte hier unbedingt eine ADT (Admission, Discharge, Transfer/Aufnahme, Entlassung, Verlegung)-Schnittstelle eingerichtet werden, welche neben den Stammdaten die Bewegungsdaten in sehr kurzen Zeitabständen oder in Echtzeit überträgt. Eine solche Schnittstelle ermöglicht die ständige Aktualisierung der Daten in beiden Systemen, dem KIS und der NIS und stellt sicher, dass alle Beteiligten auf dem aktuellsten Stand sind. Es sollten jedoch nur für die Notaufnahme relevante Bewegungen übermittelt werden, sodass die Übersicht über ambulante Fälle/Notfälle erhalten bleibt. NIS

5.3 NIS – das muss das System leisten

Welche informationstechnischen Voraussetzungen und Abläufe sind nun insbesondere für die Notaufnahme im Krankenhaus von Belang? Eine Schlüsselfunktion jeder NIS ist die grafische Übersicht der Notaufnahme, bei welcher alle Warte- und Behandlungsräume abgebildet werden. Dies ermöglicht die Zuordnung der Patienten zu bestimmten Räumlichkeiten, sodass jederzeit eine Übersicht über die Raumbelegung dezentral und parallel möglich ist. Über das NIS erfolgt üblicherweise die Triagierung/Ersteinschätzung der Patienten. Hierbei sollte die verwendete Software entsprechende Triagierungshilfen anbieten, das Ergebnis der Ersteinschätzung sowie die damit verbundene Behandlungsdringlichkeit für alle Weiterbehandelnden deutlich anzeigen und Hinweise bei Zeitüberschreitungen und der Notwendigkeit einer Zweitsichtung geben.

Die im Rahmen der Ersteinschätzung oder der ersten Untersuchung des Patienten erhobenen Vitalwerte werden ebenso wie alle sonstigen pflegerisch erhobenen Daten im NIS dokumentiert. Für Ärzte in ZNAs ist es oft hilfreich, die Behandlung der Patienten entlang von Behandlungspfaden durchzuführen. Diese Behandlungspfade müssen im NIS abrufbar bzw. implementiert sein. Es muss möglich sein, alle erfolgten Leistungen am Patienten zeitnah zu dokumentieren. Aus der Dokumentation der erhobenen Befunde, der Anordnungen und Maßnahmen sowie des Verlaufs müssen Arztbriefe sowohl für die stationäre Aufnahme als auch für die ambulante Entlassung generiert werden können. Möglichst sollten auch Abrechnungsziffern im Laufe der Behandlung des Patienten in der ZNA generiert werden. Da in einer ZNA ein Arzt oder eine Pflegekraft üblicherweise mehrere Patienten gleichzeitig behandelt, muss diese Arbeitsweise im NIS abbildbar sein. Es muss ebenfalls abbildbar sein, dass ein Arzt und eine Pflegekraft einen Patienten zeitgleich behandeln bzw. zumindest Daten erfassen. Hilfreich ist es, wenn im NIS ein Medikationsplan erstellt werden kann. Am besten sollte auch die Durchführung eines Medikamenteninteraktionschecks möglich sein, da ein elektronischer Abgleich der Medikamentenliste des Patienten mit der Hausmedikationsliste der Klinik den Ärzten der ZNA die Arbeit wesentlich erleichtert.

Aufgrund der für Patienten und Angehörigen abstrakten Prozesse einer Notaufnahme, können diese die Wartezeiten oft nicht nachvollziehen. Eine grafische (anonymisierte) Darstellung der Situation in der Notaufnahme mit den ungefähren Wartezeiten oder der ungefähren Behandlungszeit aufgrund der momentan vorhandenen Patientenanzahl kann hilfreich sein

5.4 Zusammenarbeit von ZNA und IT-Abteilung der Klinik

Der Betrieb eines Krankenhauses oder einer Notaufnahme ist ohne eine Unterstützung durch die Informationstechnologie kaum mehr möglich. Eine enge Vernetzung zwischen Notfallmedizinern und der IT-Abteilung mit guter Abstimmung über die verwendeten und benötigten Programme ist daher dringend notwendig, idealerweise beginnt die Kooperation bereits auf der Stufe der Hardware. Eine Abstimmung mit der IT-Abteilung der Klinik bezüglich Not- und Ausfallplänen ist notwendig. Ein Ausfallkonzept muss erarbeitet werden, im Alarm- und Katastrophenfall muss mit einer großen Anzahl von Patienten gerechnet werden. Weiterhin muss damit gerechnet werden, dass es in diesem Fall zu einem Ausfall bzw. einem Teilausfall der Hard- und Software in der ZNA kommt. Grundsätzlich sollte auch ein Katastrophenplan mit vollständigem IT-Ausfall und Umstieg auf papiergestützten Betrieb vorliegen.

5.5 SSO (Single-Sign-On) und Contextmanagement

Identity-/Accessmanagement

Zur sicheren Versorgung von Patienten in einer ZNA ist eine Vielzahl von Programmen (Labor, PACS, EundL) notwendig. Aufgrund von unterschiedlichen Berechtigungen und Datenschutzregelungen muss meist in jedem Programm eine separate Anmeldung des Nutzers erfolgen. Dies kann durch Identity- und Accessmanagement vereinfacht werden. Im ersten Schritt kann mittels Single-Sign-On (SSO) die Anmeldung am PC und in allen notwendigen Programmen automatisiert werden. Eventuell kann hierzu der bereits vorhandene Zutritts- oder Stempelchip genutzt werden, der mit dem jeweiligen Benutzer in der SSO-Lösung verknüpft wird. Über ein Kartenlesegerät kann der Computer die Mitarbeiter eindeutig identifizieren und die Eingabe der Zugangsdaten für diese übernehmen. Weiter kann beispielsweise die Patientensuche in den verschiedenen Programmen durch Patientencontextmanagement automatisiert werden. Hierbei muss der Patient dann nur noch in einem System gesucht werden, in allen weiteren (hierfür konfigurierten) Systemen übernimmt das Contextmanagementsystem die Suche. So kann neben dem Komfortgewinn für das Notaufnahmepersonal auch die Patientensicherheit erhöht werden, da Patientenverwechslungen in den Subsystemen vermieden werden.

6 Juristische Aspekte der Notaufnahme

Johannes Böer & Hermann Fenger

6.1 Einleitung

Krankenhäuser sind zur Aufnahme von Notfallpatienten verpflichtet. Das Krankenhaus hat eine sog. Garantenstellung, um die Versorgung der Patienten zu gewährleisten. Selbst wenn ein Krankenhaus sich infolge einer Überlastung abmeldet, besteht weiterhin die Verpflichtung zur Erstversorgung und Prüfung bzw. Herstellung der Transportfähigkeit des Patienten (OLG Stuttgart VersR 1994, 1068). Ansonsten muss damit gerechnet werden, dass sowohl dem Krankenhaus als auch dem ärztlichen Personal Schadensersatz und Schmerzensgeld drohen und der Staatsanwalt wegen des Vorwurfs der unterlassenen Hilfeleistung auf den Plan gerufen wird. Daneben könnten moralische und ethische Aspekte Auswirkungen haben.

§

Landeskrankenhausgesetz

Die Notaufnahme übernimmt in der Regel die Erstbehandlung von Notfallpatienten und Patienten mit akuten Beschwerden. In der Notaufnahme muss die Ausstattungsversorgung der Patienten vorgehalten werden. In den Landeskrankenhausgesetzen ist vorgesehen, dass eine rechtzeitige ärztliche Versorgung gewährleistet werden muss (so etwa §29 LKHG/BW).

Die Erwartungshaltung der Notfallpatienten orientiert sich an dem Vorbild aus beliebten Fernsehserien, wohingegen sich die zunehmende Spezialisierung der medizinischen Disziplinen negativ auf die Versorgung von Patienten mit unklaren Symptomen auswirkt (Tries 2011). Immer weniger Patienten sind bereit, prinzipiell unvermeidbare Komplikationen als schicksalhaft hinzunehmen. Das Anspruchsdenken an die Medizin hat ein solches Maß erreicht, dass es die Grenzen einer auf Vertrauen und Vernunft basierenden Beziehung zwischen Arzt und Patient zu erschüttern droht (Imhof 2010). Steigendes Anspruchsdenken und eine sich davon ableitende erhöhte Klagebereitschaft führt zwangsläufig zu einer defensiveren Medizin, die darauf ausgerichtet ist, Klagen möglichst zu vermeiden. Am Beispiel der USA ist zu sehen, dass dies zu einer enormen finanziellen Last für das Gesundheitswesen führt. Der allgemein bekannte Kostendruck sowie die einengenden Regelungen des Arbeitszeitgesetzes stellen eine zusätzliche Belastung für die Träger dar. Deshalb geht die Tendenz zu großen, fachübergreifenden Einheiten, wie dies bereits im Bereich der Intensivmedizin in vielen Fällen geschehen ist.

Die Notaufnahme ist gefordert, im Extrem zwischen Überdiagnose, Überbehandlung und Risikoabwägung den richtigen Behandlungsweg einzuschlagen. Dieser Beitrag soll daher eine Orientierungshilfe sein, um in diesem Spannungsfeld zwischen ökonomischen Zwängen, ärztlichem Ethos und Haftungsrisiken richtig zu handeln.

6.2 Der Facharztstandard

§

Patientenrechtegesetz

Das im Februar 2013 in Kraft getretene sog. Patientenrechtegesetz sieht in § 630a Abs. 2 BGB vor, dass die Behandlung nach den zum Zeitpunkt der Behandlung bestehenden allgemein anerkannten fachlichen Standards zu erfolgen hat. Dies ist die Umschreibung des Facharztstandards. Danach wird dem Patienten kein Behandlungserfolg, sondern eine dem Facharztstandard entsprechende ärztliche Behandlung geschuldet.

Der Facharztstandard wird inhaltlich als das zum Behandlungszeitpunkt in der ärztlichen Praxis bewährte, nach naturwissenschaftlicher Erkenntnis gesicherte, von einem durchschnittlich befähigten Facharzt verlangte Maß an Kenntnis und Können umschrieben (OLG Hamm MedR 2006, 358). Es wird also nicht zwingend verlangt, dass der behandelnde Arzt die jeweilige Facharztanerkennung besitzt. Er muss die Behandlung theoretisch und praktisch jedoch beherrschen, wie dies von einem Arzt dieses Faches erwartet wird. Bemerkenswert ist, dass 50 % der Fachärzte den geforderten Standard nicht erfüllen, da ja das Maß eines »durchschnittlich« befähigten Arztes verlangt wird und definitionsgemäß nur eine Hälfte der Facharztträger »überdurchschnittlich« arbeiten kann.

Die Entscheidung des OLG Düsseldorf (NJW 1986, 790 f.) kompliziert die Situation noch zusätzlich, nach Auffassung des Senats können Assistenten im ersten Berufsjahr nicht allein den Facharztstandard gewährleisten. Hieraus ergeben sich weitere Pflichten für die Einarbeitung und Supervision von Berufsanfängern.

Die Gewährleistung des Facharztstandards in Notaufnahmen scheint damit nach Meinung von Tries nur zu gewährleisten zu sein, wenn Ärzte mehrerer Fachdisziplinen Patienten mit unklaren Symptomen gemeinsam betreuen oder wenn ein Facharzt für Notfallmedizin eingeführt wird (Tries 2011).

Selbst wenn es gelingen würde, Notfallpatienten den entsprechenden Fachabteilungen zuzuordnen, ist unklar, wie der geforderte Facharztstandard realisiert werden soll. Die sequenzielle Diagnostik durch verschiedene Spezialisten ist nicht nur zeitaufwändiger, es könnten medicolegale Probleme entstehen, wenn ein Symptom frühzeitig fälschlicherweise auf die häufigste fachspezifische Differenzialdiagnose zurückgeführt wird, ohne risikobehafte Diagnosen anderer Fachgebiete zu erwägen (Dodt et al. 2010).

Aufgrund der spezialisierten Weiterbildungsinhalte besteht das Problem, dass für bis zu 30 % der Patienten einer Notaufnahme kein fachspezifischer Arzt vorhanden ist (Dodt 2010). Die hochspezialisierten Weiterbildungen passen nicht zum symptomorientierten Anforderungsprofil einer Notaufnahme, die überwiegend von Patienten mit Bagatellerkrankungen aufgesucht wird (Niehues & Fenger 2013).

Berufspolitische Interessen stehen jedoch der Einführung des Facharztes für Notfallmedizin entgegen. Für die von der Breite der Ausbildung am ehesten für die interdisziplinäre Tätigkeit in einer Notaufnahme ausgebildeten Allgemeinmediziner sind andere berufliche Perspektiven attraktiver. Zusätzlich besteht in diesem Bereich ein Ärztemangel.

Pflichten in der Notaufnahme

Die Notaufnahme ist wie jede Abteilung des Krankenhauses kein rechtsfreier Raum. Rechtliche Anhaltspunkte für die Organisation der Notfallversorgung ergeben sich aus dem Krankenhausplanungsrecht und aus dem Haftungsrecht.

§

Notdienst-/Notfalldienstordnung

Die in den Bundesländern verschiedenen Notdienst- oder Notfalldienstordnungen unterscheiden zwischen einem Notfall und einem akuten Behandlungsfall. Der Notfall ist als »akuter lebensbedrohlicher Zustand durch Störung der Vitalfunktionen oder die Gefahr schwerer Gesundheitsschäden infolge von Trauma, akuter Erkrankung oder Verletzung« Teil des planerischen Versorgungsauftrags der Krankenhäuser. Die akute Behandlungsbedürftigkeit fällt in die Zuständigkeit des Sicherstellungsauftrags der kassenärztlichen Vereinigung. Allerdings besteht eine Erstversorgungspflicht etwa nach § 28 Abs. 3 LKHG/BW für alle sich vorstellenden Patienten.

Das Haftungsrecht hat als Grundlage den Behandlungsvertrag zwischen dem Patient und dem Krankenhausträger. Daraus ergibt sich der Anspruch des Patienten auf eine dem Facharztstandard entsprechende ärztliche Behandlung und daraus ergeben sich inhaltliche Anforderungen an die Qualifikation des behandelnden Arztes.

Beim Vorwurf einer fehlerhaften medizinischen Behandlung gibt es drei mögliche Inanspruchnahmen des Arztes:

- Zivilrechtliche Haftung (z. B. Schmerzensgeld und Schadenersatz)
- Strafrechtliche Verfolgung (z. B. fahrlässige Tötung/Körperverletzung oder unterlassene Hilfeleistung)
- Berufs- oder arbeitsrechtliche Folgen (z. B. Abmahnung, Kündigung, Widerruf der Approbation)

Ein Krankenhaus muss für alle im Krankenhausplan ausgewiesenen Fachabteilungen einen kontinuierlichen Facharztstandard gewährleisten. Oft wird der Facharztstandard über die sogenannte Rufbereitschaft sichergestellt.

Niehues folgert aus der Tatsache, dass gerade auch seltene, akut lebensbedrohliche Zustände beherrscht werden müssen, dass in der Notaufnahme eine längere Einarbeitungszeit erforderlich ist. Wenn der Gesetzgeber für die präklinische Versorgung »besonders qualifiziertes Personal« fordert und die

Krankenhäuser Bestandteil der Notfallversorgung sind, müssen für die klinische Notfallversorgung mindestens gleichwertige Qualifikationsanforderungen gelten, wie für die Präklinische. Da vital gefährdete Patienten die Notaufnahmen selbst aufsuchen könnten, müsse die notfallmedizinische Erfahrung des Arztes also mindestens der eines Notarztes mit der Zusatzweiterbildung »Notfallmedizin« entsprechen (Niehues 2012).

Es ist die Aufgabe der Notaufnahme die Patientenströme zu lenken, die Indikation zur stationären Behandlung zu stellen und den Patienten unverzüglich und korrekt den Fachabteilungen zuzuführen. Es muss sichergestellt werden, dass nur der Patient hochspezialisierte Leistungen erhält, der diese aufgrund der Art und Schwere der Diagnose auch benötigt (vgl. Dodt et al. 2010).

Neben der Bewältigung der hilfesuchenden Notfallpatienten, die sich häufig mit Bagatellerkrankungen vorstellen, rechnen manche Autoren auch die Maßnahmen beim Massenanfall von Verletzten und Maßnahmen zur Bewältigung von Großschadensereignissen zu den Aufgaben einer Notaufnahme (Genewein et al. 2009).

Fragen der Aufklärung

Das Selbstbestimmungsrecht ist im Grundgesetz verankert und gilt auch in der Notfallsituation, solange der Patient entscheidungsfähig ist. Die Aufgabe des Notaufnahmearztes ist es, den Patienten zu beraten und in die Lage zu versetzten, eine eigene, bewusste und informierte Entscheidung zu treffen. Das Ausmaß der auch unter Notfallbedingungen erforderlichen Aufklärungs- und Beratungspflicht nimmt umso mehr ab, je kritischer der Zustand des Patienten ist (vgl. Fleischmann 2012).

Patientenverfügung

Der Gesetzgeber hat mit Einführung des Patientenverfügungsgesetzes die Möglichkeit geschaffen, dass eine vorsorgliche Willensbekundung für bestimmte Situationen festgeschrieben wird. Eine Patientenverfügung ist für den behandelnden Arzt bindend und muss umgesetzt werden. Ist die Verfügung nicht ganz eindeutig, müssen sich Arzt und Patientenvertreter vor der Umsetzung über den Patientenwillen einig sein. In zeitkritischen Situationen muss oft zunächst gehandelt werden. Obwohl immer mehr Patienten grundsätzlich eine Patientenverfügung haben, ist diese oft nur bei einem kleinen Teil der Patienten in der Notaufnahme verfügbar (Christ et al. 2015).

Bei Patienten, die nicht entscheidungsfähig sind, muss der Arzt in ihrem mutmaßlichen Willen handeln. Die Entscheidungsfähigkeit kann durch körperliche oder psychische Erkrankungen, schwere Verletzungen oder Intoxikationen eingeschränkt oder aufgehoben sein.

§

§ 24 StGB

Die Willenserklärungen von nicht Geschäftsfähigen sind nichtig. Bei nicht einwilligungsfähigen Patienten kommen mutmaßliche Einwilligung oder der rechtfertigende Notstand (§ 24 StGB) als Rechtfertigungsgründe in Betracht.

Das Selbstbestimmungsrecht von alkoholisierten Patienten kann aufgrund einer möglichen Eigen- oder Fremdgefährdung eingeschränkt sein.

Verlassen alkoholisierte Patienten die Notaufnahme, obwohl Hinweise auf Eigen- oder Fremdgefährdung bestehen, so ist die Polizei zu informieren und die Gewahrsamsfähigkeit zu prüfen.

Der Wunsch nach der Ablehnung einer Behandlung ist grundsätzlich zu respektieren. Der Patient muss einwilligungsfähig sein und über die Konsequenzen seiner Handlung aufgeklärt werden (therapeutische Aufklärung bzw. Sicherheitsaufklärung). Die Sicherheitsaufklärung ist zu dokumentieren.

Die Behandlungsverweigerung ist jedoch nur dann rechtlich wirksam, wenn der Patient »einsichtsfähig« ist, das bedeutet, dass er sich der Tragweite seiner Entscheidung bewusst ist und auch die Konsequenzen der Nichtbehandlung versteht (vgl. Sarangi 2016).

Da die Definition der Entlassfähigkeit eines alkoholintoxikierten Patienten sowohl aus juristischer als auch medizinischer Sicht fehlt, ist ein vermehrtes Augenmerk auf die Kommunikation und Dokumentation im Rahmen der Entlassung dieser Patienten zu legen.

Die sorgfältige Anamnese und Befunderhebung beim unkooperativen Patienten ist eine Herausforderung, jedoch von großer Wichtigkeit. Es sollten eine Fremd- und Eigenanamnese, Ganzkörperuntersuchung sowie Vitalparameter dokumentiert werden, insbesondere Hinweise auf Erkrankungen oder Verletzungen, Sturzfolgen, Delir oder Unterkühlung müssen erkannt, dokumentiert und ggf. behandelt werden. Auch Rücksprachen mit Angehörigen oder der Polizei sollten dokumentiert werden.

§

BGB § 630h

Kommt es zu einer juristischen Auseinandersetzung (Behandlungsfehler), liegt die Beweislast beim Patienten. Das neue Patientenrechtegesetz (BGB § 630h) beschreibt detailliert, dass, wenn eine vom Behandelnden medizinisch gebotene Maßnahme und ihr Ergebnis nicht in der Patientenakte aufgezeichnet wurde, vermutet wird, dass diese Maßnahme auch nicht getroffen wurde.

Bei Entlassung muss die Geschäftsfähigkeit kritisch geprüft werden. Für einen nicht einwilligungsfähigen Schutzbefohlenen besteht eine Aufsichtspflicht. Es muss also abgewogen werden zwischen dem potenziellen Freiheitsentzug und einer Behandlung wider den Willen des Patienten. Gegebenenfalls ist die Polizei hinzuzuziehen, sodass der Patient bis zur Wiedererlangung der Geschäftsfähigkeit in Gewahrsam genommen wird. Hans et al. schlagen eine Beurteilung anhand standardisierter Entlasskriterien vor (Hans et al. 2016).

6.3 Organisationsverschulden

Der Krankenhausträger muss sicherstellen, dass mit dem vorhandenen Personal eine dem Facharztstandard gerechte Behandlung des Patienten gewährleistet ist. Der Dienst muss so gestaltet sein, dass alle in die Notaufnahme eingelieferten Patienten unverzüglich und ohne vermeidbaren Zeitverlust in die dem Krankenhaus mögliche fachärztliche Diagnostik und Therapie gelangen. Deshalb müssen die dort tätigen Ärzte in der Lage sein, sowohl die Leben erhaltenden Funktionen zu sichern als auch ohne vermeidbaren Zeitverlust die gebotene fachärztliche Behandlung zu veranlassen. Der Krankenhausträger hat die Organisationspflicht, in der Notaufnahme Ärzte einzusetzen, die diesen Qualitätsanforderungen gerecht werden. So muss ein Notfallkrankenhaus sicherstellen, dass die Untersuchung einer Schwangeren mit Blutungen und Unterbauchschmerzen innerhalb von 15 Min. nach der Notfallaufnahme und eine erforderliche sofortige Schnittentbindung von einem einsatzfähigen Operationsteam innerhalb von 20–25 Min. nach der Indikationsstellung durchgeführt werden kann (OLG Braunschweig VersR 1999, 191).

§ Krankenhausgestaltungsgesetz

Hier stellt sich ein weiteres Problem insoweit, als dass z. B. § 31 Abs. 2 des Krankenhausgestaltungsgesetzes NRW (KHG NRW, zuletzt geändert am 16.03.2010 – GV. NRW. S. 702) vorsieht, dass der Krankenhausträger für jede Abteilung mindestens einen Abteilungsarzt zu bestellen hat, der nicht weisungsgebunden ist. Er trägt die Verantwortung für die Untersuchung und Behandlung der Patienten. Bei den unterschiedlichen Fachrichtungen, die in einer derartigen interdisziplinären Notaufnahme gefordert werden, müssten mehrere Abteilungsärzte bestellt werden, was jedoch wirtschaftlich kaum zu tragen sein dürfte. Allerdings sehen nicht alle Landeskrankenhausgesetze eine explizite Regelung zur Abteilungsleitung vor. Dieser Umstand verdeutlicht, dass rechtliche Aspekte häufig einer interdisziplinären Arbeit entgegenstehen und medizinische Realitäten und ökonomische Notwendigkeiten ignoriert werden. Die Einführung eines Facharztes für Notfallmedizin würde die Arbeit in interdisziplinären Notaufnahmen vereinfachen und für mehr Rechtssicherheit sorgen.

Ein Notallpatient ist unverzüglich zu verlegen, wenn das zunächst angegangene Krankenhaus zur standardgerechten Versorgung nicht in der Lage ist (OLG Köln NJW-RR 2003,1032 ff.). Dies hat nichts damit zu tun, dass ein Krankenhaus, das an der Notfallversorgung teilnimmt, zur Aufnahme des Patienten verpflichtet ist. Dabei entspricht es allgemeiner und nicht zu beanstandender Praxis, dass das zuweisende Krankenhaus sich bei dem nächstgelegenen geeigneten Krankenhaus nach dessen Aufnahmebereitschaft erkundigt und dessen Entscheidung abwartet. Im Ablehnungsfall muss dann das nächste Krankenhaus kontaktiert werden. Eine gleichzeitige Anfrage bei mehreren Krankenhäusern ist aus organisatorischen Gründen nicht angezeigt. Hieraus resultierende Nachteile muss der Patient hinnehmen (OLG Köln, NJW-RR 2003, 1032). Nach der Rechtsprechung kann eine personelle ärztliche Unterversorgung, die den erreichbaren medizinischen Standard einer sorgfältigen und optimalen Diagnose oder Therapie gefährdet, bei der Verwirklichung dieser Gefahr zu einer Haftung des Krankenhausträgers führen (BGH NJW 1985, 2189; BGH NJW 1986, 776).

6.4 Schweigepflicht und Datenschutz

§

Schweigepflicht

Ärztinnen und Ärzte sind verpflichtet, über das zu schweigen, was ihnen ihre Patienten anvertraut haben. §203 Abs. 1 Strafgesetzbuch bestimmt, dass derjenige, der unbefugt ein fremdes Geheimnis offenbart, mit einer Freiheitsstrafe bis zu einem Jahr oder einer Geldstrafe bestraft wird. Die Wahrung der ärztlichen Schweigepflicht wird in Bezug auf Ärzte noch unter den Schutz der ärztlichen Berufsordnung der Ärztekammern in den Bundesländern gestellt. Außerdem ist ein wichtiger Befreiungstatbestand von der Schweigepflicht geregelt: Wenn ein Patient von mehreren Ärzten behandelt wird, dann sollen sich die Ärzte untereinander verständigen und Arztbriefe schreiben, sofern das Einverständnis des Patienten vorliegt oder anzunehmen ist.

Die Weitergabe von Patienteninformationen an weiterbehandelnde Ärzte und Klinikangehörige, die für die weitere Behandlung des Patienten von Bedeutung sind, ist unkritisch. Der strafrechtlichen Schweigepflicht unterliegen neben den Ärzten auch die Angehörige der anderen Heilberufe und »berufsmäßig tätige Gehilfen« und Personen »die bei Ihnen zur Vorbereitung auf den Beruf tätig sind«. Eine Geheimhaltungspflicht des Arztes besteht auch gegenüber Familienangehörigen des Patienten sowie gegenüber den eigenen Familienangehörigen des Arztes.

Der Arzt ist an die ärztliche Schweigepflicht nicht gebunden, wenn sein Patient mit der Weitergabe der Information ausdrücklich einverstanden ist, also seine Einwilligung zur Weitergabe des Patientengeheimnisses erteilt hat. Dies gilt auch, wenn die Weitergabe von der sogenannten mutmaßlichen Einwilligung des Patienten gedeckt ist.

Bei telefonischen Anfragen über Befunde oder Arztbriefe ist es empfehlenswert, sich die Anforderung per Fax zukommen zu lassen. So kann gewährleistet werden, dass die Anforderung tatsächlich von der angegebenen Praxis kommt.

Offenbarungspflicht

Eine Offenbarungspflicht des Arztes ergibt sich aus gesetzlichen Meldepflichten, etwa nach dem Infektionsschutz. Zudem ergibt sich eine Offenbarungsbefugnis aus dem sogenannten Güterabwägungsprinzip. Nach dem rechtfertigenden Notstand darf der Arzt immer dann ein Patientengeheimnis offenbaren, wenn die Schweigepflicht gegenüber einem anderen Rechtsinteresse geringwertiger ist, z. B. bei Teilnahme eines Patienten am Straßenverkehr trotz Verbotes.

Das Strafverfolgungsinteresse des Staates stellt in der Regel kein höherrangiges Rechtsgut dar, deshalb gilt die Schweigepflicht auch gegenüber der Polizei. Eine Offenbarungsbefugnis ergibt sich für den Arzt dagegen bei besonders schweren Verbrechen oder Wiederholungsgefahr. Erfährt der Arzt von geplanten Verbrechen, ist er verpflichtet dies den Strafverfolgungsbehörden mitzuteilen (§138 StGB). Eine besondere Aussagepflicht gegenüber Polizei und Staatsanwaltschaft ergibt sich nicht.

6.5 Dokumentation

Die Dokumentation von medizinischen Maßnahmen und Befunden, Gesprächen und auch von Wertgegenständen ist von großer Bedeutung für die Weiterbehandlung des Patienten.

Die Dokumentation ist nicht nur aus medizinischer Sicht wichtig, auch rechtliche Aspekte sind von hoher Bedeutung.

§ Patientenakte

Im Bürgerlichen Gesetzbuch BGB (§ 630 f) ist festgelegt, dass der Behandelnde verpflichtet ist, »zum Zweck der Dokumentation in unmittelbarem zeitlichen Zusammenhang mit der Behandlung eine Patientenakte in Papierform oder elektronisch zu führen«.

Die Dokumentation ist im Spannungsfeld der Tätigkeit in einer Notaufnahme mit komplexen Vorgängen, häufigen Störungen und nicht planbarem Patientenaufkommen besonders schwierig und aufwändig, jedoch wegen der erheblichen Folgen einer fehlenden oder unvollständigen Dokumentation ausgesprochen wichtig. Eine unzureichende Dokumentation kann zu einer Beweislastumkehr führen, die allein deshalb zu Ungunsten des Arztes oder Krankenhauses führen kann.

Die Rechtsprechung steht zwar auf dem Standpunkt, dass eine Dokumentation, die medizinisch nicht erforderlich ist, juristisch ebenfalls nicht gefordert werden kann« (BGH NJW 1993, 2375 ff). Dennoch wird in Gerichtsverfahren oft die Meinung vertreten, dass beispielsweise Normalwerte von Vitalparametern dokumentiert werden müssen, da sonst vermutet werden kann, dass eine solche nicht dokumentierte Maßnahme tatsächlich nicht erfolgt ist (so die gesetzgeberische Begründung zu § 630f BGB; früher schon OLG Bamberg VersR 2005,1952). Diesen Widerspruch, der einem täglich in den Gerichten begegnet, gilt es zu lösen. Moderne elektronische Dokumentationssoftware für Notaufnahmen leisten einen Beitrag, indem sie beispielsweise die automatische Übernahme von Vitalwerten in die Patientenakte unterstützen oder an die Abarbeitung noch notwendiger Schritte erinnern. Es gilt eine Balance zwischen der wertschöpfenden Tätigkeit am Patienten und der notwendigen Dokumentation zu finden.

6.6 Literatur

Christ, M./Liebeton, J./Breker, I.M. et al. (2015): Verfügbarkeit von Patientenverfügungen in einer interdisziplinären Notaufnahme. Ergebnisse einer Patientenbefragung. Dtsch Med Wochenschr 140: e231-e236

Dodt, C./Hogan, B./Schäfer, R. et al. (2010): Notfallmedizin in Deutschland. Ringen um Besitzstandswahrung. Deutsches Ärzteblatt 107 /39): S. 1440–1443

Fleischmann, T. (2012): Notfallmedizinische Kernkompetenzen. In: Fleischmann, T (Hrsg.): Klinische Notfallmedizin. Zentrale und interdisziplinäre Notaufnahmen. Urban & Fischer Verlag, München

Genewein, U./Jakob, M./Bingisser, R. et al. (2009): Organisation der Notfallstation. Der Chirurg 80, S. 130–137

Hans F.P./Hoeren, C./Schmid, B. et al. (2016): Akute Alkoholintoxikation. Vorgehen bei Erwachsenen und Jugendlichen. Notfall + Rettungsmedizin 19, S. 12–21

Imhof, M. (2010): Behandlungsfehler in der Medizin. Schulz-Kirchner Verlag, Idstein.

Niehues, C. (2012): Notfallversorgung in Deutschland. Kohlhammer Verlag, Stuttgart, S. 158 ff.

Niehues, C./Fenger, H. (2013): Qualitätsanforderungen und Haftungsrisiken in der Zentralen Notaufnahme. Das Krankenhaus 2013 (8), S. 822–826

Merkblatt zur ärztlichen Schweigepflicht. Landesärztekammer Baden-Württemberg, Oktober 2009. www.aerztekammer-bw.de/10aerzte/40merkblaetter/10merkblaetter/schweigepflicht.pdf, Abruf: 25.5.2016

Sarangi, F. (2016): Besonderheiten der präklinischen Versorgung alkoholisierter Patienten. Ein rechtlicher Überblick. Notfall + Rettungsmedizin 19, S. 4–9

Tries, R. (2011): Notfallmedizin. Eine besondere Herausforderung. Deutsches Ärzteblatt Jb. 108, Nr. 10, S. 514–516

7 Der Rettungsdienst und seine Aufgaben

David Häske & Niklas Heinemann

Der Rettungsdienst ist ein Teil der öffentlichen Daseinsfürsorge und leistet mit qualifiziertem Personal und entsprechender Ausstattung Hilfe bei medizinischen Notfällen. Er gliedert sich wiederum in *Notfallrettung* und *Krankentransport*. Eine weitere wichtige Säule im Rettungsdienst ist die Luftrettung, sowie entsprechend den regionalen Gegebenheiten die Sonderrettungsdienste wie Bergrettung, Höhlenrettung und Wasserrettung, welche die geretteten Patienten zur weiteren Versorgung dem »Regelrettungsdienst« übergeben. Der Rettungsdienst ist in den jeweiligen Bundesländern unterschiedlich organisiert und wird meist durch die Hilfsorganisationen (ASB, DRK, JUH, MHD etc.), kommunalen Rettungsdienste bzw. die Feuerwehren, die Bundeswehr oder auch durch private Rettungsdienst-Unternehmen erbracht.

7.1 Notfallrettung

Die Notfallrettung bemüht sich um erkrankte, verletzte oder vergiftete Notfallpatienten, welche sich in Lebensgefahr befinden oder bei denen schwere gesundheitliche Schäden zu befürchten sind, wenn sie nicht umgehend medizinische Hilfe erhalten. Nicht immer gelingt es, im Notruf diese Patienten herauszufiltern.

Die Aufgabe der Notfallrettung ist das Einleiten von Maßnahmen zur Erhaltung des Lebens oder zur Vermeidung gesundheitlicher Schäden, das Transportfähig machen von Notfallpatienten und der fachgerechte Transport in eine zur weiteren Versorgung geeignete Einrichtung.

7.2 Krankentransport

Der Krankentransport dagegen ist für Patienten, die während des Transports eine fachgerechte Betreuung oder eine besondere Ausstattung aufgrund ihres gesundheitlichen Zustandes benötigen (z. B. Trage für liegende Patienten,

Sauerstoff-Insufflation, Absaugung). Des Weiteren kann ein Krankentransport verwendet werden, um eine Verbreitung von schweren, ansteckenden Erkrankungen durch infektiöse Patienten zu vermeiden.

7.3 Zentrales Bindeglied – die Leitstelle

Kommunikations- und Koordinierungsstelle

Die Leitstelle ist die Kommunikations- und Koordinierungsstelle für den Rettungsdienst. Unter der europaweiten Notrufnummer 112 gehen hier alle Notfälle ein. Meist werden die Leitstellen als integrierte Leitstellen zusammen mit Feuerwehren betrieben, denn auch durch kürzere Meldewege entsteht ein erheblicher Einfluss auf das Überleben von Notfallpatienten (Ageron et al. 2016). Somit ist die Leitstelle ein Dreh- und Angelpunkt für Informationen und auch eine relevante Schnittstelle für das Personal einer Notaufnahme. Die Aufgaben der Leitstelle sind dabei vielfältig. So werden Notrufe aufgenommen, eingeordnet und nach Dringlichkeit priorisiert. Die für den Einsatz benötigten Rettungsmittel werden zugeordnet und disponiert. Zusätzlich nimmt die Leitstelle auch direkten Einfluss auf einen Notfalleinsatz, indem Anrufer zur Ersten Hilfe angeleitet werden. Im Rahmen einer Reanimation werden Ersthelfer per Telefon zur Laienreanimation aufgefordert und so lange angeleitet, bis der Rettungsdienst eintrifft. Im weiteren Einsatzgeschehen unterstützt die Leitstelle das Personal vor Ort, indem sie die Kapazitäten der Zielkliniken und weitere Anlaufstellen klärt und die zu transportierenden Notfallpatienten anmeldet.

Weiter werden häufig die Anmeldungen zu Krankentransporten entgegengenommen und teils der kassenärztliche Bereitschaftsdienst vermittelt. Die Hauptaufgaben in der Schnittstelle zur Notaufnahme umfassen das Anmelden von (Notfall-)Patienten und die Koordination von Einweisungen und Heimfahrten verletzter und erkrankter Patienten im Bereich des Krankentransportes.

Dafür durchläuft das Personal einer Leitstelle neben einer rettungsdienstlichen und feuerwehrtechnischen Ausbildung gesonderte Weiterbildungen zum Disponenten.

7.4 Fahrzeuge im Rettungsdienst

Fahrzeuge und Ausstattung im Rettungsdienst unterliegen als Mindestanforderungen europäischen Normen und werden dann meist nach regionalen Vorgaben entsprechend erweitert. Der Unterschied der Fahrzeuge zeigt sich in der Ausstattung und damit auch in der personellen Besetzung.

Der Krankentransportwagen (KTW)

Der KTW dient, wie bereits unter Krankentransport beschrieben, dem Transport von Nicht-Notfallpatienten. Meist werden dazu kleine Fahrzeugtypen eingesetzt, welche auch weniger Platz im Stadtverkehr benötigen. Trotzdem ist ein KTW mit allem erforderlichen Material ausgestattet. Dies beinhaltet die Möglichkeit Sauerstoff zu applizieren, eine Absauggerätschaft, Ausrüstung und Material für den Infektionsschutz etc. Für medizinische Notfälle bei Verlegungspatienten, oder auch als Helfer-vor-Ort bzw. First Responder hat der KTW meist eine Basisausstattung zur Erstversorgung von Notfallpatienten an Bord.

Rettungswagen (RTW)

Der Rettungswagen ist das primäre Transportfahrzeug in der Notfallrettung. Bereits das mobile Equipment beinhaltet alles Notwendige zur Versorgung von Notfallpatienten und für intensivmedizinische Maßnahmen, sowie Medikamente zur Analgesie, Narkoseeinleitung, Rhythmustherapie, Blutdruckbehandlung etc. Ergänzt wird dies um Material für die Kinder- und Säuglingsversorgung, inklusive intraossärer Zugänge.

Für das Monitoring der Vitalwerte können Blutdruck-Messung, Pulsoxymetrie, Kapnografie, Temperaturmessung und EKG-Monitoring inkl. 12-Kanal-EKG-Diagostik und teils telemetrischer Übertragung in die Klinik angewendet werden. Ein großer, auch mobiler Sauerstoffvorrat, Beatmungsmöglichkeiten, Inhalations- und Beatmungsgeräte teils mit NIV-Option (Nichtinvasive Ventilation) ergänzen das Equipment. Ein Defibrillator, ein externer Herzschrittmacher und Spritzenpumpen werden ebenso vorgehalten wie Schienungsmaterial, Spineboards und eine Vakuummatratze zur Immobilisation, Material für Verbrennungs- oder auch infektiöse Patienten, Thoraxdrainagen und Koniotomie-Sets.

Schwerlast-RTW (S-RTW)

In den letzten Jahren hat eine starke Verbreitung von Schwerlast-Rettungswagen (► Abb. 7.1) zum Transport übergewichtiger Patienten stattgefunden. Der prinzipielle Unterschied liegt im Aufbau des Fahrzeuges, welches meist größer und belastbarer ist, bis hin zu Bus- bzw. Lkw-Fahrgestellen. Das Personal wird beim Be- und Entladen durch automatische Hebevorrichtungen unterstützt. Die Fahrzeuge sind mindestens wie Rettungswagen ausgestattet, darüber hinaus aber oft auch als Intensivtransportwagen (ITW) eingesetzt, sodass extra Monitore, Spritzenpumpen, Befestigungsschienen, etc. vorhanden sind. Teils können ganze Krankenhaus-Betten verlastet werden. In jedem Fall sind jedoch besondere Tragen vorhanden, welche extra breit und meist bis zu einer Belastung von ca. 450 kg ausgelegt sind. Weiteres Equipment sind entsprechendes Transportmaterial, wie Tragetücher, Tragestühle welche mit einem Raupensystem Treppen sowohl abwärts- als auch aufwärtsfahren können und medizinische Ausrüstung, wie extra Blutdruckmanschetten etc.

Die Indikation und Alarmierung des Fahrzeuges ist regional unterschiedlich, insbesondere da möglicherweise ein hoher logistischer Aufwand zur Rettung und Transport-Vorbereitung zum Beispiel mit der Feuerwehr getroffen werden muss.

Abb. 7.1: Schwerlast-RTW und Teleskopmast der Feuerwehr im Rahmen einer Vorführung. (Foto: DRK Reutlingen)

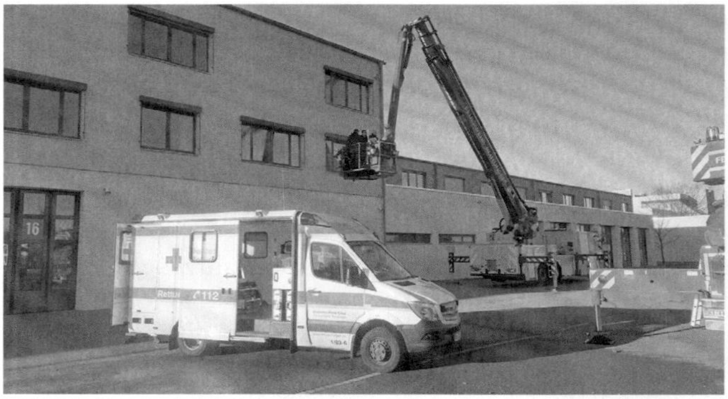

Notarzteinsatzfahrzeug (NEF)

Bei gegebener Indikation entsendet die Leitstelle einen Notarzt parallel zum Rettungswagen an die Einsatzstelle. Dabei ist es zunächst egal ob der Notarzt bodengebunden oder mit dem Hubschrauber an die Einsatzstelle gebracht wird. Für den bodengebundenen Transport werden heute meist Notarzteinsatzfahrzeuge auf Pkw-Basis verwendet, welche mit einem Rettungsassistenten und einem Notarzt besetzt sind. Dies ermöglicht den Notarzt flexibel an die Einsatzstelle zu bringen und möglicherweise nach erfolgter Therapie zu einem Folgeeinsatz zu schicken, während der Patient im Rettungswagen in die Klinik gebracht wird. Die Ausstattung des NEF ist, je nach regionalen Gegebenheiten, meistens gleich wie auf dem Rettungswagen, möglicherweise um einige Besonderheiten ergänzt (z. B. Antidots, spezielles Beatmungsgerät).

Abb. 7.2: Verschiedene Fahrzeuge im Rettungsdienst: zwei Krankenwagen (KTW) zum Transport von Nicht-Notfallpatienten auf VW-Basis, sowie ein Rettungswagen (RTW). (Foto: DRK Reutlingen)

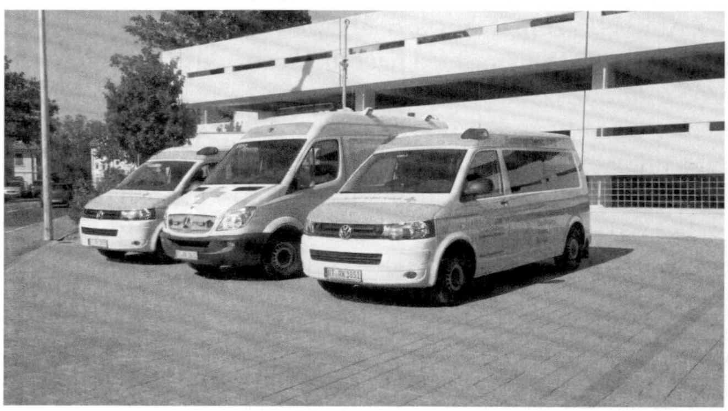

Rettungshubschrauber (RTH)

Insbesondere bei großen Distanzen, im ländlichen Bereich oder bei vielen Patienten haben Rettungshubschrauber große Vorteile, weil sie ein Notarztteam entsprechend rasch an die Einsatzstelle bringen und den Patienten auch über weitere Distanzen, z. B. in Spezialzentren, bringen können. Einschränkungen stellen aktuell das Wetter und Nächte dar. Je nach Gegebenheit der aufnehmenden Klinik kommt das RTH-Team selbstständig in die Notaufnahme und den Schockraum oder es muss ggf. am Landeplatz abgeholt werden. Bei Landeplätzen mit räumlicher Distanz zur Notaufnahme muss evtl. ein Fahrzeug für den Transfer vom Landeplatz in die Notaufnahme organisiert werden.

7.5 Qualifikation des Rettungsfachpersonals

Rettungssanitäter

Die Ausbildung zum Rettungssanitäter umfasst 520 h in Schule, Klinik und Rettungswache und beinhaltet Grundlagen der Notfallmedizin sowie Techniken zur Rettung erkrankter oder verletzter Patienten. In diesem Zeitraum werden ein Basiswissen der Anatomie, die Grundzüge der menschlichen Physiologie, Inhalte und Maßnahmen der Notfallmedizin sowie entsprechende Assistenztätigkeiten vermittelt. Der Aufgabenbereich der Rettungssanitäter umfasst den qualifizierten Krankentransport als Transportführer sowie als Assistent in der Notfallrettung.

Rettungsassistent

Die Ausbildung zum Rettungsassistent war bis zum 31.12.2013 eine 2-jährige Ausbildung im Rettungsdienst, welche seit dem 01.01.2014 durch die 3-jährige Ausbildung zum Notfallsanitäter abgelöst wurde. Rettungsassistenten behalten aber auch darüber hinaus ihre Berufsbezeichnung und sind in den kommenden Jahren noch in der Mehrzahl anzutreffen.

Die Ausbildung des Rettungsassistenten umfasste neben schulischen Teilen auch entsprechende Ausbildungsabschnitte in verschiedenen klinischen Bereichen, wie z. B. der Notaufnahme, Intensivstation, Anästhesie, sowie einer praktischen Ausbildung auf sogenannten Lehrrettungswachen.

Der ursprüngliche Gedanken hinter dem Berufsbild war die Eignung zum Helfer des Arztes im Rettungsdienst. Da Rettungsassistenten jedoch oft vor dem Notarzt an einer Notfallstelle eingetroffen sind, hat sich über die

Jahre die Tätigkeit weit über die nur lebensrettenden Maßnahmen und Herstellung der Transportfähigkeit entwickelt. Leider sind die Kompetenzen der Rettungsassistenten regional extrem unterschiedlich und reichen von einfacher Assistenz bis hin zur eigenverantwortlichen durchgeführten Analgesie nach entsprechenden Schulungskonzepten und jährlich durchgeführten Prüfungen.

Notfallsanitäter

Der Notfallsanitäter löst seit 2014 mit seiner 3-jährigen Ausbildung sukzessive den Rettungsassistenten als höchste nichtärztliche Qualifikation im Rettungsdienst ab. Bedingt durch die Veränderungen in der Gesellschaft und der Notfallmedizin räumt das Notfallsanitätergesetz dem Notfallsanitäter deutlich mehr Aufgaben ein, um auch die notärztlichen Ressourcen zu entlasten. Neben einem großen eigenverantwortlichen Kompetenzteil, welcher alle nötigen Maßnahmen bis zum Eintreffen des Notarztes inkludiert, soll der Notfallsanitäter auf Veranlassung des Ärztlichen Leiters oder Verantwortlichen auch eigenständige heilkundliche Maßnahmen durchführen (Notfallsanitätergesetz – NotSanG) und damit deutlich mehr Kompetenzen als der Rettungsassistent innehaben. Die konkrete Ausgestaltung der Kompetenzen ist jedoch für dieses junge Berufsbild noch nicht gefestigt und wird möglicherweise ähnlichen regionalen Unterschieden wie beim Rettungsassistent unterworfen sein.

Notarzt

Ein Notarzt wird laut Bundesanstalt für Straßenwesen in gut zwei Fünftel aller Einsätze bei Notfallpatienten eingebunden (Schmiedel & Behrendt 2015), unabhängig davon, ob er direkt von der Leitstelle mitalarmiert oder von einem Rettungswagen-Team vor Ort nachgefordert wird. Die Muster-Weiterbildungsverordnung Notfallmedizin zum Notarzt sieht eine 24-monatige Weiterbildung in einem Gebiet der unmittelbaren Patientenversorgung im stationären Bereich vor, inkl. 6 Monaten im Bereich Intensivmedizin, Anästhesiologie oder in der Notaufnahme. Ein 80-Stunden-Kurs in allgemeiner und spezieller Notfallbehandlung, sowie anschließend 50 Einsätze im Notarztwagen oder Rettungshubschrauber unter Anleitung eines verantwortlichen Notarztes, führen zum Erwerb der Zusatzbezeichnung Notfallmedizin. Da die grundlegende Fachrichtung nicht fixiert ist, sind neben den führenden Disziplinen Anästhesie, Innere und Chirurgie auch sehr viele weitere Fachrichtungen vertreten. Nicht zu verwechseln ist der Notarzt mit dem kassenärztlichen Bereitschaftsdienst (hausärztlichem Notdienst), welcher außerhalb der Sprechzeiten von Hausärzten den Notdienst durchführt.

7.6 Der Rettungsdienst im Einsatz

Der Arbeitsplatz

Der größte Unterschied zur Notaufnahme im Arbeitsumfeld besteht aus den wechselnden und nicht vorhersagbaren Einsatzbedingungen. Die meisten Einsätze finden in geschlossenen Gebäuden statt, unabhängig davon, ob es im häuslichen Umfeld oder am Arbeitsplatz des Patienten ist. In der Notaufnahme, welche von Patienten entweder selbst aufgesucht oder wohin sie gebracht werden, ist das Personal in seinen »eigenen vier Wänden« und damit auch der Hausherr. Im Gegensatz dazu ist der Rettungsdienst bei den Patienten vor Ort stets zu »Gast«, oft ist der Rettungsdienst dort sogar ungebetener Gast. Besonders oft ist dies der Fall bei Patienten, welche unter Alkohol- oder Drogeneinfluss stehen, bereits dieser Sachverhalt führt oft zu Konflikten. Insofern ist die Sicherheit der Einsatzstelle und damit des Arbeitsplatzes für den Rettungsdienst von elementarer Bedeutung. Der Rettungsdienst ist damit aber möglicherweise auch der einzige Zeuge über die Umstände am Auffinde- oder Wohnort des Patienten. Rückschlüsse auf hygienische und soziale Bedingungen sind für die Notaufnahme nicht nur als Nebeninformation relevant, häufig ist zu prüfen ob zum Beispiel alleinstehende Patienten nach ambulanter Versorgung in der Notaufnahme überhaupt wieder nach Hause entlassen werden können. Fragen Sie also nach!

Während sich die Versorgung von Patienten an seinen Beschwerden orientiert, kann das Umfeld jedoch einen maximalen Einfluss auf die Versorgung nehmen. Die Versorgung von Patienten in großen Menschenansammlungen, egal ob Marktplatz oder Großraum-Diskothek, kann es durchaus erforderlich machen, die Behandlung vor Ort abzubrechen und erst unterwegs fortzusetzen.

Bei schwerverletzten und möglicherweise eingeklemmten Patienten im Rahmen von Verkehrsunfällen, umgeben von zerknäultem Blech, auslaufendem Motorenöl, Gefahren durch Batteriesäure für Patient und Einsatzkräfte, sowie der Notwendigkeit von engen Absprachen mit der Feuerwehr, ist eine medizinische Versorgung anderen Gesetzmäßigkeiten unterworfen als später im Schockraum. Aber auch ein Bagatelltrauma oder eine nicht ansprechbare Person bei winterlichen Bedingungen im nächtlichen Straßengraben erfordert andere Maßnahmen bzgl. Diagnostik und Notfalltherapie als in der Notaufnahme der Klinik. In der warmen Notaufnahme, bei gutem Licht und ausreichendem Platz, ist die Untersuchung dann vielfach deutlich einfacher.

Da der Rettungsdienst das gesamte notfallmedizinische Spektrum – von der Geburt, über pädiatrische, internistische, traumatologische und toxikologische Notfälle, bis hin zu palliativen Krisensituationen ableistet, sind manche klinische differentialdiagnostische Unterschiede für die präklinische Versorgung nicht relevant. Jedoch hat der Rettungsdienst bei bestimmten (Tracer-)Diagnosen einen signifikanten Einfluss auf das Überleben der Patienten (Fischer et al. 2016).

Behandlungsstandards

Leitlinien

Die Versorgung von Notfallpatienten und damit auch die Ausbildung des Rettungsfachpersonals richten sich gerade bei schwerverletzten oder schwererkrankten Patienten nach etablierten medizinischen Standards. Dies betrifft zum Beispiel die Leitlinien zur Reanimation entsprechend dem German und European Resuscitation Council (ERC/GRC) (Soar et al. 2015). Im Bereich der präklinischen Versorgung von traumatologischen Patienten sind die gängigen Standards die Schulungskonzepte, wie z. B. PHTLS (Pre Hospital Trauma Life Support) oder auch ITLS (International Trauma Life Support). Die gemeinsame Basis für die Versorgung von schwerverletzten Patienten sowohl für die Präklinik als auch die Klinik ist die Polytraumaleitlinie (Deutsche Gesellschaft für Unfallchirurgie 2016), welche in hohem Maße mit den Trainingskonzepten übereinstimmt. Daran knüpft 1:1 das ärztliche Schockraum-Konzept ATLS (Advanced Trauma Life Support), wie auch das pflegerische Schockraum-Konzept ATCN (Advanced Trauma Care for Nurses) oder das interprofesionelle Konzept ETC (European Trauma Course) an. Alle Trainingskonzepte stellen eine »gemeinsame Sprache« und einheitliche Abläufe in den Mittelpunkt der interdisziplinären Teamarbeit (► Abb. 7.3).

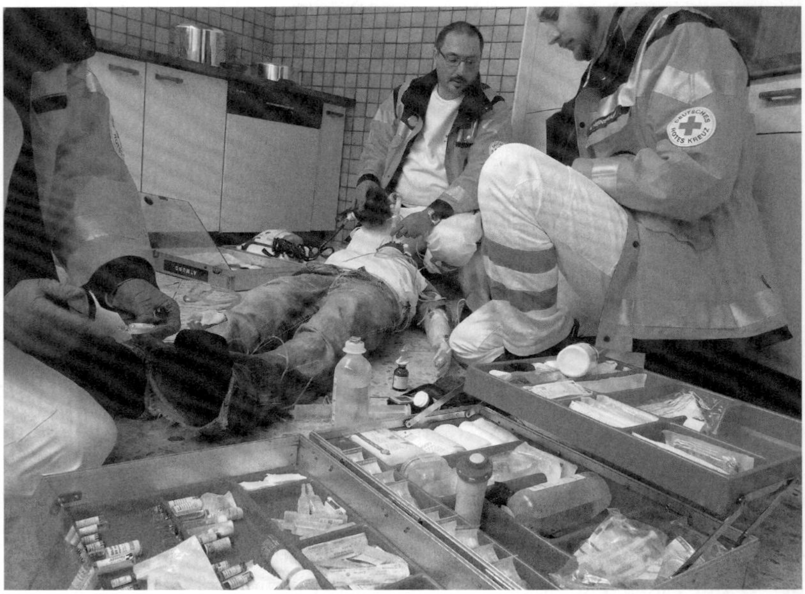

Abb. 7.3: Interprofessionelle Versorgung von Notfallpatienten. Notarzt, Notfall- und Rettungssanitäter versorgen Hand in Hand im präklinischen Umfeld.

Transportziel und Anmeldung

§ Beförderungspflicht

Aus dem Rettungsdienstgesetz (z. B. §24 RDG BW) ergibt sich eine Beförderungspflicht, was insbesondere für das nichtärztliche Rettungsfachpersonal heißt, dass Patienten einem Arzt vorzustellen sind. Zwar können manche Patienten auch dem Hausarzt, niedergelassenen Ärzten oder dem kassenärztlichen Notdienst übergeben werden, jedoch hängt diese Option auch maßgeblich von der Organisation und dem Interesse der Notdienste ab. Damit sieht sich der Rettungsdienst auch gelegentlich gezwungen, Patienten in der Notaufnahme vorzustellen, die möglicherweise auch von einem niedergelassenen Arzt versorgt werden könnten, welcher aber z. B. nicht erreichbar war.

Die Auswahl des Transportziels erfolgt dabei durch den Rettungsdienst vor Ort in enger Absprache mit der Leitstelle. Das Leitsymptom des Patienten, die Verdachtsdiagnose und die Behandlungskapazitäten der verschiedenen Kliniken sind dabei Faktoren, die zur Auswahl des Transportziels beitragen. Somit wird die nächste *geeignete* Klinik bevorzugt, was nicht unbedingt gleichbedeutend mit dem nächstgelegenen Krankenhaus ist.

§ Erstversorgungspflicht

Prinzipiell sind Krankenhäuser zur Aufnahme bzw. Erstversorgung von Notfallpatienten verpflichtet. Dies lässt sich zum einen aus den länderspezifischen Landeskrankenhausgesetzen und aus den gesetzlichen Pflichten (unterlassene Hilfeleistung §323c StGB und Garantenpflichten §13 StGB) ableiten. Auch wenn ein Patient nicht weiterführend versorgt werden kann, ist es die Pflicht des diensthabenden Arztes eine Erstversorgung bzw. eine erste Untersuchung vor einer möglichen Weiterverlegung durchzuführen (OLG Köln 1957 (Ss 532/56), OLG Stuttgart 1994 (14 U 1/93)).

Insofern ist für den Rettungsdienst die primäre Versorgungskapazität der Krankenhäuser wichtig, die nicht mit der Bettenkapazität gleichzusetzen ist. Bei der Abfrage der Versorgungskapazität ist die Möglichkeit zur Erstversorgung von Patienten relevant (Schockraum, Notaufnahme), die gegebenenfalls auch im Verlauf weiter verlegt werden können. Zur Bewältigung von Großschadenslagen sind dazu auch klinikinterne Notfall- und Alarmierungspläne vonnöten (Diepenseifen et al. 2014; Brodauf et al. 2015).

Voranmeldung

Die Voranmeldung in der Klinik und bei der aufnehmenden Station wird in der Regel durch die Leitstelle koordiniert. Dabei gibt es sowohl telefonische Anmeldungen als auch Anmeldungen über ein Flottenmanagementsystem mit der Übermittlung von Patientendaten und dem Leitsymptom. Da Fahrzeuge des Rettungsdienstes vielfach via GPS ihren Standort an die Leitstelle übermitteln, kann auch der Notaufnahme die voraussichtliche Eintreffzeit übermittelt werden (▶ Abb. 7.4). Wichtig hierfür sind jedoch klar kommunizierte Anmeldeverfahren.

Telemedizin

Für bestimmte Krankheitsbilder lassen sich bereits heute medizinische Daten auch von der Notfallstelle an die Klinik übermitteln. Egal, ob im Rahmen der STEMI-Therapie (ST-Strecken-Hebungs-Infarkt) bereits das EKG-Bild an das Herzkatheter-Labor oder erste Befunde von Schlaganfällen an die zuständige Stroke Unit übermittelt werden (Ziegler et al. 2008), die telemetrische Übermittlung und Abklärung wird zukünftig noch eine bedeutende Rolle im Rahmen der Telemedizin spielen.

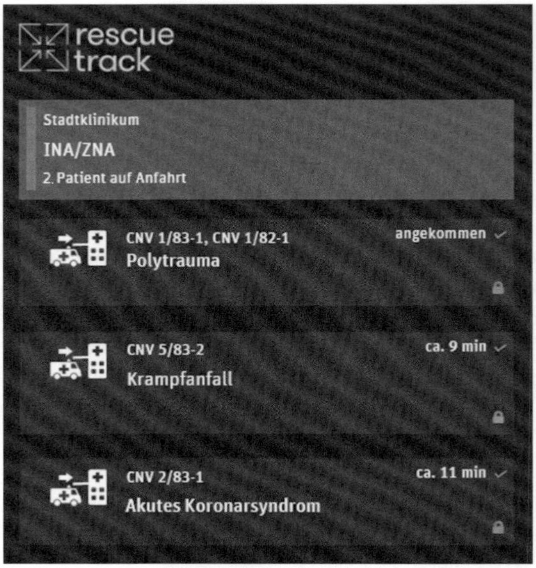
rescue
track
Stadtklinikum
INA/ZNA
2 Patient auf Anfahrt
CNV 1/83-1, CNV 1/82-1
Polytrauma
angekommen
CNV 5/83-2
Krampfanfall
ca. 9 min
CNV 2/83-1
Akutes Koronarsyndrom
ca. 11 min

Abb. 7.4: Anmeldemaske »Rescuetrack™«. Die Notaufnahme erhält die Anmeldungen des Rettungsdienstes digital, mit Hinweis auf Transportmittel und Anmeldediagnose. (Mit freundlicher Genehmigung von rescuetrack)

Übergabe

Die Ausstattung der Notaufnahme aber insbesondere auch die Kompetenz und Freundlichkeit des Personals der Notaufnahme gegenüber dem Rettungsdienst ist wie ein Aushängeschild der Klinik. Gerade bei mehreren Kliniken hat der Rettungsdienst durchaus Einfluss, welches Krankenhaus angefahren wird. So ist eine gute Ausschilderung mit Wegweisern (im Haus, Zufahrt, Landeplatz) und zu Anmeldeverfahren (telefonisch, via Leitstelle oder direkt auf der Notaufnahme o. ä.) insbesondere für fremde Rettungsdienste wichtig.

Die Übergabe durch den Rettungsdienst gleicht immer einer Weichenstellung für die weitere Behandlung des Notfallpatienten. So muss in kürzester Zeit der Patient mit seiner Vorgeschichte, dem akuten Notfall, den Untersuchungen und der Behandlung durch das Rettungsdienstpersonal verständlich zusammengefasst und übermittelt werden. Durch diese wenigen Informationen muss sich das weiterbehandelnde Personal der Notaufnahme ein Bild vom Zustand des Patienten und seiner Lebenssituation machen, um die weitere Behandlung einleiten zu können. Die Schwierigkeit dabei ist, die wichtigen Informationen zu filtern, um die Zeit und die Aufnahmekapazitäten der weiterbehandelnden Kräfte nicht unnötig zu beanspruchen. Die größte Gefahr dabei ist ein Informationsverlust und eine daraus entstehende potenzielle Fehlerkette in der weiteren Behandlung des Patienten. Gerade auch im Schockraum haben sogar Zeit- und Managementfehler einen höheren Einfluss auf den Patienten als Therapiefehler (Ruchholtz et al. 1994).

> »Die Qualität und der Erfolg von rettungsdienstlichen Bemühungen kann dabei innerhalb von Minuten ebenso vollständig zunichtegemacht werden, wie die Motivation und der Elan des Rettungsteams. Ein standardisiertes Verfahren bei allen Übergaben ist dafür geeignet Fehler zu minimieren, einen Informationsverlust zu vermeiden und die Arbeit des Gegenübers zu respektieren.«
> (Dönitz 2014)

Ob der Patient zuerst oder erst nach der Übergabe umgelagert wird, hängt möglicherweise vom Patientenzustand ab. Während der Übergabe sind alle Maßnahmen einzustellen und der Teamleader Rettungsdienst stellt den Patienten in ruhigem, klar verständlichem Ton vor. Bei kritischen Patienten empfiehlt sich die Übergabe analog des ABCDE-Schemas (► Kasten 7.1), wie es sowohl präklinische als auch klinische Trainingskonzepte empfehlen. Dazu werden alle allgemeinen Angaben zum Patienten und zur Notfallsituation (Name, Alter, Einsatzort, Ereignis, Leitsymptom und Verdachtsdiagnose) übermittelt. Standard bildet dazu auch das SAMPLER-Schema (► Kasten 7.2). Dann werden relevante Informationen der Anamnese mitgeteilt und zuletzt Besonderheiten hervorgehoben (Telefonnummern der Angehörigen, Patientenverfügung, Pflegeüberleitungsbögen, Betreuung, Vollmacht, Hausarzt).

Kasten 7.1: ABCDE-Schema

Airway	Atemwege (frei, potenziell bedroht, verlegt)
Breathing	Belüftung (Atemfrequenz, Thoraxbewegungen, Auskultation, Sauerstoffsättigung, Zyanose)
Circulation	Kreislauf/Perfusion (Puls, Blutdruck, Rekapillarisierung)
Disability	Defizite neurologischer Funktionen (Bewusstseinszustand, GCS, Blutzucker, motorische Funktion)
Exposure	Weitere Einflüsse/Entkleidung (Temperatur, körperliche Untersuchung)

Zur Strukturierung der Übergabe gibt es zwischenzeitlich viele Vorschläge, wie z. B. das BAUM-Schema (Hilbig et al. 2015). Dabei werden zunächst *B*efunde, dann die *A*namnese, getroffene *U*ntersuchungen und *M*aßnahmen übermittelt.

Kasten 7.2: SAMPLER-Schema für die allgemeine Anamnese (NAEMT 2014)

Symptome	Symptome, Beschwerden
Allergien	Überempfindlichkeiten, bekannte Allergien
Medikation	Dauermedikation, ggf. Medikamentenplan, aktuelle Medikation
Patientengeschichte	Vorerkrankungen, vorbestehende Befunde, bisherige Operationen, Schwangerschaft
Letzte Mahlzeit	Letzte Nahrungsaufnahme, ggf. Stuhl und Harnverhalten
Ereignis	Was hat zu dem Notfall geführt?
Risikofaktoren	z. B. Diabetes, Hypercholesterinämie, Hypertonie, familiäre Disposition

Im Idealfall wiederholt das aufnehmende Personal erneut die Übergabeinformationen, um einen Informationsverlust zu verhindern. Für die Übergabe von Wertsachen und z. B. Laborblut müssen Verfahren etabliert werden, welche eine eindeutige Zuordnung sicherstellen.

Zur Sicherung der Qualität und Verbesserung der Prozesse empfiehlt sich ein regelmäßiger Qualitätszirkel zusammen mit den beteiligten Rettungsdiensten.

Das gemeinsame Ziel ist eine angepasste und fehlerarme Einschätzung und Behandlung von Notfallpatienten, für deren optimale Aufgabenerfüllung gegenseitiges Verständnis, Professionalität und klare Kommunikation unabdingbar sind. So können eine enge Vernetzung und regelmäßige Treffen dazu beitragen, die ständige Verbesserung der Behandlungsabläufe im Sinne des Patienten voranzutreiben. Nur gemeinsam können zukünftige Herausforderungen wie der demografische Wandel und die wachsenden Patientenzahlen sicher gemeistert werden, denn letztendlich ist und bleibt die Notfallmedizin Teamarbeit.

7.7 Literatur

Ageron, F.X./Debaty, G./Gayet-Ageron. A. et al. (2016): Impact of an emergency medical dispatch system on survival from out-of-hospital cardiac arrest: a population-based study. In: Scandinavian journal of trauma, resuscitation and emergency medicine 24 (1), S. 53. DOI: 10.1186/s13049-016-0247-y.

Brodauf L./Hessing K./Hoffmann R. et al. (2015): Current state of medical care of polytrauma and mass casualty incidents in Germany. Are we well-prepared? In: Der Unfallchirurg 118 (10), S. 890–900. DOI: 10.1007/s00113-015-0063-2.

Deutsche Gesellschaft für Unfallchirurgie (Hrsg.) (2016): S3-Leitlinie Polytrauma/ Schwerverletzten-Behandlung. AWMF-Register Nr. 012/019. Online verfügbar unter http://www.awmf.org/uploads/tx_szleitlinien/012-019l_S3_Polytrauma_Schwerverletzten-Behandlung_2016-10.pdf, Abruf: 25.11.2016.

Diepenseifen, C.J./Baumgarten, G./Schewe, J.-C. (2014): Krankenhausalarmplanung. In: Notfall Rettungsmed 17 (1), S. 32–38. DOI: 10.1007/s10049-013-1818-3.

Dönitz, S. (2014): Kommunikation an der Nahtstelle Rettungsdienst – Klinik. In: Der Notfallsanitäter (4), S. 36–43, Abruf: 31.07.2016.

Fischer, M./Kehrberger, E./Marung, H. et al. (2016): Eckpunktepapier 2016 zur notfallmedizinischen Versorgung der Bevölkerung in der Prähospitalphase und in der Klinik. In: Notfall Rettungsmed. DOI: 10.1007/s10049-016-0187-0.

Hilbig, F./Gries, A./Hartwig, T. et al. (2015): Schnittstelle Notaufnahme. Optimierungen an der Nahtstelle Präklinik/Klinik. In: Notf.med. up2date 10 (03), S. 225–239. DOI: 10.1055/s-0033-1358195.

NAEMT (2014): AMLS Advanced Medical Life Support. Medizinisches Notfallmanagement in Präklinik und Klinik; [präklinisches und klinisches Notfallmanagement]. 1. Aufl., korr. Nachdruck 2014. München: Elsevier, Urban & Fischer.

Notfallsanitätergesetz – NotSanG (22.05.2013): Gesetz über den Beruf der Notfallsanitäterin und des Notfallsanitäters.

Ruchholtz, S./Nast-Kolb, D./Waydhas, C. et al. (1994): Early mortality in polytrauma. A critical analysis of preventable errors. In: Der Unfallchirurg 97 (6), S. 285–291.

Schmiedel, R./Behrendt, H. (2015): Leistungen des Rettungsdienstes 2012/13. Analyse des Leistungsniveaus im Rettungsdienst für die Jahre 2012 und 2013. Bergisch-Gladbach, Bergisch-Gladbach: Bundesanstalt für Straßenwesen (Berichte der Bundesanstalt für Straßenwesen Reihe M: Mensch und Sicherheit, Heft 260).

Soar, J./Nolan, J.P./Böttiger, B.W. et al. (2015): Erweiterte Reanimationsmaßnahmen für Erwachsene (»adult advanced life support«). In: Notfall Rettungsmed 18 (8), S. 770–832. DOI: 10.1007/s10049-015-0085-x.

Ziegler, V./Rashid, A./Muller-Gorchs, M. et al. (2008): Mobile computing systems in preclinical care of stroke. Results of the Stroke Angel initiative within the BMBF project PerCoMed. In: Der Anaesthesist 57 (7), S. 677–685. DOI: 10.1007/s00101-008-1395-x.

8 Triage in der Notaufnahme

Jörg Krey

8.1 Entstehung

Der Gedanke, Erkrankungen nach ihrem Schwergrad zu bewerten (und teilweise Behandlungsvorschläge damit zu verbinden) ist kein Gedanke der Neuzeit, sondern wurde erstmals bereits im Altertum beschrieben. Die älteste Beschreibung einer solchen Klassifizierung von Verletzungen und Erkrankungen findet sich im Papyrus Edwin Smith. Der Autor dieses medizinischen Papyrus aus der Zeit um 1550 v. Chr. gibt zu allen Krankheitsbildern, die er beschreibt, nicht nur einen Behandlungsvorschlag, sondern auch eine Prognose für den Patienten. Er unterscheidet dabei in drei Stufen:

- »Eine Krankheit, die ich behandeln werde.«
- »Eine Krankheit, mit der ich kämpfen werde.«
- »Eine Krankheit, die nicht behandelt wird.«

Geht er bei der ersten Gruppe noch vom Überleben des Patienten aus, so rechnet er bei der zweiten Gruppe schon damit, dass die Behandlung nicht immer von Erfolg gekrönt sein wird. Und bei der dritten Gruppe dann ist die Prognose infaust und eine Behandlung nicht sinnvoll. (Westendorf 1992).

Der französische Chirurg Baron Dominique Jean Larrey (1766–1842) erkannte aufgrund seiner Erfahrungen im französischen Revolutionskrieg (1792–1797), dass die bislang geübte Praxis, während der Schlacht Lazarette weit hinter den Linien vorzuhalten und erst nach Beendigung der Kampfhandlungen die Verletzten in der Reihenfolge des Auffindens auf dem Schlachtfeld zu behandeln, zu einer Verringerung der Überlebenschancen der Verletzten führte. Er erkannte, dass »those who are dangerous wounded should receive the first attention [...] they who are injured in a less degree may wait« (trauma.org 2006). Durch die Sortierung der Verletzten gelang es Larrey, die Überlebensrate der von ihm operierten (meist amputierten) Soldaten auf 75–80 % zu steigern, eine für damalige Zeit überragende Quote.

Den Begriff »Triage« für die Sichtung im Massenanfall prägte dann erneut das französische Militär, indem es das Prinzip »Triage – Transport – Traitement« (Triage – Transport – Behandlung) einführte. In ihrem Buch »Précis d'organisation et de fonctionnement du service de santé en temps de guerre. Principes de tactique sanitaire« von 1934 definieren die französischen Ärzte Ch. Spire und P. Lombardy die Bestandteile der Triage:

1. die Diagnose der vorliegenden Verletzung,
2. die Beurteilung der Dringlichkeit des Eingriffs (»Categorisation«),
3. die Beurteilung des Grades der Transportfähigkeit und
4. die Angabe des Bestimmungsortes des Verwundeten.

Die ersten beschriebenen Einsätze von Triage in der Klinik datieren von 1963 in der Ambulanz des Yale-Hospitals New Haven, hier wurde die Triage von Ärzten durchgeführt (Weinerman et al 1966) und von 1964 in der Screening Clinic des Outpatient Departments des New York Hospital-Cornell Medical Center, wo die Triage von Pflegekräften durchgeführt wurde (Baldridge 1966). Diese Verlagerung der Aufgabe auf die Pflege bekam ärztliche Unterstützung (Ley 1966) und der Gedanke erfuhr noch in den 1960er-Jahren eine schnelle Ausbreitung quer durch die USA. Mit dem Erlass des »Emergency Treatment and Active Labor Act« (EMTALA), mit dem die US-Regierung aufgrund zahlreicher Beschwerden und Klagen die Mindestversorgung in einer Notaufnahme verbindlich festlegte, wurde die Implementierung der Triage in den Notaufnahmen, die an den Medicare- und Medicaid-Programmen teilnehmen, Pflicht. (Gilboy et al. 1999).

Die ersten Berichte aus Australien datieren aus den 1970er-Jahren (Fernandes et al. 1999), das Royal College of Nursing aus Großbritannien (RCN) weist 1984 erst drei Krankenhäuser aus, in denen Triage durch Pflegekräfte praktiziert wird (Blythin 1988) und entwickelt 1996 gemeinsam mit der »British Association for Accident and Emergency Medicine« (BAEM) eine verbindliche nationale Triageskala mit 5 Stufen (Marrow 1998).

In Irland wird ein erstes Triagesystem 1985 eingeführt (Cronin 2003), die italienische Regierung verpflichtet die Notaufnahmen 1992 zu einer Einschätzung der Behandlungsdringlichkeit (Gruppo Formazione Triage 2000) und das kanadische Triage-System wurde erst Ende der 1990er-Jahren entwickelt (Fernandes 1999).

In Deutschland war die Einführung einer solchen Struktur im Klinikum Karlsruhe auch im Jahr 2004 noch einen ausführlichen Artikel in der Fachpresse wert (Langwara 2004).

8.2 Abgrenzung

Zwischen der Präklinik und der Klinik besteht bei gleichem Grundgedanken (Ordnung in eine unübersichtliche Situation zu bringen) ein großer

Unterschied zwischen den Situationen. Das führte dann zu zwei unterschiedlichen Konzepten:

- Im Katastrophenschutz und der Militärmedizin wird mit einer sehr großen Zahl an Betroffenen gerechnet, die von einer sehr kleinen Zahl an Hilfskräften zu versorgen sind. Diese Situation lässt sich (besonders in der Anfangsphase) mit den üblichen Methoden der Individualmedizin nicht oder nur unzureichend beherrschen, sodass es zu einer reduzierten Leistungserbringung bis hin zum Behandlungsausschluss kommen kann/wird. Dabei werden i. d. R. alle gehfähigen Betroffenen abgesondert und erst verzögert behandelt, dadurch reduziert sich die Zahl der Behandlungsbedürftigen in der ersten kritischen Phase deutlich. Dabei lässt sich aber beobachten, dass es immer wieder initial gehfähige Betroffen gibt, die doch eine ernsthafte Verletzung/Erkrankung erfahren haben, die sie am Anfang noch gut kompensieren.
- In der Notaufnahme geht es darum, aus einer größeren Zahl gleichzeitig oder zeitnah eintreffender Patienten zuverlässig denjenigen herauszufinden, der einer unmittelbaren Versorgung bedarf. Hierbei wird in der Notaufnahme davon ausgegangen, dass jeder eintreffende Patient bis zum Beweis des Gegenteils erstmal in lebensbedrohlichem Zustand sein könnte.

Ersteinschätzung

Vor dem Hintergrund dieser zentralen Unterschiede im Vorgehen wurde Anfang des Jahrtausends in Hamburg für die Triage in der Notaufnahme der Begriff »*Ersteinschätzung*« geprägt, der sich mittlerweile im deutschsprachigen Raum durchgesetzt hat.

Abb. 8.1: Notaufnahme

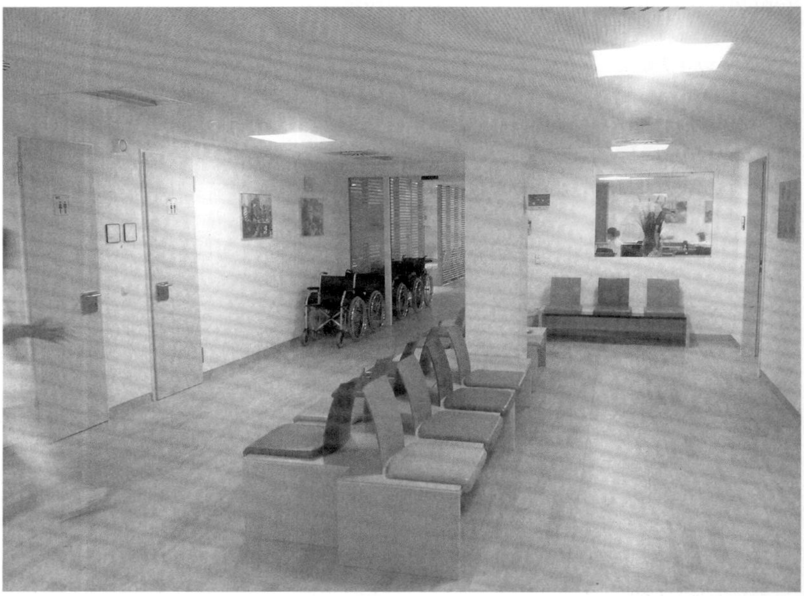

8.3 Konzepte der Ersteinschätzung

Ausgehend von den Erfahrungen mit 3-stufigen Systemen aus der Militärmedizin hatten die ersten klinischen Triage-Systeme ebenfalls 3 Stufen. Aufgrund der Erfahrungen bei der Einführung entwickelten sich, vorerst unvalidiert, eine Vielzahl an Ausprägungen. Dabei unterschieden die meisten Triagesysteme die Dringlichkeit in entweder 3 oder 5 Stufen, Systeme mit 2 oder 4 Stufen stellten (und stellen) die Ausnahme dar. Wo die Zahl der Stufen mehr als 5 betrug, waren die höheren Stufen in aller Regel keine Dringlichkeitsstufen mehr, sondern Zuweisungen zu Spezialambulanzen des Hauses.

Während sich in Großbritannien die »British Association for Accident and Emergency Medicine« (BAEM) und das »Royal College of Nursing« (RCN) bereits 1996 auf eine nationale Triageskala mit 5 Stufen verständigt hatten, gaben in der Umfrage der »Emergency Nurses Association« ENA von 1998 über 60 % der amerikanischen Notaufnahmen an, ein dreistufiges System einzusetzen, 6 % der Notaufnahmen benutzten ein 4-Stufen-System, welches damals die Standardanforderung der ENA darstellte, und lediglich 3 % setzen ein System mit 5 Stufen ein.

Bei der Abschätzung zur Eignung eines Systems ist es wichtig zu wissen, dass zahlreiche Studien eine eher geringe Zuverlässigkeit von drei- bzw. vierstufigen Systemen gezeigt haben: Sowohl in der inter-rater reliability (Vergleich der Entscheidungen von 2 unterschiedlichen Personen auf Übereinstimmung) wie der intra-rater reliability (Vergleich der Entscheidung derselben Person zu unterschiedlichen Zeitpunkten auf Übereinstimmung) zeigt sich eine schlechte bis mäßige Reliabilität mit einer κ-Statistik von 0.347 bis 0.38 (Zimmermann 2001).

Vor diesem Hintergrund konzentrierte sich die Hamburger Projektgruppe in den Jahren nach 2000 bei der Prüfung, welches der existierenden Systeme zur Übertragbarkeit auf das deutschsprachige Gesundheitssystem geeignet wäre, auf die vier »großen« internationalen Systeme (groß im Sinne von weiter Verbreitung und guter Studienlage). Diese weiter unten aufgeführten Systeme wurden auf folgende Kriterien geprüft:

- Das System sollte weitgehend standardisiert sein. Entscheidungsspielräume erlauben zwar individuelle Reaktionen, reduzieren aber auf der anderen Seite die Vergleichbarkeit der Ergebnisse.
- Die Durchführung und Dokumentation der Ersteinschätzung muss in kürzester Zeit möglich sein. Ein qualitativ gutes Ergebnis ist wertlos, wenn der Prozess zu lange dauert und dadurch dieser oder die nächsten Patienten gefährdet werden.
- Bei der Festlegung der Behandlungsdringlichkeit dürfen keine Diagnosen gestellt werden. Diese Entscheidung hatte drei Gründe:
  1. Medizinische Diagnosen sind nicht delegierbare ärztliche Aufgabe.

2. Symptome und Beschwerden haben eine höhere Aussagekraft als ein ICD-Code.
3. Die Diagnosestellung benötigt mehr Zeit als für den Erstkontakt zur Verfügung steht.

Bei Berücksichtigung der vorstehenden Kriterien ist erkennbar, welches System die Anforderungen erfüllt:

1. Australasian Triage Scale (ATS): Hier handelt es sich um ein 5-stufiges System, welches zu Beginn der 1990er-Jahre fertig entwickelt und bereits umfangreich evaluiert war. Das Problem ist der Umfang des Systems, eine Ersteinschätzung hat einen Zeitbedarf von etwa 10 Min. Das Hauptproblem aber sind Schwächen in der Standardisierung und die Möglichkeit zur individuellen Höhergruppierung von Patienten. Dies führt in der Folge zu (in Studien) nachgewiesenen Schwächen in der Umsetzungsqualität im Alltag.
2. Canadian Triage and Acuity Scale (CTAS): Ein ebenfalls 5-stufiges System, welches 1994-1995 auf der Basis des ATS in Kanada entwickelt wurde. Den Kanadiern war daran gelegen, die Schwachstellen des ATS in der praktischen Anwendung durch eine umfangreichere Standardisierung zu beheben. Das System ist umfangreich validiert mit sehr guter Ergebnisqualität. Das Problem ist der auch hier bestehende hohe Zeitbedarf. Zum Ausschlusskriterium aber wurde das Vorgehen der Kanadier bei der Präzisierung: Sie fügten Verdachtsdiagnosen ein, was die Anwendung durch die Pflege in Deutschland und Österreich verbietet (Diagnosestellung ist ärztliche Vorbehaltsaufgabe und nicht delegierbar).
3. Emergency-Severity-Index (ESI): Ein auf den ersten Blick 5-stufiges System, welches sich bei genauerem Hinsehen als Kombination eines 3-stufigen Dringlichkeitssystems mit einem 3-stufigen Streaming-Tool entpuppt. Da das System aus lediglich einem Diagramm besteht, ist es schnell anwendbar, Studien zur Reproduzierbarkeit der Einschätzungen zeigen gute Ergebnisse. Aufgrund seines Aufbaus (Eingruppierung in Stufe 3-5 nach voraussichtlichem Ressourcenverbrauch und Definition der Ressourcen) werden Ergebnisse über mehrere Häuser aber nur eingeschränkt vergleichbar sein. Größtes Problem aber ist die Anforderung der Systementwickler, dass das System nur durch erfahrene Notfallpflegekräfte angewendet werden darf – dies ist nicht die Realität in deutschsprachigen Notaufnahmen mit ihrem Mix aus unterschiedlich erfahrenen Pflegekräften, Krankenpflegehelfern (KPH), Medizinischen Fachangestellten (MFA) und Rettungsassistenten (RA) bzw. künftig Notfallsanitätern.
4. Die Entscheidung fiel letzten Endes für das Manchester-Triage-System (MTS) aus den folgenden Gründen:

   Es handelt sich beim MTS um ein 5-stufiges System, welches zur Einschätzung der Behandlungsdringlichkeit auf Symptome setzt. Um nicht in das Zeitdilemma der ATS zu gelangen, werden diese nach den typischen Beschwerdebildern der Notaufnahme sortiert. Dadurch ist eine schnelle Nutzbarkeit durch den Anwender realisierbar. Die Erfahrungen zeigen, dass eine Ersteinschätzung im Regelfall nicht länger als 1–2 Min. (inkl. Dokumentation) dauert. Das MTS ist in Europa und darüber hinaus weit verbreitet. Es gibt, in den letzten Jahren zunehmend, zahlreiche Studien zur Validität mit guten bis sehr guten Ergebnissen. Durch die enge, internationale Zusammenarbeit sind diese Ergebnisse jederzeit auf die eigene Situation übertragbar.

Aufgrund des Aufbaus aus Beschwerdebildern und Symptomen ist dieses System problemlos auf die Krankenpflege übertragbar. Das MTS ist das einzige System, für das die Anerkennung der Eignung einer deutschen Ärztekammer vorliegt.

8.4 Aufbau des Manchester-Triage-Systems (MTS)

Beschwerdebilder – Präsentationsdiagramme

Das MTS arbeitet mit den typischen Beschwerdebildern, mit denen sich Patienten in der Notaufnahme präsentieren – den sogenannten Präsentationsdiagrammen. Welches der 50+1 Diagramme (in der nächsten Ausgabe des Systems 52+1 Diagramme[7]) die Situation des Patienten am besten beschreibt und damit am geeignetsten ist, ergibt sich aus den Angaben des Patienten.

Symptom – Indikatoren

Generelle Indikatoren

Die im Manchester-Triage-System benutzten Symptome werden als Indikatoren eines potenziellen Risikos eingesetzt. Dabei wird unterschieden zwischen generellen und speziellen Indikatoren. »Generelle Indikatoren« sind Symptome, die unabhängig vom Hauptbeschwerdebild immer zutreffen können.

---

7 In der britischen Originalausgabe des Buches sind in der auslaufenden 2nd Edition 50 Diagramme und ein generelles Diagramm sowie 2 Diagramme für den Massenanfall enthalten. Letztere sind für den deutschsprachigen Bereich nicht kompatibel und wurden deshalb nicht integriert. Die neue 3rd Edition beinhaltet nun 53 Diagramme, das generelle Diagramm sowie die beiden Diagramme zum Massenanfall. Eines der neuen Diagramme ist für den deutschsprachigen Raum aus rechtlichen Gründen nicht geeignet und wird deshalb nicht Teil des deutschsprachigen Standardsets.

Die generellen Indikatoren

Lebensgefahr: Gefährdeter Atemweg, Stridor, Speichelfluss, fehlende oder unzureichende Atmung, fehlender Puls, Schock

Schmerz: Stärkster Schmerz, mäßiger Schmerz, jüngerer leichter Schmerz

Blutverlust: Lebensbedrohliche Blutung, unstillbare große Blutung, unstillbare kleine Blutung

Bewusstsein Erwachsene: Anhaltender Krampfanfall, veränderter Bewusstseinszustand, Bericht über Bewusstlosigkeit

Bewusstsein Kind: Anhaltender Krampfanfall, nicht ansprechbares Kind, (Kind) reagiert nur auf Ansprache oder Schmerzreiz, Bericht über Bewusstlosigkeit

Temperatur: Sehr heiß (über 41 °C), heiß (über 38,5 °C), heißer Säugling (über 38,5 °C), überwärmtes Neugeborenes (über 37,5 °C), überwärmt (über 37,5 °C), unterkühlt (unter 35 °C)

Krankheitsdauer: Jüngeres Problem (jünger als 7 Tage)

Spezielle Indikatoren

Die nur bei bestimmten Beschwerdebildern zutreffenden spezifischen Symptome werden als »spezielle Indikatoren« bezeichnet. Diese beziehen sich auf das geäußerte Beschwerdebild und beschreiben die besonderen Situationen und Gefahren. Die speziellen Indikatoren werden nur dann abgefragt, wenn sie für dieses Beschwerdebild Relevanz haben. Dies ist der entscheidende Grund für die Schnelligkeit der Anwendung des Manchester-Triage-Systems.

Beispiele spezieller Indikatoren

Diagramm »Abdominelle Schmerzen bei Erwachsenen«: Schmerzausstrahlung in den Rücken, Erbrechen von Blut, akuter frisch- oder altblutiger Stuhlgang, Schmerzausstrahlung in die Schulter, …

Diagramm »Kopfverletzung«: Auffälliger Verletzungsmechanismus, akutes neurologisches Defizit, Blutungsneigung, anhaltendes Erbrechen, …

Diagramm »Thoraxschmerz«: Kardialer Schmerz, akute Atemnot, Pleuraschmerz, auffällige kardiale Anamnese, …

Die Zuordnung der Indikatoren zu den jeweiligen Dringlichkeitsstufen erfolgt dabei nach dem Grundsatz, dass Symptome, bei denen eine Gefährdung des Patienten bestehen kann, höher eingruppiert sind. Bei der Abfrage der Indikatoren geht das System von der Stufe der höchsten Dringlichkeit aus und schließt die Risiken dann mit abnehmender Dringlichkeit aus. Dies heißt, dass jeder Patient erstmal als potenziell vital bedroht angesehen wird.

Zeitfenster bis zum Arztkontakt

Den Dringlichkeitsstufen sind zeitliche Rahmen zugeordnet, die beschreiben, wie schnell der Patient einem Arzt vorgestellt werden sollte (► Tab. 8.1). Dabei findet die Zuordnung der Symptome zu einer Dringlichkeitsstufe danach statt, dass nach den beim Eintreffen geäußerten Beschwerden nicht mit weiteren Schäden/Verschlechterungen zu rechnen ist, wenn der Patient bis zu einer bestimmten Zeit auf den ersten Arztkontakt (nicht die komplette Behandlung!) warten muss. Der ursprüngliche Zeitrahmen, der die Vorgaben des britischen Gesundheitssystems abbildete, ist für die Anwendung in Deutschland, Österreich, der Schweiz und Italien modifiziert worden. Solange der Arztkontakt nicht erfolgen konnte, bleibt der Patient in Beobachtung der Ersteinschätzungskraft, bei Überschreitung des Zeitfensters erfolgt eine Verlaufskontrolle (Zweiteinschätzung).

Tab. 8.1: Zeitfenster bis zum Arztkontakt

Stufe/Farbcode	Zeitziel Arztkontakt	Kontrolleinschätzung spätestens nach
Eintreffen bis Ersteinschätzung max. 5 Min.		
1/Rot	0 Min.	%
2/Orange	10 Min.	10 Min.
3/Gelb	30 Min.	30 Min.
4/Grün	90 Min.	90 Min.
5/Blau	120 Min.	120 Min.
Bei Auffälligkeiten während der Wartezeit (erkennbare Verschlechterung, Schmerzen, ...) erfolgt eine sofortige Kontrolleinschätzung (Zweiteinschätzung)		

Prozess der Ersteinschätzung

Die folgende Darstellung beschreibt den Prozess der Ersteinschätzung. Die einzelnen Schritte der Beschreibung verschmelzen mit steigender Anwendungserfahrung. Dadurch erreichen die Anwender dann auch die Zielzeit von 60–120 Sekunden für eine Ersteinschätzung (inkl. Dokumentation).

1. Begrüßung des Patienten: Bereits die Umstände des Eintreffens des Patienten geben der Pflegekraft wichtige Informationen. Dies ist zum einen die Zuführungsart (Rettungswagen, zu Fuß, ...), aber auch der erste Eindruck, den der Patient vermittelt: Hat er offensichtliche Atemprobleme, stärkste Schmerzen, eine auffällige Blässe oder weist er andere offensichtliche Symptome auf. So wird beispielsweise bei einem Patienten mit einem anhaltenden Krampfanfall schon bei der ersten Betrach-

tung in die höchste Dringlichkeitsstufe einzuordnen sein – die Ersteinschätzung ist abgeschlossen.

2. Vorgeschichte des Patienten: Die kurze Befragung des Patienten zu seinen aktuellen Beschwerden bereitet den Übergang zum nächsten Schritt vor. Die entscheidende Herausforderung besteht bei manchen Patienten darin, eine Kurzfassung der Situation zu erhalten. Hier kommt es auf das Geschick an, einen zu umfassenden Erzählfluss zu bremsen, ohne wichtige Auskünfte zu unterdrücken.
3. Die Hauptbeschwerde: Aus der Zusammenfassung der Auskünfte des Patienten ergibt sich seine Hauptbeschwerde. Nach dieser wird das geeignete Präsentationsdiagramm ausgewählt.
4. Eingrenzende Fragen: Dem ausgewählten Präsentationsdiagramm folgend, werden nun die einzelnen Indikatoren abgefragt. Diese Indikatoren bilden die Symptome des Beschwerdebildes ab, die eine Dringlichkeit ausmachen können. Die Abfrage erfolgt mit abnehmender Dringlichkeit, sodass der Patient mit der höheren Behandlungsdringlichkeit auch zeitnah erkannt wird. Der erste zutreffende Indikator beendet dann den Prozess, die Dringlichkeitsstufe ist zugewiesen.
5. Körperliche Untersuchung und Bestimmung von Parametern: Für den Ausschluss oder die Bestätigung einiger Indikatoren ist die Bestimmung einzelner Vitalparameter (bspw. Puls, Temperatur, SpO_2) sowie die Inspektion einer eventuell vorhandenen Wunde erforderlich. Die häufig in Notaufnahmen geforderten Standardmaßnahmen (Blutdruck, EKG, Labor) können hier in den Prozess der Ersteinschätzung integriert werden, diese Integration darf allerdings nicht dazu führen, dass die Ersteinschätzung anderer Patienten verzögert wird. Außerdem darf der zusätzliche Zeitbedarf nicht der Ersteinschätzung zugerechnet werden.
6. Schmerzeinschätzung: Kein anderes System legt einen solchen Wert auf die Einschätzung des vom Patienten empfundenen Schmerzes. Zwar führt in den anderen großen Systemen auch der stärkste Schmerz zu einer hohen Einstufung des Patienten, beim MTS aber ist die Schmerzeinschätzung integraler Bestandteil, auf allen Stufen wird das Schmerzempfinden des Patienten berücksichtigt. Dabei wird grundsätzlich die Eigeneinstufung des Patienten als Maß des Schmerzes akzeptiert. Bei offensichtlichen Abweichungen von einer professionellen Einschätzung wird versucht, den Grund der Abweichung zu finden. Das bleibende Restrisiko, dass der Schmerz missbräuchlich zu hoch angegeben wird, wird in Anbetracht der Bedeutung des Schmerzes für die Dringlichkeit in Kauf genommen.
7. Zuweisung der Dringlichkeitsstufe: Aus den vorliegenden Ergebnissen bestimmt sich nun die für diesen Patienten zutreffende Dringlichkeitsstufe.
8. Dokumentation: Alle erfassten Informationen werden dokumentiert. Es gibt hierzu eine standardisierte Vorlage des Deutschen Netzwerkes Ersteinschätzung, die in die hauseigene Dokumentation integriert werden kann und darf. Wenn im Rahmen der Ersteinschätzung Allergien

oder Angaben zur Medikation des Patienten ermittelt wurden, so sollten diese zur Erleichterung der weiteren Behandlung gleichfalls dokumentiert werden. Dasselbe gilt für eventuelle erste Versorgungsmaßnahmen, wie z. B. Verbände, Lagerungen oder Kühlungen.

9. Kontrolleinschätzung (»Zweiteinschätzung«): Die Ersteinschätzung ist ein dynamischer Prozess, der Zustand des Patienten unterliegt Veränderungen. Solange der Patient warten muss (und sich damit in der Zuständigkeit der Ersteinschätzung befindet), wird er von der einschätzenden Pflegekraft zu »überwachen« sein. Überwachung zieht nicht ein permanentes Monitoring nach sich, allerdings sollte der Patient in Sichtweite bleiben und spätestens bei Überschreiten der mit der zugewiesenen Stufe zugestandenen maximalen Wartezeit einer Neueinschätzung unterzogen werden. Gleiches gilt, wenn sich der Patient (bei der Inaugenscheinnahme aus Distanz) sichtbar verschlechtert oder aber, wenn er eine Medikation (z. B. gegen Schmerzen) erhalten hat.

8.5 Fallbeispiel

Das folgende Fallbeispiel soll den Prozess einer Ersteinschätzung mit dem Manchester-Triage-System darstellen:

Ein 33-jähriger Mann kommt zu Fuß in die Notaufnahme und klagt über Schwierigkeiten beim Atmen.

Der erste Eindruck beim Eintreffen des Patienten gibt keinen Hinweis auf einen der Indikatoren der höchsten Dringlichkeitsstufe »rot«. Nach seinen ersten Äußerungen könnte eines der Präsentationsdiagramme »Atemproblem bei Erwachsenen«, »Asthma«, »Thoraxschmerz« oder vielleicht »Körperstammverletzung« in Frage kommen.

Im Rahmen der ersten Fragen verneint der Patient einen Unfall und gibt an, dass sich das Problem innerhalb der letzten zwei Tage entwickelt habe. Ein Asthmaleiden ist bei ihm auch nicht bekannt.

Damit können die Diagramme »Asthma« und »Körperstammverletzung« ausgeschlossen werden. Die Entscheidung zur Wahl des Diagramms »Atemproblem« oder »Thoraxschmerz« hängt davon ab, welche Beschwerden sich bei der Präsentation des Patienten vordergründig darstellen. Beide Diagramme werden in der Folge aber zum selben Ergebnis führen.

Der Patient zeigt keine Zeichen eines gefährdeten Atemwegs oder einer unzureichenden Atmung, keinen Stridor, keinen Speichelfluss (wie beim Quincke-Ödem) und kein Anzeichen für einen Schock.

Damit kann die Dringlichkeitsstufe »rot« ausgeschlossen werden, die Indikatoren für die nächste Dringlichkeitsstufe werden abgefragt.

Der Patient ist voll orientiert und kann in ganzen Sätzen sprechen. Er verneint einen »Kardialen Schmerz«, hat keine Verletzung erlitten. Es gibt keine auffällige respiratorische Anamnese (bekannte akut verlaufende Erkrankungen der Atemwege in der Vorgeschichte). Sein Puls ist mit 100/Min. im akzeptablen Rahmen, die Sauerstoffsättigung beträgt 94 % unter Raumluft. Seine Schmerzen beschreibt er auch nicht als stärkste Schmerzen, er wirkt nicht erschöpft.

Damit sind alle Indikatoren der Dringlichkeitsstufe »orange« ausgeschlossen. Hierzu ist die Bestimmung der Vitalparameter Puls, Sauerstoffsättigung und ggf. Blutdruck für den Schockausschluss vorzunehmen.

Der Patient gibt an, dass sich der Schmerz bei tiefem Luftholen oder bei Husten verstärkt.

Der Indikator »Pleuraschmerz« in der Dringlichkeitsstufe »gelb« ist durch die Atemabhängigkeit des Schmerzes definiert. Damit kann dem Patienten diese Stufe zugewiesen werden. Er sollte seinen ersten Kontakt mit dem Arzt der Notaufnahme binnen 30 Min. haben. Gelingt das nicht, so ist er nach spätestens 30 Min. von der zuständigen Pflegekraft erneut einzuschätzen.

Zusammenfassung für die Dokumentation

Diagramm: Atemproblem bei Erwachsenen (▸ Abb. 8.2)
Indikator: Pleuraschmerz
Dringlichkeitsstufe: gelb (30 Min.)

Das im Beispiel verwendete Diagramm »Atemproblem bei Erwachsenen« ist in Abbildung 8.2 dargestellt.

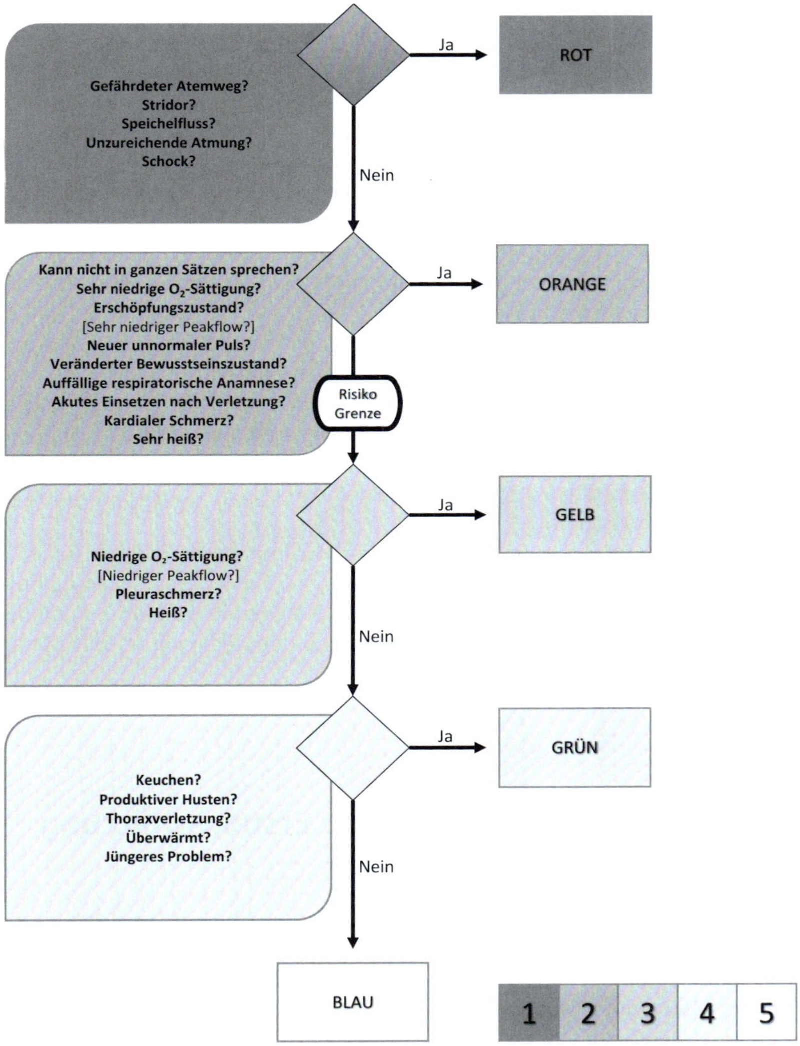

Abb. 8.2: Atemproblem bei Erwachsenen[8] (Mackway-Jones et al., voraussichtlicher Erscheinungstermin: Juli 2017)

8 Die Darstellung und Terminologie des Diagramms und der Indikatoren orientiert sich an der in Vorbereitung befindenden neuen Auflage des Buches »Ersteinschätzung in der Notaufnahme« (Mackway-Jones et al.), mit der zugrundeliegenden englischsprachigen 3rd Edition werden die Indikatoren innerhalb jeder Dringlichkeitsstufe konsequent nach ABCD sortiert. Die Indikatoren zum Peakflow sind auskommentiert (eingeklammert), da sie in den deutschsprachigen Anwendungen keine Anwendung finden.

8.6 Technische Durchführung der Ersteinschätzung

Grundsätzlich ist die Ersteinschätzung an jedem Ort der Notaufnahme und in jedem Behandlungsraum durchführbar. Besser aber ist es, einen expliziten Ersteinschätzungsraum am Eingang der Notaufnahme mit der benötigten Ausstattung (Trage, Stuhl, Verbandmaterial, Monitor etc.) vorzuhalten. So steht immer ein geschützter Platz zur Verfügung und die Privatsphäre bleibt gewahrt.

Die Durchführung und Dokumentation der Ersteinschätzung kann auf Papier erfolgen oder IT-gestützt. Es gibt mittlerweile zahlreiche IT-Systeme (als Modul eines Krankenhausinformationssystems (KIS) oder als eigenständige Lösung), die lizensiert und geprüft sind und eine zuverlässige Unterstützung darstellen. Diverse Untersuchungen zeigen, dass dies die Durchführung erleichtert und die Qualität verbessert. Hinzu kommt eine bessere Auswertbarkeit.

Es kommt natürlich noch die Integration der Ersteinschätzung in das KIS hinzu: Doppeldokumentationen und Medienbrüche entfallen, das Ergebnis steht an jedem Behandlungsplatz sofort zur Verfügung und kann auch bei späteren Nachfragen (oder Besuchen des Patienten) jederzeit wieder aufgerufen werden.

8.7 Weitere Ergebnisse der Ersteinschätzung

Bei geschickter Nutzung des Ersteinschätzungsergebnisses sind insbesondere bei einer IT-gestützten Ersteinschätzung weitere Entlastungen für die Notaufnahme und damit Beschleunigungen der Behandlungsprozesse möglich. Folgende Maßnahmen sind möglich: Steuerung der Patientenströme, Integration von Behandlungsstandards und Optimierung der Raumnutzung.

Steuerung der Patientenströme

Das Ergebnis der Ersteinschätzung kann dazu benutzt werden, Patienten zu identifizieren, die dem Notfalldienst der niedergelassenen Kassenärzte – sofern am Krankenhaus vorhanden – zugewiesen werden können. Damit wird die Notaufnahme zu den Dienstzeiten der KV-Praxis von den bereits erwähnten Patienten entlastet, die eigentlich nicht in die Notaufnahme gehören.

Passend zu allen Diagramm-Indikator-Kombinationen kann in Absprache mit den Fachabteilungen des Hauses eine primäre fachliche Zuständigkeit vereinbart werden. Damit kann die Übergabe an den Facharzt beschleunigt werden.

Integration von Behandlungsstandards

Zu den jeweiligen Diagramm-Indikator-Kombinationen können durch Fachabteilungen des Hauses Behandlungsstandards beschrieben werden. Damit kann auch beim Notfallpatient noch vor dem Facharztkontakt der Facharztstandard sichergestellt werden. Diese Strukturierung führt durch die Konzentration auf das fachlich Notwendige nachweislich zu einer Beschleunigung der Behandlung (Graeff et al 2011).

Laborprofile

Außerdem können anhand der Diagramm-Indikator-Kombinationen in Absprache mit den Fachabteilungen des Hauses Laborprofile festgelegt werden. Bei zunehmender Verbreitung von Labordiagnostik am Point of Care können genau definierte Laborprofile sofort bestimmt werden und die Laborkosten durch die Vermeidung unnötiger Untersuchungen drastisch gesenkt werden (Rationalisierung statt Rationierung) (Schellein et al. 2009). Die frei werdenden Mittel können der Notaufnahme an anderer Stelle zugutekommen. Dem Arzt steht dann beim Kontakt mit dem Patienten bereits das Ergebnis zur Verfügung, was zu einer Beschleunigung der Behandlung führt.

Optimierung der Raumnutzung

Sehr oft liegen mehrere Sprechstunden und Elektivambulanzen in unmittelbarer Nähe der Notaufnahme, nicht selten haben sich diese in vorher zur Notaufnahme gehörenden Räumen etabliert bzw. sich in diese erweitert. Die Räume stehen diesen Ambulanzen exklusiv zur Verfügung, die Nutzung durch die Notaufnahme ist nicht vorgesehen und nicht gewünscht. Dabei werden diese Räume antizyklisch genutzt – wenn in der Notaufnahme das eher entspannte Geschäft des frühen Vormittags betrieben wird, herrscht in den Sprechstunden ein buntes Treiben, kehrt nach Ende der Sprechzeit in Letzteren die Ruhe ein, beginnt das Leben und Warten in der Notaufnahme.

Hieraus ist der Schluss zu ziehen: Notaufnahmen und Sprechstunden gehören in unmittelbare räumliche Nähe in einer Art und Weise, die es erlaubt, mit kurzen Wegen die gerade leerstehenden Kapazitäten bei Bedarf gegenseitig zu nutzen. Damit hat die Notaufnahme für Spitzenzeiten einen Raumpuffer zur Verfügung, der es ihr erlaubt, Patienten unterzubringen, die zum Beispiel nur einen Ruheplatz benötigen. Leider lehnen die einzelnen Abteilungen die gemeinsame Nutzung von Räumen häufig ab – hier gilt es, im Gesamtinteresse des Krankenhauses zu handeln und die teilweise egoistischen Interessen der einzelnen Abteilungen zu bekämpfen. Diese Zusammenarbeit ist unabdingbar, da der betroffene Besucher (unabhängig ob Patient oder Angehöriger) nicht zwischen den Abteilungen unterscheiden wird, sondern seinen Unmut auf das gesamte Krankenhaus, zumindest auf den gesamten Bereich, ohne Unterscheidung der Spezialität bezieht. Bei anstehenden Baumaßnahmen sollte zusätzlich auf eine Optimierung der Raumpositionierung und -größen geachtet werden, lange Wegstrecken und unnötig große Flächen binden zusätzliches Personal.

8.8 Qualitätssicherung der Ersteinschätzung

Zwei Aspekte der Ersteinschätzung müssen auditiert werden, wenn die Vorteile des Systems genutzt werden sollen:

- Das individuelle Ergebnis der durchgeführten Einschätzung. Hierzu wird eine Stichprobe aller Einschätzungsepisoden auf Vollständigkeit der Datenerhebung, Wahl des geeigneten Diagramms und Indikators geprüft und so die Vollständigkeit in Prozent festgestellt. Die Prüfung muss dabei aus der Sicht »Ex ante« (Blickwinkel beim Eintreffen des Patienten) erfolgen – eine nachträgliche Verschlechterung des Zustandes oder eine sich später ergebende Nebendiagnose dürfen nicht zur schlechteren Bewertung der ausgeführten Ersteinschätzung führen.
- Die Kennzahlen des Systems Notaufnahme. Inwieweit wurden die Zeitvorgaben eingehalten, wie verteilen sich die Dringlichkeitsstufen über den Tag, sind die Schichtbesetzungen adäquat. Dieser Teil des Audits zeigt die Reaktion der Notaufnahme auf die erhobenen Dringlichkeiten, die Performance des Systems und gibt Hinweise auf Anpassungsbedarf.

Als Reaktion auf die Ergebnisse sind Anpassungen an Prozessen vorzunehmen und individuelle oder Teamschulungen zu initiieren. Individuelle Fehler können durch die Nachschulung für die künftige Anwendung korrigiert werden, dadurch lernen auch die anderen Teammitglieder diesen Fehler zu vermeiden.

8.9 Deutsches Netzwerk

Das Deutsche Netzwerk Ersteinschätzung ist die autorisierte Vertretung des MTS und für den Einsatz und die Verbreitung des Systems in Deutschland verantwortlich. Außerdem ist es (über Deutschland hinaus) zuständig für die deutschsprachige Version des Systems. Es hat seinen Sitz in Hamburg am Institut für Notfallmedizin.

Schulungszentren

Das Deutsche Netzwerk Ersteinschätzung autorisiert und koordiniert Schulungszentren für Deutschland. Ziel ist die Sicherung der einheitlich hohen Qualität der Ausbildung. Dadurch kann sichergestellt werden, dass an allen offiziellen Schulungszentren dieselbe Schulung in gleich hoher Qualität durchgeführt wird.

Außerdem werden die Erfahrungen und Anregungen aller Anwender gesammelt und zu einem deutschen Vorschlag zur Weiterentwicklung des Systems international kommuniziert. So soll auf der einen Seite die (europaweite) Einheitlichkeit der Anwendung des Systems gesichert werden, auf der andern Seite sollen neue Erkenntnisse und Fortschritte der Medizin in das System einfließen können.

Weitere Informationen zum System und dem Deutschen Netzwerk Ersteinschätzung unter www.ersteinschaetzung.de.

8.10 Literatur

Baldridge, P.B. (1966): The Nurse in Triage. In: Nursing Outlook, Elsevier, New York, 14.Jg., H.11, S.46

Blythin, P. (1988): Triage in the UK. In: Nursing, Oxford, 3.Jg., H.31, S.17

Cronin, J.G. (2003): The Introduction of the Manchester triage scale to an emergency department in the Republic of Ireland. In: Accident and Emergency Nursing, Elsevier, New York, 11.Jg., H.2, S.121

Fernandes, C.B./Groth, S.J./Johnson, L.A. et al. (1999): A Uniform Triage Scale in Emergency Medicine: Information Paper. Irving, ACEP, S.2.

Gilboy, N./Travers, D./Wuerz, R. (1999): Emergency Nursing at the Millenium. Reevaluating triage in the new millenium: A comprehensive look at the need for standardization and quality. In: Journal of Emergency Nursing, Elsevier, New York, 25.Jg., H.6, S.468f

Gräff, I./Wittmann, M./Dahmen, A. et al. (2011): Prozessoptimierung im interdisziplinären Notfallzentrum. Notfall + Rettungsmedizin 14(3):202-210

Gruppo Formazione Triage (Hrsg.) (2000): Triage Infermieristico. Milano, McGraw-Hill Libri Italia srl.

Langwara, H. (2004): Patiententriage in einer interdisziplinären Zentralen Notaufnahme. Das »Hello-Nurse«-Modell. In: Notfall&Rettungsmedizin, Springer, Berlin, Heidelberg, 7.Jg., H.5, S.343-348

Ley, A.B. (1966): A Physician's Point of View. In: Nursing Outlook, Elsevier, New York, 14.Jg., H.11, S.47ff

Mackway-Jones, K./Marsden, J./Windle, J. (Hrsg.) (2006): Emergency Triage Second Edition; Manchester Triage Group. Oxford, Blackwell Publishing Ltd.

Mackway-Jones, K./Marsden, J./Windle, J. (Hrsg.) (2014): Emergency Triage Third Edition; Manchester Triage Group. Oxford, Wiley-Blackwell Publishing Ltd.

Mackway-Jones, K./Marsden, J./Windle, J. (Hrsg.) (2011): Ersteinschätzung in der Notaufnahme. Das Manchester Triage System; Deutsch von Jörg Krey und Heinzpeter Moecke. Bern, Verlag Hans Huber, 3. korrigierte und ergänzte Auflage Februar 2011.

Marrow, J. (1998): National triage scale exists. In: BMJ (British Medical Journal), BMJ Publishing Group, London, 317.Jg., H.7152, S.207

Schellein, O./Ludwig-Pistor, F./Bremerich, D.H. (2009): »Manchester Triage System«: Prozessoptimierung in der interdisziplinären Notaufnahme. Anaesthesist 58:163–170.

Trauma.org. (Hrsg.): Dominique-Jean Larrey 1766-1842, http://www.trauma.org/archive/history/larrey.html, Abruf: 31.01.2017
Weinerman, E.R./Ratner, R.S./Robbins, A. et al. (1966): Yale Studies in Ambulatory Medical Care V. Determinants of Use of Hospital Emergency Services. In: American Journal of Public Health and Nation's Health, American Public Health Association, Washington, 56.Jg., H.7, S.1037ff
Westendorf, W. (1992): Erwachen der Heilkunst. Die Medizin im Alten Ägypten. Artemis Verlags AG, Zürich, S.130f
Zimmermann, P.G. (2001): The Case for a Universal, Valid, Reliable 5-Tier Triage Acuity Scale For US Emergency Departments. In: Journal of Emergency Nursing, Elsevier, New York, 27.Jg., H.3, S.246 ff

9 Schockraummanagement

Matthias Helm, Michael Bernhard und Martin Kulla

9.1 Einleitung

Das Ergebnis eines Leichtathletik-Staffellaufes wird nicht nur davon bestimmt, wie schnell jeder einzelne Läufer im Team die Strecke zurücklegt, sondern auch von der Qualität der Übergabe des Staffelstabes von einem an den nächsten Läufer. So gesehen ist die Versorgung von Notfallpatienten durchaus mit einem Leichtathletik-Staffellauf vergleichbar: Das Ergebnis der Versorgung hängt nicht nur von der Qualität der medizinischen Versorgung innerhalb der einzelnen Sektoren und Bereiche ab, sondern auch ganz wesentlich von der Qualität der Übergabe des Patienten von einem Versorgungsabschnitt an den Nächsten. Der Zentralen Notaufnahme (ZNA) kommt hierbei eine entscheidende Bedeutung zu, stellt sie doch ein wesentliches Bindeglied und eine Nahtstelle zwischen prähospitaler und klinischer Versorgung dar (Fischer et al. 2016). So muss die gute und erfolgreiche prähospitale Versorgung in der Klinik nahtlos auf möglichst hohem Niveau fortgesetzt werden. Gerade vor diesem Hintergrund müssen in einer ZNA bestimmte logistische, materielle und personelle Ressourcen vorgehalten werden, um eine erfolgreiche innerklinische Initialversorgung zu gewährleisten (Bernhard et al. 2009). Hierunter fallen die Berücksichtigung des kritischen Faktors »Zeit«, die Etablierung einer geeigneten Behandlungseinrichtung unter Beachtung baulicher Grundvoraussetzungen und Ausstattungsmerkmale, die Verfügbarkeit bildgebender Diagnostik, die Etablierung von Algorithmen und Behandlungspfaden sowie Koordination und Abstimmung der Übergabe an die weiterversorgenden Behandlungseinheiten. Des Weiteren muss eine adäquate Qualifikation sowohl des ärztlichen als auch des pflegerischen Personals für die Behandlung kritisch kranker bzw. schwer verletzter Patienten gewährleistet sein (Bernhard et al. 2014). In diesem Zusammenhang kommt dem Schockraum der ZNA (▸ Abb. 9.1) als primäre Anlaufstelle für sämtliche schwerverletzten bzw. kritisch kranken Patienten eine entscheidende Rolle zu. Dabei ist zu berücksichtigen, dass verlässliche Zahlen zum Traumamanagement durch zahlreiche Studien und das TraumaRegister der Deutschen Gesellschaft für Unfallchirurgie (Traumaregister DGU 2014) fast flächendeckend zur Verfügung stehen, wohingegen Daten zur Versorgung nicht-traumatologischer Schockraumpatienten in Deutschland kaum zur Verfügung stehen (Bernhard et al. 2014).

Insofern lassen sich folgende allgemeine Grundsätze formulieren:

1. Schockraummanagement betrifft nicht nur den Traumapatienten, sondern vielmehr auch sämtliche nicht-traumatologische kritisch kranke Patienten.
2. Aktuell bestehen in Deutschland lediglich für den Traumapatienten einheitliche bzw. verbindliche Konzepte und Vorgaben zur Schockraumversorgung.
3. Für Patienten mit Luftnot, akutem Koronarsyndrom, akuter zentraler Neurologie, Sepsis etc. sind die vorhandenen Empfehlungen weniger detailliert formuliert.
4. In der initialen Schockraumphase unterscheidet sich die Versorgung nicht-traumatologischer kritisch kranker Patienten grundsätzlich *nicht* von der des Traumapatienten.

Der Schwerpunkt dieses Kapitels wird deshalb die Darstellung des Schockraummanagements beim Traumapatienten sein. Dennoch wird versucht auch den Besonderheiten der Versorgung nicht-traumatologischer kritisch kranker Patienten Rechnung zu tragen.

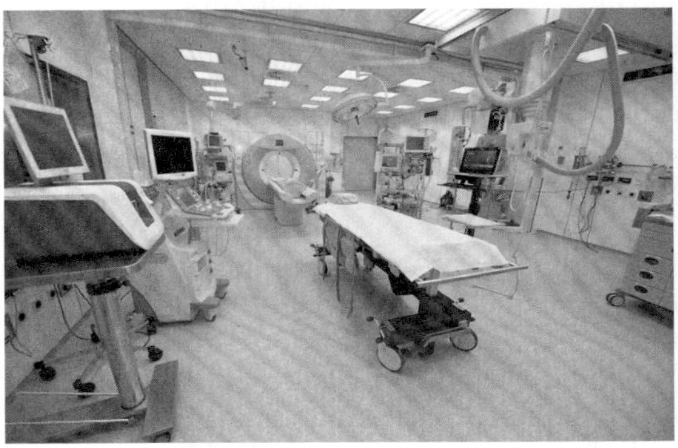

Abb. 9.1: Typischer Schockraum mit eingebauter digitaler Röntgenanlage, CT, Sonografiegerät und mobiler Patientenliege sowie verschiedenen Point-of-Care-Diagnostik-Geräten (z. B. Thrombelastographie/ROTEM® Sigma; hier am linken Bildrand sichtbar).

9.2 Strukturelle Aspekte des Schockraummanagements

Klare und verbindliche Vorgaben zur Struktur und Ausstattung eines Schockraumes existieren lediglich für die Behandlung von Schwerverletzten (Helm & Kulla 2011). Allerdings können über die Vorgaben verschiedener Fachgesellschaften auch für die Gruppe der nicht-traumatologisch kritisch kranken Patienten entsprechende Parallelen hinsichtlich Struktur und Ausstattung gezogen werden (Breuckmann et al. 2008, DGAI 1997, DGU

2012). Demnach muss der Schockraum über eine Mindestgröße von 25 m^2 pro Behandlungsplatz verfügen. Er sollte sowohl in unmittelbarer Nähe zur Liegendanfahrt der ZNA lokalisiert sein als auch Notfalleingriffsräume und in unmittelbarer Nachbarschaft einen Computertomografen (CT) bieten (Helm & Kulla 2011). Hinsichtlich der Ausstattungsmerkmale eines sowohl für traumatologische, wie nicht-traumatologisch kritisch kranker Patienten genutzten Schockraums sei auf Tabelle 9.1 verwiesen (Bernhard et al. 2014, Helm & Kulla 2011).

Tab. 9.1: Grundausstattungsmerkmale für einen Schockraum in Zentralen Notfallaufnahmen (in Anlehnung an Bernhard et al. 2014; DGAI 1997).

Räumliche Voraussetzungen
• Anzahl der Behandlungsplätze im Schockraum in Abhängigkeit vom Versorgungstyp (Maximalversorger: parallele Versorgung von zwei Patienten. Regelversorgung: Versorgung von einem Patienten) • Größe des Schockraums mind. 25 m^2, bei zwei Behandlungsplätzen 50 m^2 • möglichst Lokalisation des Schockraums in räumlicher Nähe zur Krankenhausanfahrt, dem Hubschrauberlandeplatz, der radiologischen Abteilung und der Operations-/Interventionsabteilung • bei Neuplanungen Etablierung des Schockraums in unmittelbarer Nähe zum Computertomografen (ggf. CT im Schockraum)
Ausstattungsmerkmale*
• Überwachungsmonitore (inkl. nicht-invasivem und invasivem Blutdruck, 3-Kanal-/12-Kanal-EKG, Kapnografie, Temperaturkontrolle) • Ausstattung zur Behandlung akuter respiratorischer Störungen (inkl. invasiver und nicht-invasiver Beatmungsverfahren/Beatmungsgerät) • Ausstattung zur differenzierten Kreislauftherapie (z. B. Spritzenpumpen) und zur Behandlung schwerer Störungen der Zirkulation (z. B. Hypotension, Hämorrhagie, Reanimation, Schnellinfusionssystem) und des Herzrhythmus (z. B. Defibrillator/Schrittmacher) • Ausstattung zur Behandlung schwerer Störungen der Neurologie (z. B. Intoxikationen, intrazerebrale Blutungen, Schlaganfälle) • Ausstattung zur Behandlung von Störungen der Wärmekontrolle (z. B. Raumtemperatur auf 29 °C, externe Wärmetherapie) • Blutgasanalysator (BGA-Gerät) • Notfallmedikamente (inklusive Blut- und Blutprodukten zur differenzierten Gerinnungstherapie) • Ultraschallgerät (Abdomensonografie, Herzechokardiografie, Lungen-, Knochen- und Gefäßschall sowie ggf. Kontrastmittelsonografie) • mobile Röntgenlafette (für Röntgenthorax) • Not-OP-Sets (Thorakotomie, Laparotomie, Thoraxdrainage) • Sets zur Erstversorgung Schwerstverbrannter • Sterile Sets für chirurgische Wundversorgung • Material zur Schienung von Extremitäten, Stabilisierung des Beckens (Beckengürtel, Beckenzwinge) sowie Tourniquet • Verbandmaterial und Tourniquets inkl. Hämostyptika zur Blutstillung vital bedrohlicher Blutungen

* weitere Ausstattung gemäß dem Hauptpatientenkollektiv

9.3 Aufnahmekriterien

Die Frage, welcher Patient denn nun in den Schockraum gehört, ist für den Traumapatienten sehr gut durch die S3-Leitlinie »Polytrauma/Schwerverletzten-Behandlung« der DGU (AWMF 2016) sowie das *Weißbuch Schwerverletztenversorgung* (DGU 2012) beantwortet.

Empfehlungsgrad A

a) Störung der Vitalparameter
- systolischer Blutdruck < 90 mmHg nach Trauma
- GCS < 9 nach Trauma
- Atemstörungen/Intubationspflicht nach Trauma

b) Offensichtliche Verletzungen
- penetrierende Verletzungen der Rumpf-/Hals-Region
- Schussverletzungen der Rumpf-/Hals-Region
- Frakturen von mehr als zwei proximalen Knochen
- Instabiler Thorax
- Instabile Beckenfraktur
- Amputationsverletzung proximal der Hände/Füße
- Verletzungen mit neurologischer Querschnittsymptomatik
- Offene Schädelverletzung
- Verbrennung > 20 % von Grad ≥ 2b

Empfehlungsgrad B

c) Unfallmechanismus bzw. -konstellation
- Sturz aus > 3 m Höhe
- Verkehrsunfall
- Frontalaufprall mit Intrusion von > 50–75 cm
- Geschwindigkeitsveränderung von > 30 km/h
- Fußgänger/Zweirad-Kollision
- Tod eines Insassen
- Ejektion eines Insassen

Bei Nichtzutreffen eines der Kriterien aus a) und/oder b) ist der Unfallmechanismus zielführend für eine Schockraumversorgung.

In Anlehnung daran lassen sich aber auch für (vermutete) nicht-traumatologisch kritisch kranke Patienten entsprechende Vorgaben formulieren. Mögliche Schockraumaufnahmekriterien für nicht-traumatologisch kritisch kranke Patienten wurden entsprechend dem »ABCDE«-Schema in Tabelle 9.2 formuliert und vorgeschlagen. An dieser Stelle muss klar sein, dass auch der kritisch kranke Patient von einer organisatorischen, personellen und apparativen Struktur im Schockraumsetting profitiert. Bei der

Gruppe der kritisch Kranken sollten insbesondere diejenigen Patienten mit Störungen des Atemwegs (z. B. starke Zungenschwellung, Schluckstörung, kloßige oder heißere Sprache), der Atmung (z. B. respiratorische Insuffizienz), des Kreislaufs (z. B. kardiogener Schock, kreislaufrelevante gastroinstestinale Blutungen) oder sonstigen relevanten Störungen (z. B. Bewusstseinsstörung unklarer Genese), die unmittelbar eine gezielte intensivmedizinische Versorgung notwendig machen, über den Schockraum zur Aufnahme kommen (Bernhard et al. 2014).

Um den Schockraum zeitgerecht, d. h. noch vor Ankunft des Patienten in der Klinik, einsatzbereit zu halten, erscheint ein strukturiertes und standardisiertes Anmelde- und Übergabekonzept unabdingbar. Nach Anmeldung durch den Rettungsdienst beim Notfallkoordinator der ZNA, der die wesentlichen pathologischen Befunde/Störungen und die prähospitale(n) Verdachtsdiagnose(n) standardisiert erfasst, wird der Schockraum vorbereitet und das hierfür notwendige pflegerische und ärztliche Personal informiert.

Tab. 9.2: Mögliche Schockraumaufnahmekriterien von nicht-traumatologisch kritisch kranken Patienten entsprechend dem »ABCDE«-Schema (Bernhard et al. 2014).

Art der Störung*		Beispiele
A	**Atemweg (A-Problem)**	• Schwellungen im Mund-Rachenraum (z. B. Angioödem, Zungenhämatom, allergische Reaktion, Abszesse) • Atemwegsverlegungen (z. B. Bolusgeschehen) • Cave HWS: hierunter auch Verdacht auf Halswirbelsäulenverletzungen als möglicherweise initial nicht erkannte Sturzfolge
B	**Atmung/ Beatmung (B-Problem)**	• Pneumonie • Pleuraerguss • Pneumothorax • Asthma bronchiale/COPD • Lungenödem • Hypoventilation (z. B. Opiatintoxikation, Hyperkapnie)
C	**Circulation (C-Problem)**	• Anaphylaktische Reaktion/Anaphylaktischer Schock • Blutung (z. B. Varizenblutung, gastrointestinale Blutung) • kardiale Probleme (z. B. Herzrhythmusstörungen, akuter Myokardinfarkt, Lungenembolie) • kardiogener Schock • Spannungspneumothorax • Akutes Abdomen (z. B. Bauchaortenaneurysma, schwere Pankreatitis, Hohlorganperforation)
D	**Bewusstseinslage (D-Problem)**	• Schlaganfall bzw. intrazerebrale Blutung • Tablettenintoxikation • relevante Alkoholintoxikation • Drogenintoxikation • hepatische Enzephalopathie

Tab. 9.2: Mögliche Schockraumaufnahmekriterien von nicht-traumatologisch kritisch kranken Patienten entsprechend dem »ABCDE«-Schema (Bernhard et al. 2014). – Fortsetzung

Art der Störung*		Beispiele
E	**Patientenumgebung (E-Problem)**	• Hypothermie

* einzelne Erkrankungen können auch mehrere Probleme des »ABCDE«-Schemas hervorrufen

9.4 Schockraumteam

Verbindliche Vorgaben bezüglich der personellen Zusammensetzung des »(Basis-)Schockraumteams« existieren lediglich für den Traumapatienten (AWMF 2016):

- Unfallchirurgie/Chirurgie Facharztqualität
- Chirurgie/Unfallchirurgie Weiterbildung
- Anästhesie Facharztqualität
- Notaufnahme Fachpflegekraft
- Anästhesie Fachpflegekraft
- Röntgen-MTA

In der Regel obliegt die Verantwortung für den organisatorischen Ablauf dem »Teamleader«, einem in der Schwerverletztenversorgung erfahrenen Fach- bzw. Oberarzt, bzw. einer interdisziplinären Führungsgruppe. Der Teamleader bzw. die Führungsgruppe ist verantwortlich für Organisation, diagnostischen Ablauf, Bestellung und Absprachen mit Konsiliarärzten sowie Planung dringlicher operativer Eingriffe. Dieser Struktur obliegt auch die Entscheidungsbefugnis, die Schockraumversorgung vorzeitig zugunsten einer vital indizierten Notoperation abzubrechen (Helm & Kulla 2011). Demzufolge sind von einem Schockraum-Teamleader nicht nur hohe medizinische Fachkompetenz, sondern vielmehr auch Führungsqualitäten, Kommunikationstalent und Motivationsbefähigung gefordert. Für den nicht-traumatologischen Patienten gibt es bisher lediglich Empfehlungen: So erachten Bernhard et al. (2014) ein Team aus Facharzt (Oberarzt), Assistenzarzt sowie zwei Pflegekräften der ZNA als Mindestforderung. Hinsichtlich der Qualifikation sollte dabei mindestens ein Arzt über fundierte notfall- und intensivmedizinische Kenntnisse verfügen. Dies ist in gleicher Weise auch für das Pflegepersonal wünschenswert (Behringer et al. 2009). Hierbei muss auch ein interdisziplinärer und interprofessioneller Ansatz zur optimalen Versorgung des kritisch kranken Notfallpatienten berücksichtigt werden. Unabhängig davon, ob ein traumatologischer oder nicht-traumatologischer Notfall zugrunde liegt, muss je nach Situation und bei Bedarf das »Basis-Schockraumteam« frühzeitig um

Mitarbeiter ergänzender innerklinischer Fachabteilungen erweitert und diese in das Schockraumteam integriert werden (»... auf die Expertise des Hauses zurückgreifen!«).

9.5 Allgemeiner Schockraumalgorithmus

Algorithmen sind Stufenkonzepte, die aus der Vielzahl unterschiedlicher Möglichkeiten Prioritäten für das weitere Vorgehen vorgeben (Kanz et al. 1994, Rotondo & Zonies 1997). In zahlreichen Studien konnte die Überlegenheit einer durch klare Prioritäten geführten Behandlungstaktik gezeigt werden (Bernhard et al 2007, Ruchholtz et al. 1998). Allerdings besteht auch diesbezüglich wieder die Problematik, dass zwar für das innerklinische Traumanagement seit Jahrzehnten strukturierte, einheitliche und verbindliche Ausbildungskonzepte existieren, für das Schockraummanagement des nicht-traumatologischen kritisch kranken Patienten derartige Konzepte dahingegen nicht oder nur eingeschränkt zur Verfügung stehen (Bernhard et al. 2014; Helm et al. 2010).

Beispiele für Ausbildungskonzepte für das innerklinische Traumamanagement sind das *Advanced-Trauma-Life-Support*-Konzept (ATLS®, www.atls.de) sowie das *Advanced-Trauma-Care-for-Nurses*-Konzept (ATCN®, www.atls.de), die in Deutschland durch die DGU vertreten werden sowie der *European-Trauma-Course* (ETC, www.erc.edu) des European Resuscitation Councils (ERC). Lediglich für das Vorgehen bei nicht-traumatologischen kritisch kranken Patienten unter kardiopulmonaler Reanimation bestehen mit den *Advanced-Life-Support*-Kursen (ALS®) des ERC sowie den *Advanced-Cardiac-Life-Support*-Kursen (ACLS®) der American Heart Association (AHA) für das Personal verbindliche Ausbildungskonzepte. Diese Ausbildungskonzepte decken aber bei Weitem nicht die vielschichtige Problematik nicht-traumatologisch kritisch kranker Patienten im Schockraum ab. Bernhard et al. (2014) fordern deshalb die Entwicklung eines *Advanced-Critical-Ill-Life-Support* (ACILS®) Konzeptes, in das bestehende Inhalte des *ATLS*®, des *ETC*® und des *ACLS*® einfließen und um weitere Aspekte ergänzt werden könnten.

Unabhängig vom Ausbildungskonzept selbst, muss bei ihrer Umsetzung in den klinischen Alltag berücksichtigt werden, dass der Zustand und das Erscheinungsbild des schwerverletzten bzw. kritisch kranken Patienten unter den diagnostischen und therapeutischen Maßnahmen einer hohen Dynamik unterliegen kann und verletzungs- bzw. erkrankungsbedingte Änderungen jederzeit eintreten können (Helm & Kulla 2011). Dies bedeutet, dass die Algorithmen, nicht wie im Folgenden aus didaktischen Gründen dargestellt sequenziell, sondern möglichst parallel durch das Schockraumteam abgearbeitet werden müssen. Zudem ist immer ein Abbruch der Schockraumversorgung zugunsten einer vital indizierten Not-OP bzw.

einer vital indizierten Interventionsmaßnahme in Erwägung zu ziehen (Helm & Kulla 2011).

Vorgehen beim Traumapatienten

Nachfolgend wird das Vorgehen beim Traumapatienten ausführlich dargestellt. Es kann grob in vier Phasen untergliedert werden:

1. Anmeldung und Übergabe des Patienten
2. Primary Survey mit Adjuncts und Reevaluation
3. Secondary Survey mit Adjuncts und Reevaluation
4. Therapieentscheidung

9.6 Übergabe des Patienten an das Schockraumteam

Die Schockraumversorgung beginnt mit der Übergabe des Patienten durch den Notarzt bzw. das Rettungsdienstpersonal an das Schockraumteam. Die Übergabe erfolgt in ruhiger, sachlicher und konzentrierter Atmosphäre. Umlagerungsmaßnahmen während dieser Phase haben zu unterbleiben. So wird sichergestellt, dass die wesentlichen Informationen an das gesamte Schockraumteam weitergegeben und Informationsverluste minimiert werden. Ausgenommen hiervon sind Patienten, die bei Schockraumankunft ein perakut vital bedrohliches Problem aufweisen, z. B. Patienten unter kardiopulmonaler Reanimation oder solche Patienten die prähospital nicht bzw. nur partiell vital zu stabilisieren waren (z. B. profundes A-Problem mit Aufnahme in schwerer Hypoxie). Hier erfolgt eine sofortige Umlagerung nach Ankunft im Schockraum und die Fortsetzung der Reanimationsmaßnahmen bzw. der Versuch, das bestehende vital bedrohliche Problem zu lösen (z. B. invasive Atemwegssicherung). Die notärztliche Übergabe wird in diesem Fall nach Lösung des Problems nachgeholt.

Wesentliche Inhalte des Übergabegespräches sind (Meisel et al. 2015):

- Unfallhergang (Zeitpunkt, Mechanismus, weitere Unfallopfer, Traumabelastung, Fahrzeugdeformationen)
- Patient (Identität, Eigen- und/oder Fremdanamnese)
- Klinischer Erstbefund und prähospitaler Verlauf (Atemweg, Atmung/Beatmung, Kreislaufsituation, Neurologie)
- Durchgeführte diagnostische und therapeutische Maßnahmen (Medikamente, Infusionen, invasive Maßnahmen, wie z. B. Thoraxdrainage)
- Besonderheiten (z. B. Aspiration, Inhalationstrauma)

Um eine adäquate Übergabe zu erreichen sind zwei Punkte besonders wichtig: Zum einen sind alle relevanten Teammitglieder bei Ankunft des

Patienten bereits einsatzklar im Schockraum angetreten, und zum anderen herrscht im Rahmen der Übergabe Ruhe und nur der Übergebende spricht. Diese Störungs- und geräuscharmen Vorgaben sind besonders relevant, um alle aufgeführten Punkte im Rahmen der Übergabe zu antizipieren und später berücksichtigen zu können.

9.7 Primary Survey

Ziel des Primary Survey ist es, innerhalb kurzer Zeit nach den »ABCDE«-Prioritäten akut vitalbedrohliche Situationen und Verletzungen zu identifizieren und sofort stabilisierende Maßnahmen einzuleiten:

- A: »Airway« – Freimachen der Atemwege unter Schutz der HWS
- B: »Breathing« – Sicherung der Ventilation
- C: »Circulation – stop the bleeding« – Blutungskontrolle, Wiederherstellung der Kreislaufstabilität
- D: »Disability or neurologic status« – orientierende neurologische Beurteilung
- E: »Exposure (undress) and environment (temperature control)« – inkl. Temperaturerhalt

Dies erfolgt nach den Grundsätzen:

- »Treat first, what kills first«
- »Do not further harm«
- »Reevaluate the patient and your treatment strategies«

Die unterschiedlichen Punkte des Primary Survey und später des Secondary Survey müssen parallel durch die verschiedenen Schockraummitglieder im Sinne einer »horizontalen« Arbeitsweise angegangen werden. Während der Erstuntersuchung müssen alle akut vital bedrohlichen Verletzungen erkannt und lebensnotwendige Maßnahmen fortgesetzt werden (z. B. Übernahme der Beatmung, Aufrechterhaltung einer Blutungskompression). Hierzu wird der Patient nach ABCDE evaluiert. Oberste Priorität hat in dieser Phase die Oxygenation und ggf. Ventilation. Dies setzt, neben einer funktionierenden Sauerstoffaufnahme, eine suffiziente Zirkulation voraus. Parallel zur Untersuchung werden die Vitalfunktionen stabilisiert. Im Folgenden werden die einzelnen Schritte aus didaktischen Gründen nacheinander dargestellt.

Airway- and C-spine protection

Zur Sauerstoffaufnahme benötigt der Patient einen freien Atemweg und eine intakte Atmung. Ist der Atemweg nicht frei oder droht der Atemweg akut zu verlegen, müssen umgehend geeignete Maßnahmen – unter ständiger Protektion der Halswirbelsäule – ergriffen werden. Misslingen konventionelle Methoden der Atemwegssicherung, so ist ein chirurgischer Atemweg indiziert, um die Sauerstoffversorgung der Zellen zu gewährleisten. Auch bei nicht-traumatologischen Ursachen muss an eine potenzielle HWS-Verletzung gedacht werden (z. B. Sturz im Rahmen einer Synkope oder eines Herzkreislaufstillstands).

Breathing

Im Anschluss wird die Atmung klinisch durch Beobachtung, Auskultation und Perkussion überprüft. Neben Hypoxiezeichen können die obligatorisch zu bestimmende Atemfrequenz und die Pulsoxymetrie wichtige Informationen liefern. Bereits in dieser Phase müssen unmittelbar lebensbedrohliche Verletzungen, wie ein Spannungspneumothorax, erkannt und ohne weitere Verzögerung behandelt werden.

Circulation

Die Gewebeperfusion wird durch die Pumpfunktion des Herzens, die Herzfrequenz und den Volumenstatus bestimmt. Daher müssen relevante Blutungen frühzeitig erkannt und gestoppt werden. Wichtigste Indikatoren sind, neben dem offensichtlichen Blutverlust nach außen, die klinischen Zeichen des Schocks (z. B. Hypotonie ($RR_{sys} < 90$ mmHg), Tachykardie (HF > 100/Min.), Agitation oder Kaltschweißigkeit). Relevante Blutungen können grundsätzlich bei allen Verletzungsmustern auftreten. Besonders häufig sind sie bei abdominellen und thorakalen Traumata sowie bei Verletzungen großer Röhrenknochen bzw. des Beckens. Neben der klinischen Untersuchung ist die Erfassung von Kapillarfüllung und Kreislaufparametern zielführend. Das primäre Hilfsmittel im ATLS®-Konzept bei der Diagnose abdomineller Blutungen stellt die Sonografie dar. Bei geübten Untersuchern erlaubt die sogenannte FAST (»Focus Assessed Sonography in Trauma«) bereits im Schockraum eine rasche und zuverlässige Aussage bezüglich intraabdomineller Blutungen. Allerdings ist die Detektion kleinerer Blutungen (< 500 ml) und retroperitonealer Blutungen unzuverlässig. Lungensonografie zum Ausschluss eines Pneumothorax, und ein orientierendes Herzecho zur Ermittlung der Pumpfunktion sowie des Volumenstatus werden zunehmend häufig eingesetzt. Zur Volumentherapie erhält jeder Schwerverletzte mindestens zwei großlumige periphervenöse Zugänge. Die obligate Anlage eines zentralen Venenzugangs ist zumindest in der Initialphase der Schockraumversorgung weder beim Trauma noch beim kritisch kranken Patienten notwendig und die Indikation muss vor dem Hintergrund einer Einzelfallentscheidung getroffen werden. Das Ausmaß des Blutverlustes wird durch die Reaktion des Patienten auf Lagerungsmaßnahmen (z. B. »passive leg raising«) oder einen definierten Volumenbolus abgeschätzt.

Disability

Dieser Schritt dient der orientierenden Überprüfung des neurologischen Status. Zur Anwendung kommt die Glasgow Coma Scale, der Pupillenstatus sowie eine grob kursorische Untersuchung von Sensibilität und Motorik des Traumatisierten. Veränderungen der Bewusstseinslage können auf eine zerebrale Hypoxie oder Minderperfusion hinweisen. Weitere häufige Ursachen sind ein Schädel-Hirn-Trauma, Hypothermie, Intoxikation/Medikamentenwirkung oder Stoffwechselstörungen. Neben dem Ausgangsbefund, wie auch in den nachfolgenden Untersuchungsschritten, muss der Zustand des Patienten als dynamisches Geschehen betrachtet werden: Initial bewusstseinsklare Patienten können sich im Verlauf jederzeit verschlechtern und bedürfen daher einer regelmäßigen Reevaluation.

Exposure

Jeder Patient muss bereits während der Initialphase der Versorgung komplett entkleidet und einer kurzen Ganzkörperuntersuchung unterzogen werden. Nur so ist garantiert, dass keine relevanten Verletzungen übersehen werden. Dabei können instabile Frakturen der großen Röhrenknochen oder eine Beckenfraktur als mögliche Ursache einer Kreislaufdepression entdeckt und provisorisch stabilisiert werden. Diese orientierende Patientenuntersuchung ersetzt jedoch nicht die ausführliche Untersuchung des Patienten im »Secondary Survey«. Während der gesamten Untersuchung und Behandlung ist ein zusätzliches Auskühlen des Patienten zu vermeiden.

»Adjuncts« zum »Primary Survey«

Der erste Maßnahmenblock hat die Stabilisierung des Patienten und die Behandlung akut vital gefährdender Verletzungen zum Ziel – ohne dabei auf technische Hilfsmittel wie radiologische Bildgebung oder Laborparameter zurückgreifen zu müssen. Monitor-EKG, definierte Röntgenaufnahmen (Halswirbelsäule seitlich, Thorax a. p. und Becken a. p., CT), Urinkatheter, Pulsoxymetrie und Kapnografie sind als ergänzende Maßnahmen durchaus möglich und indiziert.

»Secondary Survey«

Besteht zu diesem Zeitpunkt keine akute operative Versorgungsindikation, erfolgt nach der ersten Stabilisierung mittels »Primary Survey« nun die exakte Diagnosefindung im »Secondary Survey«. Das Kernstück dieses zweiten Untersuchungsganges bildet eine ausführliche Untersuchung des Patienten von Kopf bis Fuß mit dem Ziel, *alle* Verletzungen des Patienten zu erfassen. Sie wird begleitet durch regelmäßige Reevaluation der ABCDEs sowie indizierte apparative Untersuchungen. Abschließend muss ein definitives Therapiekonzept erarbeitet werden. Wird zu einem beliebigen Zeitpunkt im »Secondary Survey« erkannt, dass die lokal verfügbaren Ressourcen unzureichend sind, muss die Verlegung in ein geeignetes Zentrum erwogen werden.

Missed Injuries

In zahlreichen Studien konnte gezeigt werden, dass aufgrund der Komplexität der initialen Schockraumversorgung, trotz differenzierter klinischer Untersuchung und apparativer Diagnostik, Verletzungen unentdeckt bleiben. Die Häufigkeit dieser »missed injuries« wird in der Literatur mit 5–35 % angegeben (Pehle et al. 2006). Zu den häufigsten »missed injuries« zählen Verletzungen der großen Gelenke, der Hände sowie der Füße. Um diese Verletzungen dennoch zu diagnostizieren, wird empfohlen, eine erneute (klinische) Untersuchung des Patienten innerhalb von 24–36 h nach Klinikaufnahme (z. B. auf der Intensivstation) als sogenannten »Tertiary Survey« durchzuführen.

Leitsymptom-orientiertes Vorgehen

Beim nicht-traumatologischen kritisch kranken Patienten erfolgt *nach* der initialen Vorgehensweise entsprechend dem »ABCDE«-Schema (analog zum Trauma) ein weiterführendes, *leitsymptomorientiertes* diagnostisches und therapeutisches Prozedere. Hierzu gehören (Bernhard et al. 2014):

- Die Gewinnung weiterer diagnostischer Materialien (z. B. Urin, Blutkulturen, Liquor).
- Durchführung einer gezielten und standardisierten (im Vorfeld mit den entsprechenden Fachabteilungen abgestimmten) laborchemische Analyse mit definierten Laborprofilen.
- Initiierung einer weiteren Bildgebung entsprechend dem Leitsymptom.
- Pflegerische Basismaßnahmen.
- Initiierung und Fortführung einer leitliniengerechten Therapie (z. B. bei ST-Hebungsinfarkt, bei neurologischem Defizit)

Dokumentation

Die Dokumentation der Schockraumversorgung ist, neben der rein medizinischen Versorgung, von relevanter Bedeutung. Sie sollte zeitnah erfolgen mit dem vorrangigen Ziel der Informationsübermittlung an die weiterbehandelnden Kollegen (z. B. Intensivstation). Neben medicolegalen Aspekten stellt die Dokumentation die Basis für ein Qualitätsmanagement der Schockraumversorgung dar. Mit dem bundeseinheitlichen Notaufnahmeprotokoll (www.notaufnahmeprotokoll.de) nach den Empfehlungen der Deutschen Interdisziplinären Gesellschaft für Intensiv- und Notfallmedizin (DIVI) steht hierzu nun auch bezüglich der Dokumentationsinhalte eine bundeseinheitliche Grundlage für ein derartiges Qualitätsmanagement zur Verfügung (Klinger et al. 2012, Walcher et al. 2012, Kulla et al. 2016).

9.8 Literatur

AWMF – S3-Leitlinie: Polytrauma/Schwerverletztenversorgung (2016): AWMF-Register Nr.: 012/019

Behringer, W./Dodt, C./Födisch, N. et al. (2009): Die ersten Stunden entscheiden – Wir fordern Intensivkompetenz für die Notfallaufnahmen! Intensivmed 46: 235–238

Bernhard, M./Becker, TK./Nowe, T. et al. (2007): Introduction of a treatment algorithm can improve the early management of emergency patients in the resuscitation room. Resuscitation 73: 362–73.

Bernhard, M./Pietsch, C./Gries, A. (2009): Die interdisziplinäre Notfallaufnahme. Organisation, Struktur und Prozessoptmimierung. Anaesthesiol Intensivmed Notfallmed Schmerzther 44: 454–459.

Bernhard, M./Ramshorn-Zimmer, A./Hartwig, T. et al. (2014). Schockraummanagement kritisch erkrankter Patienten – Anders als beim Trauma? Anästhesist 63: 144–153

Breuckmann, F./Post, F./Giannitisis, E. et al. (2008): Kriterien der Deutschen Gesellschaft für Kardiologie – Herz- und Kreislaufforschung für »Chest-Pain-Units«. Kardiologe 2: S. 389–394

DGAI – Deutsche Gesellschaft für Anaesthesiologie und Intensivmedizin (Hrsg.) (1997): Ausstattung des anästhesiologischen Arbeitsplatzes. Anaesthesiol Intensivmed 39, S. 470–474

DGU – Deutsche Gesellschaft für Unfallchirurgie (Hrsg.) (2012): Weißbuch Schwerverletzten-Versorgung. 2. erweiterte Auflage

Fischer, M./Kehrberger, E./Marung, H. et al. (2016): Eckpunktepapier 2016 zur notfallmedizinischen Versorgung der Bevölkerung in der Prähospitalphase und in der Klinik. Notfall Rettungsmed. DOI 10.1007/s10049-016-0187-0

Helm, M./Kulla, M./Bouillon, B. et al. (2010): Innerklinisches Traumamanagement – Vergleich aktueller Kurskonzepte. Notfallmedizin up2date 5, S. 9–22

Helm, M./Kulla, M. (2011): Schockraummanagement. In: Fleischmann T. (Hrsg) Klinische Notfallmedizin. Elsevier, München.

Kanz, K.G./Eitel, F./Waldner, H. et al. (1994): Entwicklung von klinischen Algorithmen für die Qualitätssicherung in der Schwerverletztenversorgung. Unfallchirurg 97, S. 303–307

Klinger, S./Kulla, M./Lampl, L. et al. (2012): Praktische Umsetzung des Kerndatensatzes Notaufnahme der DIVI – Dokumentationssystem der Zentralen Interdisziplinären Notfallaufnahme des Bundeswehrkrankenhauses Ulm. Notfall Rettungsmed 15, S. 510–515

Kulla, M./Brammen, D./Greiner, F. et al. für die Sektion Notaufnahmeprotokoll der DIVI (2016): The development of a national data set, quality indicators and an emergency department registry by the DIVI. DIVI 7 (1), S. 12–20

Meisel, Z.F./Shea, J.A./Peacock, N.J. et al. (2015): Optimizing the patient handoff between emergency medical services and the emergency department. Ann Emerg Med 65 (3): 310–317 e311

Pehle, B./Kuehne, C.A./Block, J. et al. (2006): Die Bedeutung von verzögert diagnostizierten Läsionen bei Polytraumatisierten. Eine Studie an 1187 Schockraumpatienten. Unfallchirurg 109, S. 964–74.

Rotondo, M./Zonies, D. (1997): The damage control sequence and the underlying logic. Surg Clin North Am 77: 761–77.

Ruchholtz, S./Zintl, B./Nast-Kolb, D. et al. (1998): Improvement in the therapy of multiply injured patients by introduction of clinical management guidelines. Injury 29, S. 115–129.

TraumaRegister DGU (Hrsg.) (2014): 20 years TraumaRegister DGU®: Development, aims and structure. Injury 45 Suppl 3, S. 6–13

Walcher, F./Kulla, M./Klinger, S. et al. (2012): Standardisierte Dokumentation im Schockraum mit dem Kerndatensatz »Notaufnahme« der DIVI. Unfallchirurg 115: S. 457–463

10 Schwierige Atemwege

Friedrich Pühringer & Christopher Rex

Respiratorische Probleme sind ein häufiger Grund zur Vorstellung in Notaufnahmen. Glücklicherweise benötigt nur ein geringer Anteil dieser Patienten eine Intubation und invasive Beatmung. Gerade deshalb ist das erfolgreiche Management des schwierigen Atemwegs in der Notaufnahme eine enorme Herausforderung, die geringe Inzidenz dieser Situationen sowie das nicht kontinuierliche und nicht tägliche Handhaben von Intubationen, Laryngoskopien und anderen Atemwegshilfen scheinen die Hauptgründe dafür zu sein. In einer großangelegten, 1-monatigen, landesweiten Erfassung von Atemwegszwischenfällen in Großbritannien, der NAP 4 Study (Cook et al. 2011), wurden die Inzidenzen von schwierigen Atemwegssituationen erfasst. Außerdem wurden die Atemwegszwischenfälle im Nachklang durch unabhängige Gutachter der Fachgesellschaften analysiert, um festzustellen, ob das Vorgehen adäquat war, ein gezieltes Training im Vorfeld erfolgt war und fest implementierte Algorithmen sowie geeignetes Equipment vorhanden waren. Die Ergebnisse waren ernüchternd: Im Überwachungszeitraum gab es in britischen Notaufnahmen insgesamt 15 schwerwiegende Atemwegszwischenfälle, 4 davon mit tödlichen Ausgang. In der Analyse der Zwischenfälle wurden nur zwei Institutionen als gut organisiert (d. h. gutes Training, fester Algorithmus und adäquates Equipment vor Ort) eingestuft, in jenen Fällen mit tödlichem Ausgang wurden alle Institutionen sogar nur als mangelhaft und schlecht (d. h. kein Training, kein vorhandener Algorithmus und kein adäquates Equipment vor Ort) beurteilt. Für Deutschland gibt es leider keine Daten, es ist jedoch durchaus vorstellbar, dass auch hierzulande Defizite bestehen können.

Sauerstoff ist Leben, daher ist es von elementarer Bedeutung einen Sauerstoffmangel in Folge eines inkompetenten Atemwegs zu verhindern, da es rasch zu irreversiblen Schäden vieler Organsysteme, vor allem aber des Gehirns, kommen kann. Eine rasche und kompetente Wiederherstellung eines funktionierenden Atemwegs ist daher integraler Bestandteil jeder suffizienten Notfallversorgung.

Der Erfolg jeglichen Handelns basiert auf mehreren Säulen: Der bedarfsgerechten Planung (Algorithmus), der Bereitstellung von effektiven Werkzeugen sowie einer guten Anleitung und Training, um die manuellen Eigenschaften zu erlernen, kontinuierlich zu trainieren und zu erhalten.

Deshalb erscheint es wichtig, dass jede einzelne dieser Säulen, im Sinne einer suffizienten Patientenversorgung im Rahmen des Atemwegsmanagements, in der Notaufnahme vor Ort erarbeitet und dann implementiert wird.

10.1 Planung – Algorithmen

Die moderne Medizin ist immer mehr von Leitlinien und Algorithmen geprägt. Dies ist im Sinne der Patientensicherheit und der bestmöglichen Therapie von Patienten sicherlich begrüßenswert. Allerdings zeichnen sich die nationalen Algorithmen zum Thema »Unerwarteter schwieriger Atemweg« nicht gerade durch konkrete und pragmatische Aussagen aus, sondern vielmehr durch eine Auflistung von unterschiedlichen Optionen in den jeweiligen Eskalationsstufen. Daher können nationale Algorithmen nur die Grundlage für »lokale, abteilungsspezifische Algorithmen« sein. Es ist zwingend nötig, in der Notfallsituation keinerlei Zeitverlust durch unnötige Diskussionen zu provozieren, sondern aufgrund klarer Vorgaben eines »vor Ort« festgelegten und implementierten Algorithmus zu agieren.

Die Etablierung und Implementierung eines Algorithmus für die Notfallintubation und den schwierigen Atemweg beinhaltet einige medizinische, strukturelle und ausbildungsrelevante Fragen. Grundsätzlich vor allem, welche Vorgehensweisen primär als Plan A, aber auch, welcher Plan B und Plan C bei Problemen sinnvoll und implementierbar erscheint. Welches Equipment soll zur Anwendung kommen und welche Systeme können durch modularen Aufbau miteinander kombiniert werden, sodass im Notfall das Personal nicht weglaufen muss, um zusätzliches Equipment zu holen. Hierbei erscheinen modulare Systeme, bei denen unterschiedliche Gerätschaften an ein und demselben Monitor angebunden werden können sinnvoll. Zudem ist von Bedeutung, welche Techniken sich durch rasche Lernkurven auszeichnen und im klinischen Alltag leicht trainiert werden können.

10.2 Oxygenierung und Präoxygenierung

Primär steht immer die Oxygenierung des Patienten im Mittelpunkt. Daher sollte hierauf in der Notaufnahme bereits frühzeitig ein besonderes Augenmerk gelegt werden. Die Sauerstoffgabe über eine Maske mit Reservoir, gespeist von befeuchtetem Sauerstoff, bewirkt zumindest eine Anhebung des inspiratorischen Sauerstoffgehaltes auf etwa 50 %. Das ist im Sinne einer Präoxygenierung bei weitem nicht suffizient und kann eine Desaturierung nicht nachhaltig und vor allem ausreichend lang verhindern. Weit effizienter ist diesbezüglich eine relativ neue Technik, die »Transnasal Humidified Rapid Insufflation Ventilatory Exchange«-Technik (THRIVE), die nicht nur eine hervorragende Oxygenierung von spontan atmenden Patienten gewährleistet, sondern auch eine außergewöhnliche Effektivität, im Sinne von stabilen (> 95 % SpO_2) Sättigungswerten auch bei apnoischen Patienten über einen längeren Zeitraum (bis über 30 Min.) ermöglicht. Dies erscheint gerade im Zusammenspiel von krankem Patientengut und der Intubationsnotwendigkeit in einem kritischen Umfeld, wie dem einer Notaufnahme, wo nicht täglich intubiert wird, von entscheidender Bedeutung. Zudem kann diese Technik auch noch problemlos während dem Intubationsvorgang fortgeführt werden, da der Sauerstoff durch die Nase appliziert wird und somit keine Beeinträchtigung und Behinderung des Intubierenden besteht.

Da in den Empfehlungen vieler nationaler Algorithmen der explizite Hinweis einer suffizienten klassischen Präoxygenierung fehlt, sollte in den lokalen Algorithmen in besonderer Weise darauf geachtet werden. Damit kann man wertvolle Zeit im Rahmen der Intubation generieren, und vermeidet eine allzu rasche Desaturierung des Patienten. Zusätzlicher Intubationsstress kann dadurch vermieden werden. Optimalerweise sollte die klassische Präoxygenierung, sofern nicht THRIVE Anwendung gefunden hat, so lange mit dicht sitzender Gesichtsmaske und unter Unterstützung der Spontanatmung durchgeführt werden, bis zumindest eine endtidale Sauerstoffkonzentration von $\geq 80\,\%$ O_2 erzielt wird. Dies kann durchaus einige Minuten in Anspruch nehmen, und ist keinesfalls mit 2–3 tiefen Atemzügen erledigt. Erst danach sollte das Hypnotikum appliziert werden. Damit wird eine signifikante Verlängerung jener Zeitspanne erreicht, bis eine Desaturierung im Rahmen von Intubationsschwierigkeiten (mitunter bis zu 9 Min.) in Erscheinung tritt.

10.3 Intubation – Videolaryngoskopie (Plan A)

Plan A - Standardvorgehen

Ateminsuffiziente Patienten bedürfen im Notfall, egal ob prä- oder innerklinisch, in hohem Maße einer endotrachealen Intubation. Über viele Jahrzehnte war die konventionelle, direkte Laryngoskopie das Vorgehen der Wahl. Mit dieser Technik können allerdings die laryngealen Strukturen nur in einem engen Sichtwinkel von 10° eingesehen werden. Es ist unstrittig, dass durch die Videolaryngoskopie, bei der ein Winkel von bis zu 80° eingesehen werden kann, im Vergleich zur konventionellen Laryngoskopie eine deutlich bessere Einsehbarkeit des Larynx erzielt werden kann. In einer Vielzahl an Studien, egal ob im Operationssaal, in der Präklinik oder in der Intensivmedizin, konnte sowohl die bessere Visualisierung als auch die deutlich höhere Erfolgsrate bei primären Intubationsversuchen gezeigt werden. Gerade deshalb ist zu fordern, dass die Videolaryngoskopie als Standardvorgehen und Plan A in Notaufnahmen definiert und etabliert wird. Multiple Intubationsversuche sind mit einem dramatischen Anstieg (7–14-fach) an lebensbedrohlichen Nebenwirkungen, wie Hypoxie, Aspiration, Herzstillstand und Fehlintubationen assoziiert. Nur die tägliche Anwendung von Techniken schafft optimale Bedienung sowie rasche und kompetente Lösungen in schwierigen Situationen. Dem Hinweis, dass durch Anwendung der Videolaryngoskopie die klassische Laryngoskopie mangels Training nicht mehr beherrscht wird, kann klar widersprochen werden, da bei Anwendung von Macintosh-Spateln bei Videolaryngoskopen die klassische Laryngoskopie trainiert werden kann, indem man beim Intubieren nicht auf den Monitor blickt. Dies ist allerdings bei rein »hyperangulierten« Videolaryngoskopen nicht möglich. Daher erscheinen Videolaryngoskope, bei denen unterschiedlich geformte Spatel Anwendung finden können deutlich sinnvoller und klinisch praktikabler. Nur mit solchen Systemen ist zudem hervorragendes Teaching und Training möglich. Die Inzidenzen von erschwerten Intubationen und ösophagealen Fehlintubationen können durch Implementierung der Videolaryngoskopie extrem reduziert werden. Dennoch ist es wichtig, suffiziente weiterführende Pläne für den Fall zu etablieren, dass die endotrachealen Intubation nicht gelungen ist.

Frühzeitig Hilfe anfordern

Bei Auftreten von Intubationsschwierigkeiten ist es unabdingbar, dass bereits frühzeitig nach Hilfe gerufen wird. Dies ist in vielen internationalen Algorithmen zum Thema »Der unerwartet schwierige Atemweg« unisono empfohlen. Gerade in Notaufnahmen ist die Intubation keine täglich anfallende Intervention, weshalb es als umso bedeutsamer zu erachten ist, einen kompetenten Ansprechpartner, wie einen Anästhesisten oder einen Intensivmediziner hinzuzuziehen. Frühzeitig Hilfe zu holen ist kein Zeichen von Schwäche oder Unvermögen, es zeugt vielmehr von hohem Verantwortungsbewusstsein im Sinne der Patientensicherheit. Diese Maxime stellt eine der Grundlagen von moderner »Patient Safety Culture« dar.

10.4 Supraglottische Atemwegshilfen – Larynxmaske/Larynxtubus

Für den Fall einer misslungenen Intubation, ist der Einsatz eines supraglottischen Atemwegs als Plan B zu empfehlen. In dieser Situation hat erneut die Sicherstellung der Oxygenierung die oberste Priorität. Supraglottische Atemwegshilfen sind dabei unumstritten von besonderem Wert. Es ist evident, dass dabei 2.-Generations-Produkte Anwendung finden sollten. Diese Produkte zeichnen sich durch einen zusätzlichen Tubus neben dem klassischen Beatmungtubus aus. Dieser dient als gastraler Zugangsweg durch die Spitze der Larynxmaske, welche bei korrekter

Plan B

Lage im oberen Ösophagussphinkter zu liegen kommt. Damit kommt es zu einer Trennung zwischen dem Respirationstrakt und dem gastrointestinalen Trakt, was vor allem im Falle von einer Regurgitation und Erbrechen die Aspiration effektiv verhindert, da Mageninhalt über den gastralen Port nach oben abgeleitet wird und sich so entleeren kann. Die Platzierung von supraglottischen »single-use«-Atemwegshilfen, wie der Supreme LMA™, der I-gel®-Maske oder dem Larynxtubus ist relativ einfach und zeichnet sich durch steile Lernkurven aus. Daher sollten diese Produkte vor einer Notfallanwendung im Rahmen von Training und Teaching sowohl am Phantom als auch im klinischen Einsatz Anwendung finden. Die Erfolgsraten in der Notfallanwendung für supraglottische Atemwege sind sehr überzeugend und können eine suffiziente Oxygenierung gewährleisten. Dadurch ist es dann auch möglich, durch diese Atemwegshilfen mittels flexibler Fiberoptik (Bronchoskop) und einem Exchange-Katheter einen Tubus in Seldingertechnik zu platzieren. Diese Manöver sollten allerdings dem Anästhesisten vorbehalten werden, da dieses »Exchange Manöver« einiges an Übung erfordert, um den gesicherten Atemweg nicht erneut zu verlieren.

10.5 Weiterführende Techniken

Bonfils

Alternative Techniken, um eine Intubation zu erzielen, sollten dem zu Hilfe gerufenen Atemwegsspezialisten vorbehalten bleiben, da deren Lernkurven und das kontinuierliche Training nur im Operationssaal suffizient gewährleistet werden können. Das Bonfils, ein rigides Fiberscope, ist dabei in erster Linie zu erwähnen.

Ultima ratio: Cricothyreotomie

Für den Fall, dass trotz durchlaufenem Algorithmus keine Intubation, Oxygenation und Ventilation erzielt werden konnte, stellt dann die Cricothyreotomie die »ultima ratio« dar. Dabei kann ein Punktionsverfahren wie das Quick-Trach-System oder das Melker-Set Anwendung finden. Bei diesen Verfahren wird die cricothyreoidale Membran mittels einer Nadel punktiert und gemäß einer Seldingertechnik, nach dem Einführen eines Drahtes, die Kanüle platziert. Diese Punktionsverfahren zeichnen sich durch eine sehr rasche Lernkurve aus, bergen aber auch Gefahren. Deshalb wird gegenwärtig international die »Scalpell-Bougie-Technik« als effektive und einfache Alternative propagiert. Dabei wird mit dem Skalpell der Hals in der Medianebene vertikal eröffnet und mit den Fingern stumpf in die Tiefe präpariert und so die cricothyreoidale Membran aufgesucht. Nach deren Querinzission mit dem Skalpell wird das Skalpell um 90 % verdreht und in die entstehende Öffnung ein Bougie (Eschmannkatheter) eingeführt, über den dann ein 6,0 mm Tubus eingebracht werden kann.

Möglicher Notfall-Algorithmus – Unerwartet schwieriger Atemweg

Standard: Suffiziente Präoxygenierung ($etO_2 > 80\,\%$), bzw. Oxygenierung mit THRIVE

Plan A: Intubation mit Videolaryngoskop – 2 Versuche – inkl. Spatelwechsel (D-Blade)

- Optimierung der Positionierung (Polster, BURP)
- Hilfe holen
- Oxygenierung aufrechterhalten

Plan B: Supraglottischer Atemweg (Supreme LMA™, I-Gel®, Larynxtubus)

Plan C: Alternative Technik durch zugezogenen Atemwegsexperten (Bonfils)

Plan D: Cricothyreotomie (Quick Trach, Melker Set, Scalpell-Bougie Technik)

11 Monitoring in der ZINA

Holger Gässler, Marcus Herm und Björn Hossfeld

Die Überwachung eines Patienten in der Notaufnahme erfolgt mittels einer Kombination aus apparativem und nicht-apparativem Monitoring. Dieses kann, bei speziellen Fragestellungen oder Erkrankungen, um ein erweitertes Monitoring ergänzt werden. Die Verwendung einzelner Techniken sollte standardisiert erfolgen und in einer SOP (Standard Operating Procedure) festgelegt sein, wodurch Unsicherheiten beim Personal vermieden werden können. Während das Standardmonitoring an jedem Behandlungsplatz verfügbar sein muss, genügt es, erweitertes Monitoring an speziell eingerichteten Behandlungsplätzen oder mobil (z. B. tragbarer Kapnograph) vorzuhalten.

11.1 Behandlungsplatz in der ZINA

Ausstattung

Jeder Behandlungsplatz (► Abb. 11.1) sollte für die Routine-Überwachung mit einem 3-Kanal-EKG, einer Pulsoxymetrie sowie einer nichtinvasiven Blutdruckmessung ausgestattet sein. Besonders im Bereich der Notfallbehandlung sind portable Systeme zu empfehlen, um auch während Untersuchungen wie bspw. im CT oder während weiterer Diagnostik eine kontinuierliche Überwachung gewährleisten zu können. Im Bereich der Behandlungsräume sollten Blutdruckmanschetten in verschieden Größen, eine 5-Kanal-EKG-Ableitung und Sauerstoffsättigungssensoren für Kinder vorgehalten werden. Jeder Behandlungsbereich sollte außerdem mit Temperaturmessung (tympanal), Pupillenleuchte, Stethoskop und einer Schmerzskala ausgestattet sein. Der Überwachungsmonitor sollte hierbei so positioniert sein, dass er auch im Vorbeigehen am Behandlungsplatz gemeinsam mit dem Patienten gut einsehbar ist. Dabei dürfen jedoch die bestmögliche Privatsphäre des Patienten ebenso wenig eingeschränkt werden wie medizinisch indizierte Isolationsmaßnahmen.

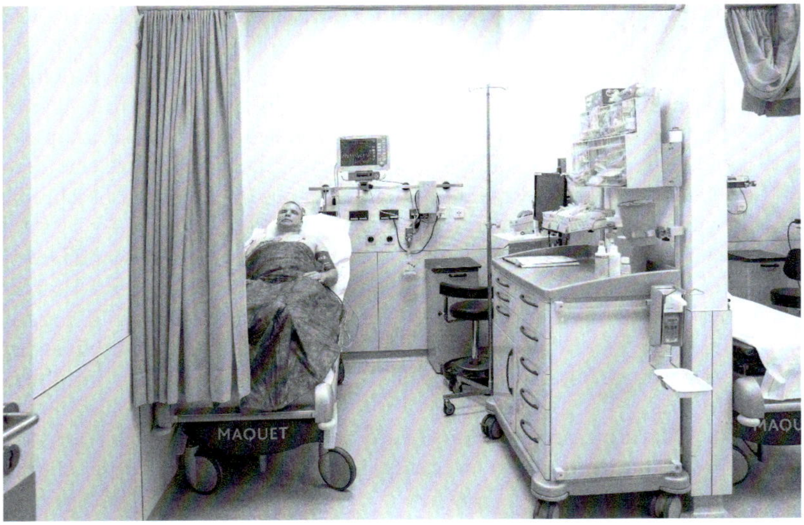

Abb. 11.1: Behandlungsplatz mit Monitoring (Foto: Sylvi Thierbach)

Zentrales Monitoring/Überwachung

Die zentrale Überwachung und Ereignisdokumentation der Patientenmonitore gewährleisten nicht nur eine lückenlose Aufzeichnung der Vitalparameter des Patienten, hierdurch ist es auch möglich, alle in der Notaufnahme in Behandlung befindlichen Patienten im Blick zu behalten, ohne dass durchgehend die Präsenz eines Mitarbeiters am einzelnen Behandlungsplatz notwendig wäre. Damit ist jederzeit sichergestellt, auf sich ändernde Vitalparameter zügig reagieren zu können. Die verwendeten Geräte sollten bei Über- oder Unterschreitung zuvor patientenadaptierter definierter Alarmgrenzen akustisch und visuell alarmieren. Das patientenspezifische Anpassen der Alarmgrenzen spielt hierbei eine entscheidende Rolle, denn zu enge Alarmgrenzen führen zu gehäuften Warnungen, die dann leicht ignoriert werden (Gewöhnung), während weit gefasste Alarmgrenzen verspätete Reaktionszeiten bei Verschlechterung der Patienten zur Folge haben können.

Ein 28-jähriger Mann stellt sich in der Notaufnahme vor, nachdem er vor ca. einer Stunde plötzlich einsetzende Palpitationen verspürt hatte. Diese dauerten ungefähr 10 Minuten und sistierten spontan. Er hatte darunter keine Schmerzen und keine Atemnot.

Aufgrund eines möglichen kardialen Hintergrunds wird der aktuell beschwerdefreie Patient umgehend zu einem Behandlungsplatz gebracht, dort wird neben der Erhebung erster Vitalparameter (HF, SpO_2, RR, AF, Temperatur) ein kontinuierliches Monitoring, bestehend aus EKG, peripherer Sättigung und nicht-invasiver Blutdruckmessung (Intervall: 10 Min.), etabliert. Da der diensthabende Arzt noch bei der Behandlung eines anderen Patienten ist, wird in der Zwischenzeit ein 12-Kanal-EKG angefertigt und ein peripher-venöser Zugang etabliert.

Bei dem weiterhin völlig beschwerdefreien und stabilen Patienten kommt es nach ca. 20 Minuten plötzlich zu einem Tachykardie-Alarm. Arzt und Pfleger, die sofort vor Ort sind, stellen eine Schmalkomplex-Tachykardie mit einer HF von 180/Min. fest, bei noch ausreichendem Kreislauf. Der Patient ist wach, orientiert, aber unruhig und beschreibt die Symptomatik gleich wie vor Aufnahme.

Bei nochmaliger genauer Betrachtung des 12-Kanal-EKGs sind Delta-Wellen zu erkennen, die zu der Verdachtsdiagnose eines Wolff-Parkinson-White(WPW)-Syndroms führen. Nach titrierter Gabe von 70 mg Ajmalin konvertiert die Tachykardie wieder in einen normofrequenten Sinusrhythmus mit einer HF von 84/Min. Der Patient ist daraufhin beschwerdefrei.

Nach kardiologischem Konsil wird der Patient auf eine internistische Überwachungsstation zur weiteren Diagnostik und Therapie aufgenommen.

11.2 Nicht-apparatives Monitoring

Bewusstsein

Die apparative Ermittlung des Bewusstseinszustandes ist technisch sehr aufwändig und hat sich in der klinischen Notfallmedizin nicht durchgesetzt. Um den Bewusstseinszustand des Patienten zu dokumentieren, hat sich vor allem die Glasgow Coma Scale bewährt (► Tab. 11.1) (Teasdale & Jennett 1974). Diese einfache, aus 3 Teilen bestehende Skala beurteilt Augenöffnung, verbale Kommunikation und motorische Reaktion. Die erhobenen Befunde werden als Punktwerte addiert. Die Punktzahl 15 ist der maximal erreichbare Wert und beschreibt einen wachen, adäquaten Patienten bei vollem Bewusstsein. Ein Patient mit dem Mindestwert von 3 Punkten präsentiert sich tief komatös.

Schmerzintensität

Verschiedene Messinstrumente versuchen, die vom Patienten subjektiv empfundenen Schmerzen zu objektivieren und damit darstellbar und vor allem vergleichbar zu machen. So ist mit Hilfe von Analogskalen neben der Erhebung eines Ausgangsbefunds auch die Darstellung des Verlaufs, und somit des Erfolgs von Therapiemaßnahmen, möglich (Schomacher 2008). Gemeinsamkeit der meisten Möglichkeiten ist die notwendige Mitarbeit des Patienten – dies erschwert bzw. verhindert die Quantifizierung bei bewusstseinsgetrübten oder bewusstlosen Patienten sowie bei kleinen Kindern (hier existieren spezielle Skalen).

Tab. 11.1: Glasgow Coma Scale (nach Teasdale & Jennett 1974)

Punkte	Augen öffnen	Verbale Kommunikation	Motorische Reaktion
6 Punkte	---	---	befolgt Aufforderungen
5 Punkte	---	konversationsfähig, orientiert	gezielte Schmerzabwehr
4 Punkte	spontan	konversationsfähig, desorientiert	ungezielte Schmerzabwehr
3 Punkte	auf Aufforderung	unzusammenhängende Worte	auf Schmerzreiz Beugesynergismen (abnormale Beugung)
2 Punkte	auf Schmerzreiz	unverständliche Laute	auf Schmerzreiz Strecksynergismen
1 Punkt	keine Reaktion	keine verbale Reaktion	keine Reaktion auf Schmerzreiz

Ein häufig verwendetes und einfach anzuwendendes Instrument mit hoher Sensitivität ist die Numerische Rating Skala (NRS), bei der der Patient mittels einer 11-Punkte-Skala (von 0 »kein Schmerz« bis 10 »stärkster vorstellbarer Schmerz«) seine aktuelle Schmerzintensität beschreiben kann (Williamson & Hoggart 2005) (▸ Abb. 11.2).

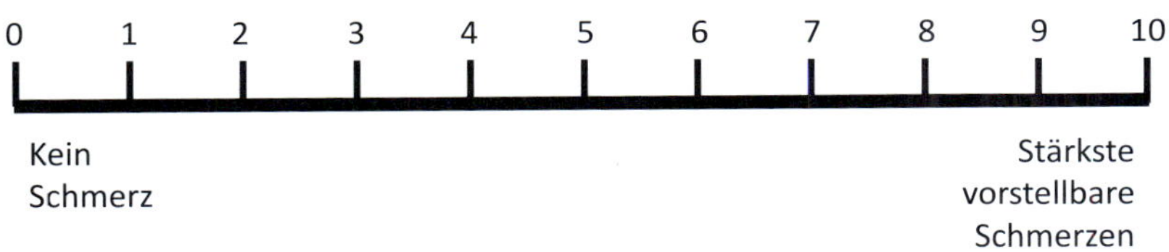

Abb. 11.2: Numerische Rating-Skala (NRS)

11.3 Einsatz des Monitorings

Nach standardisierter Erhebung der Vitalparameter im Rahmen der Ersteinschätzung (▸ Kap. 8 – Triage in der Notaufnahme) erfolgt das weitere Monitoring bedarfsadaptiert – je nach Verletzung oder Erkrankung. Besteht der Verdacht auf eine akute vitale Gefährdung oder ist mit einer Veränderung aufgrund des Einsatzes von Medikamenten zu rechnen, muss eine kontinuierliche Überwachung des Patienten sichergestellt sein. Neben der Ableitung von EKG, Pulsoxymetrie und intermittierender nicht-invasiver Blutdruckmessung sollten auch Bewusstseinsgrad und Schmerzintensität regelmäßig erhoben werden (Thierbach et al. 2003). Zur Diagnostik bzw. zum Ausschluss einzelner, isolierter Verletzungen, die keinen Einfluss auf vitale Funktionen haben, bedarf es keiner kontinuierlichen Überwachung. Einsatz und Ausmaß der Überwachung sollten vom medizinischen Leiter der ZINA in SOPs festgelegt werden.

Eine 23-jährige Patientin wird vom Rettungsdienst in die Notaufnahme eingeliefert. Sie hatte als angeschnallte Fahrerin eines PKW innerorts einen Auffahrunfall (ca. 30 km/h). Vom RTW-Personal wurde eine HWS-Immobilisation angelegt. Die beschwerdefreie Patientin gibt keine Schmerzen sowie keine Vorerkrankungen oder Dauermedikation an.

Nach Erhebung der ersten Vitalparameter (HF 92/Min., SpO_2 99 %, RR 145/85 mmHg, GCS 15) wird die Patientin zum Behandlungsplatz gebracht, wo eine komplette körperliche Untersuchung durch den Unfallchirurgen durchgeführt wird. Hierfür wird kein kontinuierliches Monitoring angebracht. Bei unauffälligem körperlichem Untersuchungsbefund und nach Ausschluss aller Risikofaktoren entsprechend der Canadian C-Spine Rules wird der HWS-Immobilisationskragen vorsichtig abgenommen und eine Untersuchung der HWS durchgeführt. Da auch diese unauffällig ist, kann die Patientin ohne weitere Überwachung oder radiologische Diagnostik nach Hause entlassen werden. Vorher wird sie über das mögliche Auftreten von Nackenbeschwerden in den kommenden Tagen aufgeklärt und erhält hierfür eine symptomatische Therapie.

Für die Nutzung des kontinuierlichen Monitorings kann auch, zur Schonung personeller Ressourcen, die Indikation erweitert werden, wenn zwar keine Kompromittierung vitaler Funktionen zu erwarten ist, im Verlauf jedoch relevante Veränderungen des Patientenzustands möglich erscheinen. Hier ist als eine Möglichkeit die Nutzung der Pulsoxymetrie zur Überwachung der peripheren Durchblutung einer Extremität zu nennen. Während die Doppler-Ultraschalluntersuchung eines Gefäßes nur diskontinuierlich verfügbar ist, kann die pulsoxymetrische Signalintensität kontinuierlich erfasst werden und im Verlauf Rückschlüsse über die Entwicklung geben. Dies ermöglicht, auch unter Nutzung einer zentralen Überwachung, ein frühzeitiges Reagieren bei Aggravation der Symptomatik.

Ein 48-jähriger Mann wird vom Rettungsdienst in die Notaufnahme eingeliefert, nachdem er durch einen Sturz eine geschlossene, leicht dislozierte Unterarm-Fraktur rechts erlitten hat. Es bestehen keine weiteren Verletzungen. Die Fraktur wurde prähospital geschient, der Patient gibt lediglich leichte Schmerzen (NRS 2) an.

Nach Aufnahme und Erheben der ersten Vitalparameter (HF 83/Min., SpO_2 98 %, RR 138/78 mmHg, GCS 15) erfolgt eine symptomorientierte Untersuchung der oberen Extremität rechts: Durchblutung, Motorik und Sensibilität sind distal der Fraktur vollständig erhalten. Da der zuständige Chirurg noch in einer laufenden Operation gebunden und nicht sofort verfügbar ist, wird ein kontinuierliches Sättigungsmonitoring an der Hand rechts etabliert.

Ca. 30 Minuten später gibt dieses Monitoring Alarm, da kein Signal mehr ableitbar ist. Auf detaillierte Nachfrage seien die Schmerzen etwas stärker geworden. Der Patient kann die rechte Hand nur noch teilweise bewegen und gibt Parästhesien an, die Rekapillarisierungszeit ist deutlich verlängert. Der sofort hinzugezogene diensthabende Arzt der ZINA führt unter leichter Analgosedierung einen achsengerechten Längszug durch, kurz darauf ist der Radialispuls wieder kräftig tastbar, Motorik und Sensibilität normalisieren sich.

Wenige Minuten später erscheint der diensthabende Chirurg, der nach Übergabe und Untersuchung die Indikation zur zeitnahen operativen Versorgung stellt.

11.4 Erweitertes Monitoring

Invasive arterielle Blutdruckmessung

Die invasive arterielle Blutdruckmessung gehört nicht zur routinemäßig durchgeführten Überwachung des Patienten in der Notaufnahme und ihr Einsatz bleibt speziellen Indikationen vorbehalten, dennoch sollte sie, auch außerhalb des Schockraums, an mindestens einem Überwachungsplatz verfügbar sein.

Im Gegensatz zur nicht-invasiven diskontinuierlichen Blutdruckmessung bietet die invasive intraarterielle Messung den Vorteil einer kontinuierlichen Überwachungsmöglichkeit der Hämodynamik. Dadurch ist gerade bei kardiozirkulatorisch instabilen Patienten auch eine bessere Therapiesteuerung möglich, des Weiteren dient sie einem schnelleren Erkennen der Auswirkungen kardiozirkulatorischer Störungen, beispielsweise bei höhergradigen Herzrhythmusstörungen. Gegenüber der nicht-invasiven Messung ist die Messgenauigkeit deutlich erhöht, vor allem bei großem Oberarm-Umfang, wo eine verlässliche Messung mittels Blutdruckmanschette gelegentlich nur schwer gelingt. Eine weitere Indikation zur arteriellen Kanülierung ist bei schwerwiegenden respiratorischen Störungen gegeben, wenn mehrfache arterielle Blutentnahmen für Blutgasanalysen notwendig werden.

Die Anlage des arteriellen Katheters erfolgt zumeist in der A. radialis, gelegentlich auch in der A. brachialis oder A. femoralis. Die Anwendung der auf dem Markt befindlichen Systeme erfolgt entweder in Seldinger-Technik (vergleichbar zur ZVK-Anlage) oder mittels Kunststoffverweilkanüle über Stahlkanüle (vergleichbar zur Venenverweilkanüle), wobei bei schwierigen Gefäßpunktionen (Periphere arterielle Verschlusskrankheit (paVK), Schock etc.) der Seldinger-Technik der Vorzug gegeben werden sollte. Nach Anlage des Katheters und Anschluss des Druckaufnahme-Systems wird der Druckaufnehmer auf Höhe der Thoraxmitte des Patienten positioniert, anschließend bedarf es noch eines Nullabgleichs des Systems.

Mögliche Fehlerquellen bei der invasiven Druckmessung, die zu einer Dämpfung des Drucksignals und der Druckkurve führen, sind kleine Luftblasen im Zuleitungssystem sowie Blutgerinnsel im Katheter oder System. Daher ist auf ein vollständiges Entlüften des Systems vor Anschluss an den arteriellen Katheter sowie auf eine kontinuierliche Spülung mittels Spülsystem zu achten.

CO_2-Messung beim wachen, spontan atmenden Patienten

Diverse in der Akutmedizin verwendete Medikamente weisen unerwünschte Wirkungen auf. Vor allem intravenös applizierte Sedativa (z. B. Benzodiazepine), Opioidanalgetika oder die Kombination von beiden können zu Bewusstseinsverlust sowie Atem- und Kreislaufdepressionen führen. Der Grat zwischen ausreichender Analgosedierung und relativer Überdosierung mit Bedrohung der Vitalfunktionen ist bei verschiedenen Medikamenten sehr schmal, eine engmaschige Überwachung des Patienten ist daher obligat. Dazu gehört, neben der selbstverständlichen klinischen Beobachtung des Patienten, die apparative Überwachung der Vitalparameter (Pulsoxymetrie, EKG und Blutdruck).

Beim beatmeten Patienten bildet die Kapnografie den Standard zum Monitoring der Ventilation (Whitaker & Benson 2016). Darüber hinaus bietet die Kapnografie auch beim spontan atmenden Patienten eine gute Option, um die Atmung des Patienten qualitativ zu beurteilen. Dazu können z. B. die offene CO_2-Leitung im Nebenstrom-Messverfahren unter der Sauerstoffmaske des Patienten fixiert oder speziell von der Industrie angebotene kombinierte O_2-Nasenbrillen mit einem »löffelförmigen« CO_2-Probenkollektor verwendet werden (z. B. Oridion Smart Capno Line plus O_2, Covidien, Neustadt/Donau) (▸ Abb. 11.3).

Bei der Überwachung des spontan Atmenden ist der angezeigte absolute endtidale CO_2-Wert den in der arteriellen Blutgasanalyse (BGA) gemessenen Werten nicht so gleichzusetzen, wie dies bei lungengesunden, intubierten und beatmeten Patienten der Fall wäre. Trotzdem bietet die Betrachtung der Kapnographie-Kurve einen Eindruck von Atemfrequenz und -regelmäßigkeit, hilft also somit bei der Detektion von z. B. durch die Analgosedierung getriggerten Atempausen. Dabei ist die Überwachung der Atemfrequenz mittels Kapnographie beim spontan atmenden Patienten der Thoraximpedanzmessung überlegen (Gaucher et al. 2012). Zur Interpretation des endtidalen CO_2-Wertes muss dem Anwender allerdings die Beeinflussung nicht nur durch die Qualität und Quantität der Atmung, sondern immer auch durch die Kreislaufsituation des Patienten bewusst sein (Ortega et al. 2012). Diese wiederum kann ebenfalls mit der Güte der Analgesie bzw. Sedierung korrelieren.

Damit ist die Kapnografie beim spontan atmenden Patienten ein hilfreiches Tool in der ZINA, welches allerdings eines gewissen Erfahrungsschatzes zur Interpretation bedarf.

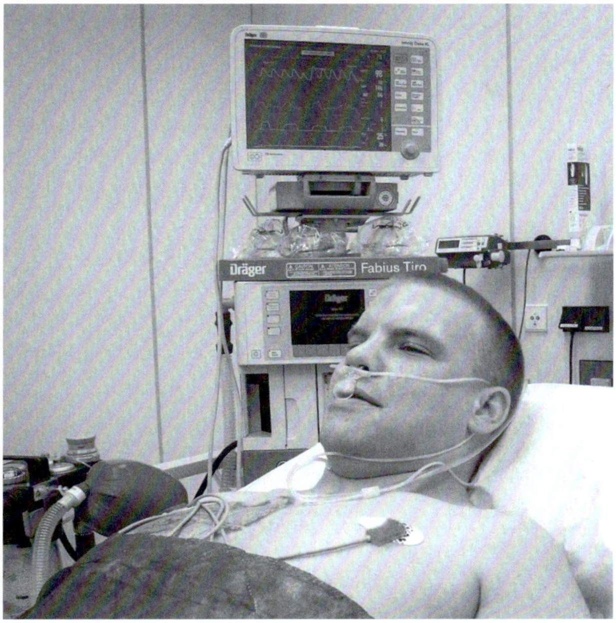

Abb. 11.3: CO_2-Messung beim spontan atmenden Patienten (Foto: Sylvi Thierbach)

Monitoring im Rahmen einer Kurznarkose

Die Durchführung einer Kurznarkose in der Notaufnahme, z. B. im Rahmen einer Gelenkreposition, erfordert neben dem oben aufgeführten Standardmonitoring eine zusätzliche apparative Ausstattung. Hierzu haben die Deutsche Gesellschaft für Anästhesiologie und Intensivmedizin e. V. (DGAI) und der Berufsverband Deutscher Anästhesisten e. V. (BDA) Empfehlungen für die »Mindestanforderungen an den anästhesiologischen Arbeitsplatz« verabschiedet (DGAI 2013). Neben einer kontinuierlichen EKG- und Pulsoxymetrie-Überwachung sowie der diskontinuierlichen Blutdrucküberwachung bedarf es folgender Monitoring-Ausstattung unmittelbar am Arbeitsplatz:

- der Überwachungsmöglichkeit der Beatmungsparameter (u. a. Atemwegsdruck, expiratorisches Atemvolumen),
- einer patientennahen Atemgasüberwachung (hierzu gehört die Messung der Sauerstoff- und Kohlendioxidkonzentration in der Atemluft des Patienten sowie bei Einsatz von Narkosegasen ein Anästhesiemittel-Überwachungsgerät).

Folgende Geräte sollten zudem zeitnah verfügbar sein:

- eine Überwachungsmöglichkeit der Körpertemperatur,
- ein Blutzucker-Messgerät und
- bei Einsatz von Muskelrelaxantien ein Relaxometer.

Damit werden an den Anästhesie-Arbeitsplatz in der Notaufnahme dieselben Bedingungen geknüpft, wie sie auch für den OP-Bereich gelten. Ein Abweichen hiervon (vor allem ein Unterschreiten der Mindestanforderungen) ist auch in Funktionsbereichen wie der Notaufnahme sowie bei der Durchführung von kurzen (ambulanten) Narkosen nicht zulässig.

11.5 Literatur

DGAI – Deutsche Gesellschaft für Anästhesiologie und Intensivmedizin e. V., Berufsverband Deutscher Anästhesisten e. V. (Hrsg.) (2013): Mindestanforderungen an den anästhesiologischen Arbeitsplatz. Anästh Intensivmed, 54, S. 39–42

Gaucher, A./Frasca, D./Mimoz, O. et al. (2012): Accuracy of respiratory rate monitoring by capnometry using the Capnomask® in extubated patients receiving supplemental oxygen after surgery. British Journal of Anaesthesia, 108 (2), S. 316–320

Ortega, R./Connor, C./Kim, S. et al. (2012): Monitoring ventilation with capnography. New England Journal of Medicine, 367 (19), e27

Schomacher, J. (2008): Gütekriterien der visuellen Analogskala zur Schmerzbewertung. Physioscience, 4 (3): S. 125–133

Teasdale, G./Jennett, B.J. (1974): Assessment of coma and impaired consciousness. A practical scale. Lancet, 304 (7872): S. 81–84

Thierbach, A./Maybauer, M./Piepho, T. et al. (2003): Monitoring in der Notfallmedizin. Notfall & Rettungsmedizin, 6: S. 206–218

Whitaker, D.K./Benson, J.P. (2016): Capnography standards for outside the operating room. Current Opinion in Anaesthesiology, S. 1–8

Williamson, A./Hoggart, B. (2005): Pain: a review of three commonly used pain rating scales. J Clin Nurs, 14 (7), S. 798–804

12 Schnittstellen

12.1 Intelligentes Labor in der Interdisziplinären Notaufnahme (INA)

Dieter Mühlbayer

In beträchtlichem Umfang bestimmen labormedizinische Analyseergebnisse den Erfolg der klinischen Medizin in Bezug auf Diagnose, Therapieentscheidung, Verlaufsbeurteilung und Prognosestellung.

In der Vergangenheit haben Laboratorien lediglich in den Kernarbeitszeiten an Werktagen das volle Parameterspektrum und außerhalb dieser Zeiten lediglich ein deutlich reduziertes Angebot als sogenanntes Notfall-Labor im Sinne von Vitalparametern vorgehalten. Heutzutage muss ein möglichst umfangreiches Parameterangebot im 24/7/365-Modus angeboten werden, da in der modernen DRG-ausgerichteten Medizin nur ein kontinuierlicher Workflow neben dem medizinischen auch einen wirtschaftlichen Erfolg garantiert. Es müssen daher alle Partner im System aufeinander abgestimmt maximal synergistisch arbeiten, um den gewünschten Benefit herbeizuführen.

Voraussetzungen für den medizinischen und wirtschaftlichen Erfolg sind bzgl. Laborseite eine Ausstattung mit qualifiziertem Fachpersonal (MTLA, Laborärzte, Mikrobiologen, Transfusionsmediziner) sowie einem adäquaten Gerätespektrum. Das Können des Laborpersonals muss sich von teil- und vollautomatisierten bis zur Beherrschung manueller Analysetechniken erstrecken. Aber auch das im prä- und postanalytischen Stadium eingesetzte laborexterne Personal (Rettungsdienst inkl. Notarzt, Pflege, Kliniker) muss hervorragende Kenntnisse in Materialentnahme, Probenversand und Befundinterpretation besitzen, um letztlich erfolgreiche Medizin zu praktizieren.

Idealerweise sind die labormedizinischen Kompetenzen, bestehend aus klinischer Chemie im erweiterten Sinn, Mikrobiologie und Transfusionsmedizin, in einem Institut oder Zentrum gebündelt, damit die Laboranforderung mit minimalem administrativem Aufwand und geringen Materialvolumina (Patient Blood Management) erfolgen kann. Weitere Vorteile dieser Struktur sind die Bündelung der Laborergebnisse in einem kumulativen Befund und das Vorhandensein lediglich eines Ansprechpartners bzw. einer Kontaktadresse für eventuelle Rückfragen. Letztlich runden betriebswirtschaftliche Vorteile durch Vermeidung von Doppelvorhaltungen (z. B. Bereich Probenannahme, Abrechnungswesen, EDV-Betreuung) die o. g. Organisationsform ab.

Der Prozess einer Laboruntersuchung setzt sich aus den Teilschritten Präanalytik, Analytik und Postanalytik zusammen. Um eine optimale laboranalytische Notfallversorgung zu gewährleisten, ist die sachgerechte Umsetzung nachfolgender Prozesse in den vorgenannten Bereichen der Laboruntersuchung zwingend durchzuführen, um qualitativ hochwertige Analyseergebnisse zeitnah mit minimalem Einsatz finanzieller Ressourcen zu erhalten:

1. Präanalytik:
   - Sachgerechte Materialentnahme (geeignete Probengefäße, richtige Reihenfolge der Probengefäße bei der Blutentnahme, um Störfaktoren bei möglicher Antikoagulanzien-Verschleppung bedeutungslos zu machen)
   - Merke: Erst Laborprobenentnahme, dann iatrogene Maßnahme (Bsp.: Blutentnahme für Blutkulturen *vor* Antibiotikagabe; Blutentnahme für PSA-Bestimmung *vor* rektaler digitaler Untersuchung)
   - Sichere Probenidentifikation (auch präklinisch durch den Rettungsdienst)
   - Beleglose EDV-Anforderung der Laborkenngrößen (Order Entry). Hilfreich ist die Einrichtung symptomorientierter Panelanforderungen, welche sowohl vom Kliniker als auch vom Laborpersonal bei Vorhandensein zusätzlicher Informationen sinnvoll erweitert (z. B. Reflextesting: Bestimmung der freien Schilddrüsenhormone bei nicht nachweisbarer TSH-Konzentration) aber auch reduziert werden können (Bsp.: Entfernung der hCG-Anforderung bei männlichen Patienten oder Kindern)
   - Angabe von Zusatzinformationen (z. B. (Verdachts-)Diagnose, Entnahmeort des Materials bei bakteriologischen Untersuchungen, Anti-D-Prophylaxe appliziert etc.)
   - Ein weiterer Vorteil bietet die sogenannte »Standby«-Anforderung, bei der das Material dem Labor zugeleitet und dort lediglich sachgerecht verwahrt wird. Im Falle der akuten Notwendigkeit kann die Analytik telefonisch umgehend aktiviert werden, ohne Zeit für Probenentnahme und -versand aufwenden zu müssen (Bsp.: Transfusionsserologische Untersuchungen für ZNA- und Kreissaalpatientinnen).
   - Hygienerelevante Aspekte sind zwingend zu berücksichtigen, d. h., Risikopatienten sind nach vorhandenen Checklisten zu identifizieren und entsprechend auf Vorliegen Multiresistenter Erreger (MRE) wie MRSA, MRGN und VRE zu testen.
   - Zügiger und schonender Transport der Proben ins Labor
   - Unterstützung des klinischen Personals durch das Labor mittels Formulierung präanalytischer Essentials auf einer Posterübersicht.
2. Analytik:
   - Analytik mit antikoagulierten Proben, um Aufbereitung (Zentrifugation) und Analytik ohne Zeitverlust in Gang setzen zu können.

- Rechnerisch ableitbare Kenngrößen sind mittels EDV zu berechnen und dem Einsender stets zur Verfügung zu stellen (Bsp.: Glomeruläre Filtrationsrate nach MDRD, Retikulozytenproduktionsindex, Derived Fibrinogen)
- Switch auf manuelle Analytik muss vom Laborpersonal beherrscht werden, um valide Ergebnisse zu ermitteln (Bsp.: Abklärung einer unklaren Thrombozytopenie mittels Ausstrichpräparat, ggf. Durchführung einer Kammerzählung)
- Das angebotene Parameterspektrum sollte nicht nur Kenngrößen zur Identifizierung vitaler Bedrohungen umfassen, sondern sehr umfangreich sein, um weitreichend pathologische Zustände des Patienten aufzuzeigen. So kann der Patient im Falle einer stationären Aufnahme umgehend im diagnostisch relevanten Klinikbereich untergebracht werden. Mittels der vorgenannten Vorgehensweise können Liegetage in spürbarem Umfang eingespart und somit die Betriebswirtschaftlichkeit signifikant gesteigert werden.
- Unterstützung und Beschleunigung der Analytik durch laborinterne Vorhaltung einer sogenannten VIP-Datei (= very ill person), in der auf Grund von Voraufenthalt(en) des Patienten wichtige Informationen bezüglich analytischer Besonderheiten und Vorerkrankung(en) enthalten sind.
- Geeignete Archivierung der eingegangenen Proben im Labor, um bei Bedarf Ausgangskonzentrationen bzw. -aktivitäten auch nach Tagen noch analysieren zu können (Bsp.: Risikoparameter für Gefäßereignisse wie AMI, Schlaganfall oder Thrombose, welche bereits 8 h nach Ereignis durch die eintretende Akute-Phase-Reaktion verändert wären)

3. Postanalytik:
   - Einsehbarkeit der Laborresultate für den Kliniker unmittelbar nach Übergabe der Ergebnisse vom Analysegerät in die Labor-EDV. Wichtig in diesem Zusammenhang ist die Kennzeichnung, ob eine Validierung und Freigabe vom Labor bereits durchgeführt wurde oder noch nicht erfolgte.
   - Telefonische Rückmeldung durch das Laborpersonal an den Einsender im Falle vital bedrohlicher Laborergebnisse (Kenngrößen und Grenzen im Vorfeld gegenseitig vereinbart)
   - Telefonische Rückmeldung bzgl. zusätzlicher vom Labor erkannter Diagnosen (Bsp.: Vorliegen einer hämatologischen Erkrankung, z. B. in Form einer CLL; Vorliegen eines Chylomikronämiesyndroms, was als Ursache eines akuten Abdomens in Betracht kommt).
   - Berücksichtigung der circadianen Rhythmik von Kenngrößen bei der Interpretation (z. B. TSH-Konzentration um Mitternacht ca. 30 % höher als am Morgen)

Von Laborseite sind neuartige Verfahren, welche den medizinischen Fortschritt abbilden und klinische Entscheidungen sicherer und kompetenter möglich machen, zeitnah zu implementieren (Bsp.: Rotationsthrombelastometrie (ROTEM®) für ein suffizientes Gerinnungs- und Patient Blood Management; Gerinnungsparameter zur Bestimmung der Plasmaspiegel nach Einnahme neuer oraler Antikoagulanzien (NOAK); Thrombozytenaggregometrie mittels Multiplate zur Überprüfung der Wirksamkeit von Thrombozytenaggregationshemmern).

Adäquate Indikationsstellung und penible Umsetzung der präanalytischen Laborregeln durch das klinische Personal in Verbindung mit qualitativer, präziser Laboranalytik und anschließender kompetenter Befundinterpretation unterstützt eine zuverlässige und zeitnahe Patientenversorgung in der INA in erheblichem Umfang.

Die Umsetzbarkeit des oben beschriebenen Laboraufwandes lässt sich gut etablieren und ist gleichzeitig betriebswirtschaftlich attraktiv umzusetzen. Der finanzielle Einsatz für das Gesamtlabor braucht hierbei einen Umfang von 3 % des Gesamtumsatzes des Hauses nicht überschreiten.

12.2 Schnittstelle ZNA: Periphere Station, Aufnahmestation und Decision-Unit

Oliver Kinder

Eingangsportal ZNA

Die ZNA ist nicht nur Eingangsportal und Aushängeschild eines Krankenhauses, sondern vor allem als Weichensteller und Wegbereiter für die Patienten auf dem Weg des Abenteuers »Aufenthalt Krankenhaus« zu verstehen. So gilt es hier den richtigen Weg für die richtige Weiterbehandlung, vielleicht sogar auch bei noch nicht gesicherter Diagnose, einzuschlagen, ohne andere Wege zu verschließen.

Die Schnittstellenbearbeitung spielt in der ZNA eine wesentliche Rolle. Der Begriff bedarf aber einer weiteren Erklärung. Als Schnittstelle ist hier eine Kommunikationsplattform zu verstehen, die die Sprache der ZNA in die Sprache der weiterbehandelnden Abteilungen zu übersetzen vermag. Da sich die Arbeitsabläufe in der ZNA wesentlich von denen der peripheren Stationen, Intensivstationen oder auch der Operationsabteilung unterscheiden, ist eine Kommunikationsplattform erforderlich, um die in der zentralen Notaufnahme begonnene Befunderhebung und Behandlung konsequent weiterzuführen. Es müssen stets alle Berufsgruppen, sowohl in der ZNA als auch in den weiterbehandelnden Abteilungen, über den Patienten Bescheid wissen, was bereits durchgeführt wurde und was als nächstes zu tun ist.

Der Dreh- und Angelpunkt liegt in der Erstellung eines Aufnahmeberichtes, der in eindeutiger Weise alle erhobenen Befunde dokumentiert und Anordnungen für die Weiterbehandelnden festlegt.

Periphere Station

Am Anfang steht die ZNA. Über die Schnittstelle wird der Patient nun der weiteren Behandlung zugeführt. Dies ist in der Regel die periphere Station. Hier muss die Kommunikation verständlich sein. Vorgänge und Arbeitsschritte, die in der zentralen Notaufnahme Routine sind, sind auf der peripheren Station nicht gängig. So muss die Schnittstelle hier für eine reibungslose Kommunikation in Form von eindeutigen Anordnungen, einer strukturierten Übergabe und Erhebung der ärztlichen und pflegerischen Anamnese und Befundung Sorge tragen. Patienten, die auf die periphere Station verlegt werden können, sollten einen Behandlungs- und Therapieplan erhalten, der bis zur Visite, z.B. am nächsten Morgen, Gültigkeit behält. Natürlich bedeutet das nicht, dass der Patient an diesem Tag nicht mehr visitiert werden darf oder von der Pflege nicht mehr gesehen wird.

Aufnahme auf die periphere Station

Anamnese: Männlicher Patient, 86 Jahre, zu Hause gestürzt.
Diagnose: Mediale Schenkelhalsfraktur rechts.
Geplante Therapie: Operation (zementierte Hüftkopfprothese rechts).
Prozedere: Dieser Patient wird über die Aufnahmestation der peripheren Station zugeführt und in Abstimmung mit der chirurgischen Abteilung im Verlauf operiert.

Aufnahmestation

Die Aufnahmestation kann verschiedene Funktionen erfüllen. Sie kann die ersten ärztlichen Anordnungen ausführen, die pflegerische Verwaltungsarbeit erledigen, wie Kurven erstellen, Untersuchungen anmelden, gegebenenfalls Behandlungsverträge aushändigen oder auch den Patienten z. B. über Nacht beherbergen, bis über das Bettenmanagement am nächsten Morgen ein freies Zimmer gefunden wird. Die Patienten können hier gegebenenfalls auch am Monitor überwacht werden. Die Patienten, die der Aufnahmestation zugeführt werden, bleiben defintiv in stationärer Behandlung.

Decision Unit

Sollte hingegen nach Ende der Behandlung und Befunderhebung in der zentralen Notaufnahme weder die Diagnose klar sein noch die Befunderhebung abgeschlossen sein, vielleicht sogar nicht einmal klar sein, ob die weitere Therapie und Befunderhebung stationär erfolgen muss, kann der Patient der Decision Unit zugeführt werden (»Decision«: engl. Entscheidung). Idealerweise befindet sich die Decision Unit in unmittelbarer räumlicher Nähe zur ZNA, sodass es dem aufnehmenden Personal, dazu zählen sowohl die Pflegekräfte als auch die Ärzte, einfach gemacht wird, die Dynamik des Krankheitsverlaufes zu verfolgen. Hierzu gehört die Beurteilung und Dokumentation des klinischen Verlaufs, wie auch ggf. engmaschige Laborkontrollen, EKG-Kontrollen, Sonografiekontrollen und evtl. sogar Röntgenkontrollen. Erste Therapien in Form von Analgetikagaben, Infusionstherapien, ggf. Abführmaßnahmen usw. können hier durchgeführt werden. Konsile der Fachabteilungen können durchgeführt werden. Innerhalb von weniger als 24 h muss allerdings eine Entscheidung getroffen werden, ob der Patient in die weitere ambulante Behandlung entlassen werden kann oder stationär aufgenommen werden muss. Es kann hier auch notwendig sein, die häusliche Versorgungssituation des Patienten zu klären.

Aufnahme auf die Decision Unit

Anamnese: Weibliche Patientin, 27 Jahre, seit einigen Tagen rechtsseitige Unterbauchschmerzen. Stellt sich abends in der zentralen Notaufnahme vor. Kein Fieber, kein Erbrechen, Druckschmerz im rechten Unterbauch ohne Abwehrspannung.
Diagnose: Weiterhin unklare Bauchschmerzen, Appendizitis nicht sicher auszuschließen.
Geplante Therapie: Laborverlaufskontrolle, klinische Verlaufskontrolle, gynäkologisches Konsil.
Prozedere: Aufnahme auf die Decision Unit um nach stattgehabtem gynäkologischem Konsil und Beurteilung des Verlaufes innerhalb der nächsten 24 h die Patientin je nach Diagnose der Chirurgie oder der Gynäkologie zuzuführen respektive in die hausärztliche Obhut zu entlassen.

Ausgangsportal ZNA

Wurde der Patient in der ZNA aufgenommen, so wird er durch die Schnittstelle einer der weiteren Abteilungen zugeführt oder in die ambulante Weiterbehandlung entlassen. Ein Weg zurück in die zentrale Notaufnahme ist nicht vorgesehen. Der Patient wird mit Therapieplan und Behandlungskonzept den weiteren Behandlungsstellen zugeführt, eine Rückverlegung des Patienten aus der peripheren Station, Aufnahmestation oder der Decision unit in die ZNA ist nicht möglich

12.3 OP-Management

Gerhard Kütemann

Das OP-Management organisiert und leitet die operative Patientenversorgung in den Krankenhäusern und Kliniken.

Unter dem ökonomischen Druck der Krankenhausfinanzierung haben nahezu alle Krankenhäuser organisatorisch ein OP-Management etabliert, um in einem der ressourcen- und somit kostenintensivsten Komplexen des Krankenhauses die durch die »Diagnosis Related Groups« (DRG) vorgegebenen Finanzierungsgrenzen nicht zu überschreiten.

Die Stellung des OP-Managements ist heute nach wie vor geprägt von der Frage, wer wann welche Entscheidungen treffen darf und beschränkt sich häufig auf die Koordination der Partikularinteressen der beteiligten unterschiedlichen Berufsgruppen.

OP-Management bedeutet jedoch mehr. Es ist eine Grundeinstellung, ein Bewusstsein und hat die Aufgabe, ökonomisches Denken mit medizinischer Wertevorstellung zu verbinden (Ansorg et al. 2006).

Ziel des OP-Managements ist ein effizienter Betrieb der operativen Patientenversorgung, der bei ausgeprägter Patientenorientierung mit motivierten Mitarbeitern und hohem Auslastungsgrad die wirtschaftlichen, qualitativen und rechtlichen Anforderungen an die Patientenversorgung erfüllt.

Handlungsfelder des OP-Managements

Es ist Aufgabe des OP-Managements, die übergeordneten Unternehmensziele auf dessen Bereiche zu operationalisieren und umzusetzen. Die Aufgaben lassen sich in strategische und operative Handlungsfelder unterteilen.

Strategisches OP-Management

Das strategische OP-Management befasst sich mit der grundlegenden Aufbau- und Ablauforganisation der operativen Patientenversorgung.

Im Rahmen der strategischen OP-Planung werden die Nachfrage nach OP-Kontingenten und die zur Verfügung stehenden Ressourcen mit dem Ziel einer optimalen Allokation zusammengeführt (Busse 2005).

Die Festlegung eines OP-Statutes, die Investitionsplanung und eine bedarfsorientierte Personalentwicklung sind weitere Beispiele für strategische Handlungsfelder.

Operatives OP-Management

Das operative OP-Management koordiniert den OP-Betrieb im Tagesgeschehen mit dem grundsätzlichen Ziel der Planeinhaltung und einer optimalen Auslastung.

Der geplante Tagesablauf in den Operationssälen und Eingriffsräumen ist ein stochastischer Prozess, der in unterschiedlichsten Bezügen stets variiert. Beispielhaft genannt seien hier Gründe von Patientenseite, wie fehlende Nüchternheit oder zu spätes Erscheinen, sowie abweichende Prozesszeiten, exemplarisch genannt prolongierte oder verkürzte Einleitungs-, beziehungsweise Schnitt-Naht-Zeiten.

Die Notfallintegration in den geplanten OP-Ablauf ist eine der größten Herausforderungen im operativen OP-Management, da ein Zielkonflikt zur Planeinhaltung entsteht. Im Spannungsfeld der OP-Auslastung, zur erforderlichen Reaktion auf notwendige Notfallkapazitäten, ist die rechtzeitige Information und detaillierte Kommunikation zur erforderlichen Notfallversorgung absolut entscheidend. Der Schnittstelle zur zentralen beziehungsweise interdisziplinären Notaufnahme, als Hauptanforderungsstelle, kommt vor diesem Hintergrund eine herausragende Bedeutung zu.

Die Schnittstelle ZNA und OP-Management

Eine Schnittstelle bezeichnet grundsätzlich den Punkt einer Begegnung oder einer Koppelung zwischen 2 Systemen und oder deren Grenzen zueinander. Eine Schnittstelle übernimmt die Übersetzungs- und Vermittlungsfunktion zwischen den gekoppelten Systemen (Halbach 1994).

Mit dem OP-Management und der zentralen Notaufnahme stehen sich zwei Systeme mit ähnlicher Komplexität gegenüber, die durch Interdisziplinarität, unterschiedliche Berufsgruppen, Stochastik und eine Schnittstellenvielfalt geprägt ist.

In der Versorgungskette von Notfällen besteht für die Patienten an den Schnittstellen der Versorgungbereiche, wie beispielsweise OP und ZNA, ein zusätzliches Gefährdungspotenzial (Lendemans 2012).

Diese Schnittstelle zwischen dem OP-Management und der ZNA muss demnach organisiert und definiert werden.

Prämissen der Schnittstellendefinition

Die Hauptprämisse zur Definition der Schnittstelle ist die Eindeutigkeit ohne Interpretationsspielräume für die Akteure. Durch die eindeutige Festlegung ist eine Reduktion der dargestellten Komplexität möglich. Eindeutigkeit

Weitere Prämissen sind:

- Rechtzeitigkeit:
  Es sollte definiert werden, wann informiert wird, um einerseits ausreichend Vorlauf zu haben, aber andererseits keine unnötigen Prozesse

auszulösen. Ein Beispiel wäre der Zeitpunkt der Indikationsstellung für eine Operation.

- Vollständigkeit:
  Zum Zeitpunkt der Verständigung sollten alle relevanten Informationen vorliegen, um unter Zeitdruck Nachfragen zu vermeiden.
- Verbindlichkeit:
  Wenn ein dringender Notfall sich wiederholt als subakut darstellt, wird die Information relativiert wahrgenommen und bei einem echten Notfall nur mehr verzögert reagiert.

Inhalte der Schnittstellendefinition

Es sollten unterschiedliche, definierten Dringlichkeitsstufen zugeordnete, Alarmschemata etabliert werden. Beispielsweise kann es sinnvoll sein, das OP-Management bereits bei der Anmeldung eines Schockraumpatienten zu informieren, um bei der Organisation der Notfallkapazität nicht unnötig Zeit zu verlieren.

Dringlichkeitsstufen

Folgende Dringlichkeitsstufen sind relevant und sollten inkl. der Reaktionszeit ausgearbeitet werden (Bause et al. 2011):

- Soforteingriffe (vitale Eingriffe z. B. akute Blutungen)
- Dringliche Eingriffe (z. B. Appendektomien oder Ileus)
- Geplante (dringliche) Eingriffe (z. B. Malignome, Probeexzisionen)
- Elektive Eingriffe (z. B. Endoprothetik, kosmetische Operationen)

Der Verlust von Patienteneigentum stellt an der Schnittstelle zwischen der ZNA und dem Operationsbereich nach Notfallsituationen ein häufiges Ärgernis dar und soll deshalb an dieser Stelle explizit erwähnt werden.

Es ist zu empfehlen, für den Umgang mit Patienteneigentum eine Standardprozedur zu hinterlegen, welche die beteiligten Akteure in die Verantwortung nimmt und das Eigentum der Patienten und seiner Angehörigen sichert.

Abschließend betrachtet wird eine kooperative und von Respekt geprägte Zusammenarbeit und Kommunikation von einer regelmäßigen Besprechungsroutine zwischen dem OP-Management und der ZNA weiterentwickelt und gesichert.

12.4 Intensivstation

Rolf Dubb & Arnold Kaltwasser

Notaufnahmen sind klassische Zentren gelebter Multiprofessionalität und Interdisziplinarität. Zum einen werden die Schnittstellen zur präklinischen Versorgung mit ihren spezifischen Facetten bedient, zum anderen müssen die aufgenommenen Patienten, nach einer raschen und zielführenden Diagnostik, möglichst zeitnah und risikominimiert ambulant versorgt oder stationär aufgenommen bzw. weiterversorgt werden. Diese Aufnahme erfolgt nach dem aktuellen Befund und der weiteren therapeutischen Notwendigkeiten entweder auf einer Normalstation, einer Intermediate Care (IMC) oder einer Intensivstation.

Modulares Zertifizierungskonzept der DGAI

Die Möglichkeiten einer Intensivstation sind in den Kliniken jeweils sehr unterschiedlich. Da dies den Rahmen des Kapitels sprengen würde empfehlen die Autoren, das modulare Zertifizierungskonzept der DGAI mit der »eigenen« Intensivstation zu vergleichen. So ist gut zu eruieren, welche Möglichkeiten und Kapazitäten die jeweilige Intensivstation hat. Alle Krankenhäuser können außer dem Zertifikat Intensivmedizin in der Regel- oder Schwerpunktversorgung zusätzlich 9 verschiedene Kompetenzmodule zertifizieren lassen: Forschung und Lehre, Neuro, Kardiovaskulär, ECMO, Entwöhnung von der Beatmung, Polytrauma, Verbrennung, Intermediate Care (IMC), Transplantation (DGAI 2014).

Die Notaufnahmen haben in den vergangenen Jahren erheblich an Bedeutung gewonnen (Christ et al. 2010). Am Ende der Behandlung in der Notaufnahme steht die Entscheidung über das weitere Prozedere des Patienten. Diese Entscheidung kann nur medizinisch begründet sein und muss eine umfassende Risikoanalyse beinhalten. Die Einbeziehung von primär wirtschaftlichen Kriterien greift hier in der Gesamtschau deutlich zu kurz. Von den behandelten Patienten der Notaufnahme wurden in Deutschland durchschnittlich 39,5 % stationär aufgenommen, davon je nach Fachgebiet zwischen 20 % und 60 % (Schöpke et al. 2014).

Zentrales Bettenmanagement

Um die Aufnahmekapazität der Notaufnahme dauerhaft 24 h am Tag und 7 Tage die Woche zu gewährleisten, muss die Verlegung der stationär aufgenommenen Patienten reibungslos erfolgen. Eine externe Verlegung kann hier, abgesehen von den logistischen Herausforderungen auch aus ökonomischen Gesichtspunkten nur dann in Betracht gezogen werden, wenn die internen Möglichkeiten auf absehbare Zeit nicht oder nicht mehr zur Verfügung stehen. Eine Überbelegung der Notaufnahme führt letztlich zu einer sinkenden Versorgungsqualität der Patienten, da Diagnostik und Therapie verzögert durchgeführt werden (Schöpke et al. 2014) und die Mortalität und Morbidität erhöht wird (Sun et al. 2013). Moderne Kliniken gehen zunehmend dazu über, die Steuerung über ein zentrales Bettenmanagement zu organisieren, das letztlich auch Zugriff auf die Belegungskapazitäten der peripheren Stationen und der Intensivstation hat. Ziel ist es, die Aufnahmefähigkeit der Notaufnahme dauerhaft zu sichern.

Die Schnittstelle ist eine näher zu betrachtende Berührungs- oder Verbindungsstelle zwischen zwei Teilsystemen.

> *»Die Schnittstelle wird demnach als technische Begriff wird auf die zwischenmenschliche Kommunikation und den organisatorischen Zusammenhalt eines einheitlichen Behandlungsvorgangs im medizinisch-ärztlich-pflegerischen Bereich übertragen«* (Kienzle 2016).

Die Schnittstellen sektorübergreifender Behandlungen zeichnen sich durch eine hohe Kooperationsdichte mit einer überdurchschnittlichen Wahrscheinlichkeit von medizinischen Fehlerquellen aus (Kienzle 2016). Dies gilt insbesondere auch im Hinblick auf die komplexen Erfordernisse der Intensivstation durch evtl. entstehende Informations- und Zeitverluste. Hier ist neben der Prozessoptimierung des Transportes von der Notaufnahme zur Station auch die Übergabe an das Intensivteam unter dem Aspekt der Minimierung von medizinischen Fehlern, kritisch zu hinterfragen. Unterschiedliche Gewichtungen von Diagnosen oder eine falsche Abstrahierung kann den Behandlungsverlauf verzögern oder erschweren (Lendemans 2012). Durch klare Strukturen, valide Behandlungs- und Verlegungsalgorithmen und regelmäßige gemeinsame Team- und Kommunikationstrainings in klar definierten Kursformaten kann ein Zeit- und Informationsverlust reduziert oder sogar gänzlich vermieden werden. Bereits 1992 konnten Chopra et al. zeigen, dass sich 75 % der vermeidbaren Fehler aus kritischen Ereignissen im Zusammenhang mit Human-Factor-assoziierten Ereignissen darstellten (Chopra 1992).

Hierzu bedarf es klarer Strukturen und einer ausreichend qualifizierten, ärztlichen und pflegerischen Personalbesetzung, um die Schnitt- oder besser Nahtstellen und die daraus resultierenden Erfordernisse im Fokus der unterschiedlichen Betrachtungsweisen von Medizin und Ökonomie im Interesse des Patienten sicher zu gestalten.

Durch die horizontale und vertikale Arbeitsteilung in Kliniken kommt es zu erheblichen Schnittstellenvermehrungen, die insbesondere durch die Einbindung von zahlreichen sogenannten Hilfsdiensten (Physiotherapie, Labor, Radiologie etc.) noch gesteigert werden (Kienzle 2016).

Teamtraining

Eine Möglichkeit wären gezielte Teamtrainings mit strukturierten Übergaben von der Notaufnahme auf die Intensivstation unter dem Gesichtspunkt der lückenlosen Therapie bei optimaler Patientensicherheit, angelehnt an die Kommunikationsstruktur der Luftfahrt. Klare, eindeutige Sprache mit definierten Zuständigkeiten bzw. Verantwortlichkeiten könnten dazu beitragen, das Risiko der Human Factors zu reduzieren.

Strukturelle Voraussetzungen

Eine darüberhinausgehende Möglichkeit sind die strukturellen Voraussetzungen. Die Vermeidung von langen innerklinischen Transportwegen zur Intensivstation durch eine räumliche Anbindung, die klaren Entscheidungszuständigkeiten von abgebendem zu aufnehmendem Koordinator und die sichere und qualifizierte personelle Ausstattung von Facharzt und Fachpflegekraft während der Verlegung können hier zu der entscheidenden Patientensicherheit beitragen.

Kommunikation, Information und Dokumentation wurden als Mittel gegen Schnittstellenfehler identifiziert. Die Schnittstellenproblematik wurde deshalb konsequenterweise im Patientenrechtegesetz §§ 630a-h im Februar 2013 kodifiziert. Hieraus entwickelten sich zahlreiche Organisationsformen, um diesen Schnittstellenproblemen sachgerecht zu begegnen (Kienzle 2016).

> Thomas Fischer, vorsitzender Richter am BGH, hat am 29.10.2014 folgerichtig angemerkt, »*dass die übliche, im Verkehr notwendige Sorgfalt durch kommunikative Sorgfalt zu ergänzen ist, um den berechtigten Ansprüchen der Patienten gerecht zu werden und den Arzt vor Haftungsansprüchen zu schützen*« (Kienzle 2016).

Grundsätzlich ist zu konstatieren: Die Aufnahme auf der weiterbehandelnden Intensivstation muss durch eine frühzeitige Information angekündigt werden, da auch Intensivstationen sich (sofern zeitlich möglich) auf einen Patienten vorbereiten müssen. Besonders in Fällen, bei denen dort eine Verlegung eines bereits vorhandenen Patienten noch erfolgen muss. Ebenso wichtig ist für die Intensivstation die Information, welche Assist-Verfahren benötigt werden oder aber, ob aus hygienischen Gründen z. B. eine Isolation des Patienten erfolgen muss. Hierbei helfen auf beiden Seiten klare Kommunikationstrukturen und festgelegte Ansprechpartner aller in den Prozess involvierte Berufsgruppen.

Eine gute Möglichkeit ist das frühzeitige konsiliarische Hinzuziehen der Entscheider über die Aufnahme des Patienten von der Intensiv- bzw. Überwachungsstation.

12.5 Chest pain unit (CPU) und Herzkatheter

Benjamin Schempf & Karl Konstantin Haase

Sowohl in der präklinischen als auch in der innerklinischen Notfallmedizin spielen Erkrankungen des Herzens sowie des Kreislaufsystems eine sehr wichtige Rolle. Bei den ICD-10-Hauptdiagnosen der stationär behandelten Patienten stehen Erkrankungen des Herzens und des Kreislaufsystems an erster Stelle (Statistisches Bundesamt 2015). Unter den 20 häufigsten Hauptdiagnosen nach ICD-10 in deutschen Krankenhäusern sind mit der Herzinsuffizienz, dem Vorhofflimmern, der Angina pectoris, dem akuten Myokardinfarkt und der essenziellen Hypertonie 5 Diagnosen aus dem kardiovaskulären Themengebiet zu finden (Statistisches Bundesamt 2015). Erkrankungen des Herzens und des Kreislaufsystems stellen an jedes Notfall-Team spezielle Anforderungen. Nicht jeder Thoraxschmerz wird durch ein akutes Koronarsyndrom, eine Lungenarterienembolie oder eine Aortendissektion verursacht. Nicht selten sind potenziell ungefährliche Erkrankungen, wie z. B. Erkrankungen des Bewegungsapparates oder der Muskulatur, für die Beschwerden verantwortlich. Dennoch ist ein Patient mit Thoraxschmerzen zunächst immer als kritisch oder zumindest als potenziell kritisch einzustufen.

Eine genaue Bewertung der erhobenen Befunde sowie eine strukturierte, differenzialdiagnostische Beurteilung sind hier notwendig, um sowohl eine Überdiagnostik zu vermeiden als auch um potenziell lebensbedrohliche Erkrankungen frühzeitig zu erkennen. Ggf. müssen relevante Differenzialdiagnosen aktiv ausgeschlossen oder bestätigt werden. Vor allen Dingen ein akutes Koronarsyndrom (ACS), eine Lungenarterienembolie, eine Aortendissektion, ein (Spannungs-)Pneumothorax oder ein Boerhaave-Syndrom dürfen nicht übersehen werden. Schwierigkeiten in Bezug auf die Einordnung von Symptomen bieten häufig ältere Menschen, Patienten mit terminaler Niereninsuffizienz sowie Patienten mit Diabetes mellitus. Diese präsentieren sich nicht selten mit atypischen oder fehlenden kardialen Symptomen. Ein STEMI kann so leicht übersehen oder erst sehr spät diagnostiziert werden (Cannon et al. 2014). Neben dem Thoraxschmerz stellt die Dyspnoe ein wichtiges, prognoserelevantes Leitsymptom dar (Bøtker et al. 2016). Das rasche Erkennen von vital bedrohlichen Zuständen, das Herausarbeiten wichtiger Differenzialdiagnosen und das Erstellen von entsprechenden Therapiekonzepten entscheidet in der Notfallmedizin maßgeblich über den weiteren Verlauf der Erkrankung sowie über die Prognose des Patienten. Dies zählt sicherlich zu den wichtigsten Aufgaben bei der täglichen Arbeit in einer Notaufnahme.

Häufig sind an der Versorgung von Notfall-Patienten in der Notaufnahme sehr unerfahrene Ärzte und Pflegekräfte beteiligt. Die fehlende notfallmedizinische Erfahrung und Kompetenz birgt gerade in diesem Spannungsfeld große Risiken. In einem so sensiblen Bereich wie einer Notaufnahme wäre eine Facharzt-Präsenz rund um die Uhr zu begrüßen, dies entspricht aber sicherlich in den wenigsten deutschen Kliniken der Realität. Es liegt in der Verantwortung der Leitung einer Notaufnahme, durch entsprechende Personalkonzepte geeignete Strukturen zu schaffen, die die jungen bzw. unerfahrenen Teammitglieder in Ihrer Arbeit unterstützen und die Patientenversorgung verbessern.

Aber auch die Teammitglieder selbst, sowohl aus der ärztlichen als auch aus der pflegerischen Berufsgruppe, haben eine Verantwortung für die Patientenversorgung. Notfallmedizinische Kompetenz muss aktiv erlernt werden. Um z. B. ein sicheres Atemwegsmanagement zu beherrschen, werden je nach Fähigkeiten mindestens zwischen 50–100 Intubationen benötigt (Konrad et al. 1998, Mullaster et al. 2003, Timmermann et al. 2012). Nur durch regelmäßiges Training können notfallmedizinische Fähigkeiten erworben und aufrechterhalten werden.

Strukturierte Versorgungs- und Behandlungsabläufe bieten eine sinnvolle Möglichkeit, um die Versorgungs- und Ergebnisqualität zu verbessern. Gerade für die jungen Kollegen sind Leitstrukturen sowie Handlungsempfehlungen ein unverzichtbarer Teil der Ausbildung und eine wertvolle Hilfe im klinischen Alltag. Verantwortlichkeiten müssen klar zugeordnet sein. Eine Möglichkeit das Leitsymptom Thoraxschmerz differenziert und strukturiert zu bearbeiten bietet das Konzept der Chest Pain Unit (CPU). Der Begriff Chest Pain Unit (CPU) ist in Deutschland nicht geschützt. Kliniken können diesen Begriff mit unterschiedlichen zugrundeliegenden Qualitätsstandards verwenden. Um hier eine Verbesserung der Patientenversorgung zu erreichen und einen Qualitätsstandard vorzugeben, hat die deutsche Gesellschaft für Kardiologie – Herz- und Kreislaufforschung e. V. (DGK) im Jahr 2008 erstmals Kriterien für Chest Pain Units veröffentlicht (Breuckmann et al. 2008). Seit 2008 bis Mai 2016 sind in Deutschland etwa 237 CPUs nach den Kriterien der DGK zertifiziert und etwa 165 Kliniken rezertifiziert worden (DGK 2016). Die initiale Zertifizierung ist für 3 Jahre gültig, eine Re-Zertifizierung muss dann alle 5 Jahre erneut vorgenommen werden (Breuckmann et al. 2008). Das allgemeine Ziel der CPU ist es, Patienten mit akuten, zunächst unklaren Thoraxschmerzen zeitnah einer weiteren differenzialdiagnostischen Abklärung sowie einer differenzierten Therapie zuzuführen (Breuckmann et al. 2008). Es gilt hier sowohl eine Unter- aber auch eine Überdiagnostik zu vermeiden. Die vorhandenen Ressourcen in einer Notaufnahme/CPU sind ein wertvolles Gut und müssen gezielt eingesetzt werden.

Eine zertifizierte CPU ist Teil eines regionalen oder überregionalen Notfall-Konzepts und somit rund um die Uhr, 365 Tage im Jahr aufnahmebereit. Eine Abmeldung ist nicht möglich und auch nicht zulässig (Post et al. 2015, Breuckmann et al. 2008). In wissenschaftlichen Untersuchungen ergaben sich Hinweise, dass die Versorgung von Patienten in einer CPU prognostische Vorteile mit sich bringen kann (Keller et al. 2010, Kugelmass et al. 2004, Post et al. 2007). Auch eine Verkürzung der Liegedauer sowie eine Reduktion der Kosten sind möglich (Post et al. 2007, Dougan et al. 2001, Goodacre & Dixon 2005, Goodacre et al. 2004).

DGK-Zertifizierung

Um eine Zertifizierung nach DGK-Kriterien zu erhalten, müssen unterschiedliche Kriterien erfüllt sein. Wesentliche Voraussetzung ist, dass ein Herzkatheterlabor vorhanden ist. Dieses muss rund um die Uhr (an jedem Tag im Jahr) verfügbar und einsatzbereit sein (Post et al. 2015, Breuckmann et al. 2008). Weitere räumliche, apparative, strukturelle und personelle Voraussetzungen ergänzen das Anforderungsprofil einer CPU. Die organisatorische Leitung und die fachliche Verantwortung liegen bei einem Facharzt für Kardiologie (Post et al. 2015, Breuckmann et al. 2008).

Überwachungskapazitäten

Zunächst müssen in einer CPU feste Überwachungskapazitäten zur Verfügung stehen. Diese können räumlich in eine Notaufnahme integriert sein oder in einem abgetrennten Bereich vorgehalten werden. Ein Monitoring muss nicht nur in der initialen Phase, sondern auch über einen längeren Zeitraum gewährleistet sein (Post et al. 2015; Breuckmann et al. 2008). Eine lückenlose Überwachung des Herzrhythmus sowie der lebenswichtigen Körperfunktionen (Blutdruck, Sauerstoffsättigung etc.) sind ein zentraler Bestandteil des CPU-Konzeptes. Als Mindeststandard einer CPU gelten 4 Überwachungsplätze. Pro 50.000 Einwohner im Versorgungsgebiet eines Krankenhauses ist ein zusätzliches Bett vorzuhalten (Post et al. 2015; Breuckmann et al. 2008). Prinzipiell können CPUs Bestandteil von Kliniken aber auch von großen Praxen sein (DGK 2015).

Die Anamnese und die körperliche Untersuchung sind die Grundpfeiler einer jeden medizinischen Versorgung und stellen die Weichen für die weitere benötigte Diagnostik. Ergänzt werden diese durch laborchemische und apparative Untersuchungsverfahren. Vor allen Dingen das 12-Kanal-EKG nimmt in der notfallmedizinischen Versorgung kardiovaskulärer Erkrankungen eine wichtige Stellung ein (Ripa 2012, Cannon et al. 2014). Bei Verdacht auf einen akuten Herzinfarkt sollte dieses innerhalb von 10 Minuten nach dem ersten medizinischen Kontakt geschrieben und durch einen qualifizierten Arzt befundet werden (Steg et al. 2012). Eine telemetrische Übermittlung von präklinischen Notfall-EKGs in die Klinik kann bei Verdacht auf ein ACS die Versorgung von Patienten mit ST-Hebungsinfarkt verbessern (Campo Dell' Orto et al. 2015). Neben der Registrierung der zwölf Standardableitungen sollten bei Verdacht auf ein ACS immer auch die posterioren Ableitungen V7 bis V9 aufgezeichnet werden. Außerdem ist es bei jedem inferioren Infarkt sinnvoll, die rechtspräkordialen Ableitungen zu ergänzen. Aus dem Befund einer rechtsventrikulären Beteiligung beim inferioren Myokardinfarkt ergeben sich nicht selten wichtige therapeutische Konsequenzen, v. a. bei hämodynamischer Instabilität (Steg et al. 2012, Post et al. 2015, Roffi et al. 2015). Das EKG spielt aber nicht nur in der kardialen Ischämiediagnostik eine wichtige Rolle. Sofern der klinische bzw. hämodynamische Zustand des Patienten es zulässt, sollten Herzrhythmusstörungen jeder Art immer mit einem 12-Kanal-EKG erfasst und dokumentiert werden. So ist z. B. die Unterscheidung einer Breitkomplex-Tachykardie in Bezug auf den Ursprungsort (supraventrikulär oder ventrikulär) häufig nur mit Hilfe eines 12-Kanal-EKGs möglich.

Apparative Untersuchungsverfahren

In der Regel sind neben der Anamnese, der körperlichen Untersuchung und dem EKG noch weitere apparative Untersuchungsverfahren zur ätiologischen Einordnung der Symptomatik notwendig. Hervorzuheben ist hier besonders die Echokardiografie (transthorakal und bei Bedarf auch transösophageal). Die Echokardiografie hat den großen Vorteil, dass sie bettseitig verfügbar ist und keine Strahlenbelastung aufweist. Wichtige Fragestellungen, wie z. B. Wandbewegungsstörungen als Hinweis für eine koronare Herzerkrankung, Zeichen einer akuten Rechtsherz-Belastung als Hinweis für eine Lungenarterienembolie, eine flottierende Membran in der Aorta thoracalis ascendens als Hinweis für eine Aortendissektion, ein hämodynamisch relevanter Perikarderguss oder mögliche Herzklappenvitien, können schnell erfasst und differenzialdiagnostisch bewertet werden. Auf einer CPU sollte die Echokardiografie rund um die Uhr innerhalb von 30 Minuten verfügbar sein (Post et al. 2015, Breuckmann et al. 2008). Die Ultraschalldiagnostik kann bei Patienten mit hämodynamischer Instabilität einen wichtigen Beitrag zur Differenzierung der Schock-Ursache leisten und sollte fester Bestandteil jeder Notfall-Einheit sein (Mesterház et al. 2016). Je nach Fragestellung ergänzen radiologische Verfahren (u. a. Röntgen-Thorax oder Thorax-CT) sowie die Sonografie des Abdomens und der Gefäße das diagnostische Spektrum. Diese sollten in einer CPU jederzeit und zeitnah verfügbar sein (Post et al. 2015, Breuckmann et al. 2008).

Laborchemische Diagnostik

Die laborchemische Diagnostik ist ein weiterer wertvoller Bestandteil in der Versorgung von kardialen Notfall-Patienten. Neben den Standard-Parametern (Blutbild, Blutgerinnung, Entzündungswerte, Nieren-, Leber- und Schilddrüsenwerte) spielen in der Abklärung kardiovaskulärer Erkrankungen besonders das (hochsensitive) Troponin, die D-Dimere (in Verbindung mit der klinischen Wahrscheinlichkeit für eine Thromboembolie) sowie das BNP/NT-pro-BNP eine wichtige Rolle (Steg et al. 2012, Roffi et al. 2015, Suzuki et al. 2016). Das Laktat sowie eine Blutgasanalyse können bei hämodynamischer Instabilität oder respiratorischer Insuffizienz weitere wertvolle Hinweise liefern. Es soll jedoch explizit erwähnt werden, dass sowohl die Bestimmung als auch die Bewertung der laborchemischen Parameter immer im Kontext der klinisch erhobenen Befunde geschehen muss.

Einige Krankheitsbilder wie der STEMI oder der infarktbedingte, kardiogene Schock müssen im Hinblick auf die Behandlungsstruktur einer gesonderten Betrachtungsweise unterzogen werden. Diesen ist gemeinsam, dass eine erfolgreiche Therapie von einer schnellen und zielgerichteten Versorgung abhängig ist. Eine zeitnahe Verlegung oder eine direkte Aufnahme in ein Herzkatheterlabor sind hier anzustreben (Steg et al. 2012, Post et al. 2015, Breuckmann et al. 2008, Roffi et al. 2015).

Schnittstelle Intensivstation

Für die Behandlung vital-bedrohter Patienten ist die enge Anbindung einer CPU an eine Intensivstation sinnvoll. Dennoch müssen auch in einer CPU die entsprechenden Notfall-Ausrüstungen (Intubationsbesteck, Beatmungsbeutel, Defibrillator, externer Notfall-Herzschrittmacher, Notfall-Medikamente etc.) stets vorgehalten werden. Sowohl an die ärztlichen als auch an die pflegerischen Mitarbeiter werden Mindestanforderungen in Bezug auf die Ausbildung gestellt. Ein regelmäßiges Notfalltraining sowie Team- und Fallbesprechungen haben einen hohen Stellenwert (Post et al. 2015).

Schnittstelle Herzkatheterlabor

Neben der CPU stellt das Herzkatheterlabor eine weitere wichtige Schnittstelle zur Notaufnahme dar. Patienten mit akutem Koronarsyndrom (instabiler AP, NSTEMI oder STEMI) werden hier weiterführend versorgt. Der STEMI und der kardiogene Schock sollten, wie bereits angesprochen, umgehend und möglichst direkt einer gefäßeröffnenden Behandlung mittels Koronarangiografie zugeführt werden. Für Patienten, die sich mit einem STEMI in einer Klinik vorstellen, gilt als Zielvorgabe eine sog. »door-to-ballon-Zeit« von < 60 Min. Für Patienten, die ihren ersten medizinischen Kontakt mit dem Rettungsdienst bzw. dem Notarzt haben, ist eine »contact-to-ballon-Zeit« von < 90 Min anzustreben (Steg et al. 2012).

Für die instabile Angina pectoris und den NSTEMI (diese werden auch als NSTE-ACS zusammengefasst) gelten andere zeitliche Vorgaben. Die Dringlichkeit, mit der eine Patientin oder ein Patient einer Revaskularisation zugeführt werden sollte, wird von einer individuellen Risikobeurteilung bestimmt. In den aktuellen Empfehlungen der European Society of Cardiology (ESC) werden 3 Gruppen definiert: die dringliche Koronarangiografie (< 2 h), die frühe invasive Strategie (< 24 h) sowie die invasive Strategie (< 72 h) (Roffi et al. 2015). Die klinische Zuordnung zu der jeweiligen Risikogruppe orientiert sich an den nachfolgenden Empfehlungen (Roffi et al. 2015):

1. Eine dringliche Koronarangiografie (< 2 h) wird empfohlen, wenn mindestens eines der nachfolgenden Höchst-Risiko-Kriterien vorhanden ist:
   - Hämodynamische Instabilität oder kardiogener Schock
   - Wiederkehrende oder persistierende Angina pectoris (unbeeinflusst durch die medikamentöse Therapie)
   - Lebensbedrohliche Arrhythmien oder Herz-Kreislauf-Stillstand
   - Mechanische Komplikationen eines Myokardinfarktes
   - Akute Herzinsuffizienz mit therapierefraktärer Angina pectoris oder mit ST-Strecken-Veränderungen
   - Wiederkehrende, dynamische ST-Strecken- oder T-Wellen-Veränderungen (vor allen Dingen intermittierende ST-Hebungen)
2. Eine frühe invasive Strategie (< 24 h) wird empfohlen, wenn mindestens eines der nachfolgenden Hoch-Risiko-Kriterien vorhanden ist:
   - Anstieg oder Abfall des kardialen Troponins, vereinbar mit einem akuten Myokardinfarkt
   - dynamische ST-Strecken- oder T-Wellenveränderungen (symptomatisch oder stumm)
   - Global Registry of Acute Coronary Events (GRACE)-Risiko-Score > 140
3. Eine invasive Strategie (< 72 h) wird empfohlen bei Patienten mit:
   - Diabetes mellitus
   - Niereninsuffizienz (eGFR < 60 ml/Min./1,73 m^2)
   - LV-EF < 40 % oder Zeichen der Herzinsuffizienz
   - früher Post-Infarkt-Angina

- kürzlicher Koronarangiografie mit perkutaner Koronarintervention (PCI)
- kardialer Bypass-Operation in der Vorgeschichte
- einem GRACE-Risiko-Score > 109 und < 140
- wiederkehrenden Symptome oder Zeichen einer kardialen Ischämie in nicht-invasiven Untersuchungsverfahren

Koronarangiografie

Patienten, die direkt aus der Notaufnahme oder einer CPU einer Koronarangiografie zugeführt werden, benötigen eine spezifische Vorbereitung. Für elektive Untersuchungen wird in der Regel eine Nahrungs- und Flüssigkeitskarenz von mindestens 3 h empfohlen (Lapp & Krakau 2009) Besteht jedoch die Indikation zur dringlichen bzw. notfallmäßigen Koronarangiografie, kann dies häufig nicht eingehalten werden. Besondere Aufmerksamkeit sollte außerdem der Nierenfunktion, dem Schilddrüsenstoffwechsel sowie einer möglichen Kontrastmittel-Allergie entgegengebracht werden. Um einer Verschlechterung der Nierenfunktion durch die Kontrastmittelgabe vorzubeugen, ist eine Euvolämie des Patienten anzustreben. Patienten mit eingeschränkter Nierenfunktion haben ein erhöhtes Risiko für eine Kontrastmittel-induzierte Nephropathie. Bei Hypovolämie und/oder vorbestehender Niereninsuffizienz sollte daher eine intravenöse Flüssigkeitszufuhr erfolgen. Eine Überwässerung ist jedoch in jedem Fall zu vermeiden, besondere Vorsicht ist bei Patienten mit (dekompensierter) Herzinsuffizienz geboten. Die Wirksamkeit von N-Acetylcystein zur Nephroprotektion wird kontrovers diskutiert (Wang et al. 2016; Vallero et al. 2002; Awal et al. 2011; Jaffery et al. 2012; Sun et al. 2013; Fishbane 2008; Boccalandro et al. 2003; Amini et al. 2009). In der KDIGO-Leitlinie zum akuten Nierenversagen aus dem Jahr 2013 wird die N-Acetylcystein-Gabe gegenwärtig jedoch empfohlen (Brennholz & Kribben 2013). Eine prophylaktische Durchführung einer intermittierenden Hämodialyse oder Hämofiltration zur Kontrastmittelentfernung bei Patienten mit erhöhtem Risiko für ein Kontrastmittel- induziertes akutes Nierenversagen wird aktuell nicht empfohlen (Brennholz & Kribben 2013).

Metformin und Koronarangiografie

Viele Untersucher pausieren im Rahmen einer Koronarangiografie das Metformin aufgrund des Risikos einer Laktatazidose. Die ESC stellt in einem Kommentar allerdings fest: »Es existiert keine angemessene wissenschaftliche Datenlage, um die häufig geübte Praxis des Absetzens von Metformin 24 bis 48 h vor Angiografie oder perkutaner transluminaler Koronarangioplastie bei allen Patienten zu unterstützen« (Rydén et al. 2013). In der Notfall-Situation stellt die Einnahme von Metformin ohnehin keine absolute Kontraindikation für eine Koronarangiografie dar. Allerdings muss bei allen Patienten, die sich einer Herzkatheteruntersuchung unterziehen, die Nierenfunktion engmaschig überprüft werden. Bei einer Verschlechterung der Nierenfunktion sollte die Gabe von Metformin unterbrochen und solange ausgesetzt werden, bis sich die Nierenfunktion wieder erholt hat (Rydén et al. 2013).

Checkliste Patientenvorbereitung

Eine Orientierungshilfe für die Patientenvorbereitung vor einer Koronarangiografie bietet die nachfolgende Checkliste (in Anlehnung an Lapp & Krakau 2009):

1. Anamnese:
   - Spezielle kardiale Vorgeschichte. KHK bekannt? Linksventrikuläre Pumpfunktion bekannt (EF)? Ist schon einmal eine Koronarangiografie durchgeführt worden? Wenn ja, gab es Probleme/Schwierigkeiten? Wurden Stents implantiert? Herz-Operation in der Vorgeschichte? TAVI? Vorbefunde, insbesondere frühere Katheterprotokolle/OP-Berichte vorhanden? Wenn ja, dann umgehend besorgen!
   - Hinweise für eine Kontrastmittelallergie? Schon einmal früher Kontrastmittel erhalten? Ggf. rechtzeitig Prophylaxe verabreichen (H1- und H2-Rezeptor-Blocker, Steroide).
   - Hinweise für eine pAVK? Bypass-Operation in der Vorgeschichte? Stent-Implantationen in der Vorgeschichte (vor allen Dingen im Bereich der Beckenachse)?
   - Vor-Medikation prüfen, insbesondere gerinnungshemmende Substanzen (Thrombozytenfunktionshemmer, Vitamin-K-Antagonisten, direkt orale Antikoagulanzien?).
   - Wichtige Differenzialdiagnosen, wie z. B. Aortendissektion oder Lungenarterienembolie, bedacht und ggf. ausgeschlossen?
2. Körperliche Untersuchung:
   - Pulsstatuts erheben, ggf. Allen-Test durchführen bei geplantem Zugangsweg über die Arteria radialis (Radialis-Zugang vor allen Dingen bei blutungsgefährdeten Patienten von Vorteil).
   - Hinweise für eine kardiale Dekompensation oder eine respiratorische Insuffizienz? Hämodynamische Stabilität?
3. Laborwerte:
   - Blutbild? Hinweise für eine Anämie oder eine aktive Blutung?
   - Natrium und Kalium im Normbereich?
   - Kreatinin/GFR im Normbereich? Für ausreichende Hydrierung sorgen. Cave: Herzinsuffizienz!
   - Störungen der Blutgerinnung? Antikoagulation? Bei elektiven Eingriffen Ziel-INR $< 2{,}0$.
   - Latente oder manifeste Hyperthyreose? Vorbehandlung mit Perchlorat und ggf. Thyreostatika. Bei manifester Hyperthyreose möglichst vorher Euthyreose anstreben und Indikation zur Kontrastmittelgabe streng stellen (vitale Indikation?). Therapeutische Alternativen prüfen. Cave: Thyreotoxische Krise.
4. Einverständniserklärung:
   - Individuell durchgeführt?
   - Besonderheiten berücksichtigt?
   - Patient einverstanden? Gibt es noch Fragen?
   - Aufklärung schriftlich dokumentiert? Hat der Patient eine Kopie der Aufklärung erhalten?

- Bei elektiven Eingriffen muss die Aufklärung spätestens am Tag vor dem Eingriff erfolgen.
- Bei vitaler Indikation und/oder nicht aufklärungsfähigem Patienten (z. B. künstliches Koma nach kardiopulmonaler Wiederbelebung) ohne therapeutische Alternativen darf die Aufklärung auf das Notwendigste beschränkt bleiben und auch kurzfristig erfolgen. Die Aufklärung und die Dokumentation des mutmaßlichen Patientenwillens sollten dennoch stets erfolgen.

12.6 Stroke Unit

Frank Andres

Alle beteiligten Berufsgruppen müssen bei der Akutversorgung eines Schlaganfallpatienten punktgenau mit dem Eintreffen des Patienten bestmöglich verzahnt zusammenarbeiten. Nur so können wegweisende Therapien wie die Thrombolyse, Thrombektomie oder neurochirurgische Eingriffe, möglicherweise aber auch ein palliatives Herangehen, so schnell wie möglich fundiert festgelegt und in die Wege geleitet werden. Vor allem beim ischämischen Infarkt ist höchste Präzision und Geschwindigkeit nötig, um mit jeder, durch gute Organisation gewonnenen Minute, die Prognose zu verbessern. Das führt zu einer hohen Priorität in der Triage.

Einerseits treten Schlaganfälle oft auf, andererseits triggern viele Symptome diese Verdachtsdiagnose. Um das Aufkommen zu schultern, sollen die Abläufe schnell zu einer Abgrenzung anderer Krankheiten (Stroke mimics) führen, um dadurch Ressourcen zu sparen. Eine transitorisch-ischämische Attacke ist ein Schlaganfall mit Rückbildung innerhalb von 24 h, meist jedoch schneller. Sehr oft ist sie Vorbote eines manifesten Schlaganfalls, deshalb immer einer notfallmäßigen Abklärung würdig.

Vor Ankunft des Patienten

Bei der zwingend nötigen telefonischen Ankündigung des Patienten tauschen Rettungsdienst und Notärzte mit dem rund um die Uhr zuständigen Arzt der Stroke Unit vorstrukturierte Informationen aus. Dazu gehören die Identität des Patienten, der Beginn der Symptomatik, klinische Tests (z. B. FAST, 3-Item-Stroke-Test), gerinnungshemmende Medikamente, Pflegestatus, Verfügungen und Angehörigentelefonnummern. Der Arzt in der Notaufnahme legt in dieser Absprache sofort fest, ob das Zeitfenster und die Konstellation eine Maximaltherapie möglich machen. In diesem Fall ruft er nach einem festgelegten Algorithmus (z. B. mittels eines Stroke-Alarms) das Team in der Notaufnahme oder im CT zusammen, um den Patienten vom Rettungspersonal gemeinsam entgegen zu nehmen.

Bei Ankunft des Patienten

Alle anwesenden Berufsgruppen haben regelmäßig die gleiche Rollen- und Aufgabenverteilung. In der Diagnostikphase ist die kontinuierliche Präsenz aller Beteiligten unabdinglich. Bei der Rettungsdienst-Übergabe spart sie Wiederholungen. Neben der Symptomausprägung hat die Bildgebung den größten Einfluss auf die Therapie und deren Dringlichkeit. Die Klinik muss zu einem frischen Schlaganfall passen, die Bildgebung muss eine intrakranielle Blutung ausschließen.

Während der Neurologe eine standardisierte Untersuchung (z. B. entsprechend der NIH-Stroke-Scale) durchführt, überprüft die Pflege die Vitalzeichen (RR, HF, O_2-Sättigung, AF, Temperatur, BZ) in kurzen Abständen und beginnt ein kontinuierliches Monitoring mit EKG. Zuständigkeiten für die administrative Aufnahme, das Umlagern, die Blutentnahme sowie den Weg zur schnellen Bearbeitung im Labor müssen geklärt sein. Aufgrund der wegweisenden Bedeutung für die Therapieentscheidungen in der Akutphase müssen die Bildgebung und Laboruntersuchungen schnellstmöglich durchgeführt werden. Aufschub der Bildgebung ist nur erlaubt, wenn die Symptomatik sicher älter als 6 h und der Patient klinisch stabil und wenig betroffen ist (NIH-SS < 10). MTAR und Radiologe müssen vor Ort sein und alle diagnostischen Optionen abdecken können. Meist erfolgt eine Computertomografie, oft mit Gefäßdarstellung, in bestimmten Fällen (z. B. Hirnstammbeteiligung, Wake-up-Stroke) eine MRT, die mehr Klarheit über die betroffenen Areale und die Dauer der Symptomatik sowie vorbestehende Schädigungen bringt.

NIH-Stroke-Scale

Während bzw. unmittelbar nach der Bildgebung

Während der Bildgebung wird ärztlich die Fremdanamnese komplettiert und pflegerisch werden die Vitaldaten kontrolliert. Sobald Klarheit über Blutung oder Blutungsfreiheit besteht, wird ärztlich entschieden ob eine i. v.-Thrombolyse oder eine i. a.-Intervention nötig ist. Danach klärt der Arzt den Patienten auf und legt die Gesamtdosis fest, zeitgleich bereitet die Pflege die gewichtsadaptierte i. v.-Medikation vor. Nach Abfrage des Notfalllabors und Bewertung kann die Thrombolyse beginnen (Bolus plus Gabe über 60 Minuten). Die Zeit zwischen Ankunft und Lysebeginn sollte 15 Min. anstreben und 30 Min. nicht überschreiten. Ein Patient mit laufender Thrombolyse bleibt nicht allein und wird sofort auf die Stroke Unit verlegt. Großer Wert muss auf das Erreichen eines arteriellen systolischen Blutdrucks unter 180 mmHg gelegt werden.

Manche Patienten (z. B. unter effektiver Antikoagulation) können nicht thrombolysiert werden. Wie Patienten mit großen, verschlossenen, hirnversorgenden Gefäßen profitieren sie besser, wenn (zusätzlich zur Lyse) die Thromben aus dem Gefäß entfernt werden (Thrombektomie). Dieser Eingriff geschieht durch Katheter in den entsprechenden Arterien und wird durch interventionelle Neuroradiologen – oft unter Narkose – durchgeführt.

Algorithmen

Da nicht jede Klinik über eine entsprechend ausgestattete Abteilung verfügt, müssen Algorithmen zu Kontaktaufnahme, Entscheidungsfindung, Verlegungsmodalitäten, Notarztbegleitung und Bridging-Lyse existieren. Sie sollen eine schnelle Verbringung und das Freiwerden der bis dahin genutzten Notfallräumlichkeiten ermöglichen. Teleradiologie und digitale Dokumentationen beschleunigen diesen Prozess. Während dieser Organisationsphase obliegt der Pflege die Überwachung der Vitaldaten.

Im Falle einer intrakraniellen Blutung gibt es Konstellationen, die neurochirurgischer Behandlung bedürfen. Auch hier muss festgelegt sein, wer wann zugezogen wird und wie der Patient auf die entsprechende Überwachungsstation oder in den Operationssaal gelangt. Im Allgemeinen endet die Verantwortung der Mitarbeiter aus der Notaufnahme mit der Übergabe auf die weiterversorgende Station oder an das verlegende Rettungsteam.

Sobald die wichtigsten Entscheidungen getroffen sind, muss sofort die Dokumentation von Befunden, Zeiten und Entscheidungen erstellt werden. Dabei darf die meist verpflichtende Qualitätssicherung nicht vergessen werden.

Patienten, die erkennbar keine Option auf eine systemische Lysetherapie oder i. a./mechanische Rekanalisation haben, werden im Ablauf identisch mit einer etwas geringeren Priorität und Dichte betreut, um möglichst schnell auf der Stroke Unit weiter versorgt zu werden.

12.7 Verlegung und Entlassung von Patienten aus der ZNA

Thorsten Doneith

Nicht alle Patienten, die sich in der Zentralen Notaufnahme vorstellen, müssen stationär aufgenommen werden. Der überwiegende Teil der Patienten kann nach entsprechender Untersuchung und Behandlung zurück nach Hause oder in ein Pflegeheim entlassen werden. Genauso gut kann es vorkommen, dass je nach Versorgungsstufe des Krankenhauses und Anzahl der Fachabteilungen im Haus eine Verlegung in ein anderes Krankenhaus nötig ist.

In jedem Fall muss die weitere Behandlung und Versorgung des Patienten gesichert sein und eine entsprechende Dokumentation für die weiterbehandelnden Ärzte und Pflegekräfte erfolgen.

Ambulante Entlassung nach Hause

In einer ZNA stellen sich Patienten mit den unterschiedlichsten Beschwerdebildern vor. Je nach Beschwerdebild und allgemeinem Zustand des Patienten erfolgt eine mehr oder weniger umfangreiche Diagnostik und Therapie. Patienten mit einer gesicherten Diagnose und einem entsprechenden Therapievorschlag können oft ambulant entlassen werden, häufig erfolgt jedoch auch keine umfassende, zu einer gesicherten Diagnose leitende Diagnostik, sondern lediglich der Ausschluss einer akut behandlungsbedürftigen Erkrankung mit der Empfehlung einer ambulant-fachärztlichen Weiterbehandlung.

Um dies zu gewährleisten benötigen ambulante ZNA-Patienten für den weiterbehandelnden Haus- oder Facharzt einen aussagekräftigen Arztbericht. Dieser enthält die gestellte Diagnose (gesichert, Verdacht, Ausschluss von etc.), Empfehlungen zur Weiterbehandlung und Therapie sowie Befunde der durchgeführten Untersuchungen, ggf. mit Ausdruck der Laborwerte und dem Hinweis auf noch ausstehende Befunde (z. B. Urinkultur, Blutkultur). Aus dem Arztbericht geht außerdem hervor, wer den Patienten behandelt hat und ob der Patient fachärztlich gesehen wurde.

Die gestellte Diagnose sowie die weitere Therapie wird mit dem Patienten besprochen, ebenso ob bzw. unter welchen Umständen eine Wiedervorstellung in der Klinik, beim Hausarzt oder beim ambulanten Facharzt erfolgen soll.

Sollte eine medikamentöse Therapie notwendig sein, muss die Versorgung mit den notwendigen Medikamenten geklärt werden. Je nach lokalen Gegebenheiten kann der Patient hierfür an den kassenärztlichen Notdienst verwiesen werden, dem Patienten ein entsprechendes Rezept ausgestellt oder, zur Überbrückung bis zur nächsten hausärztlichen Vorstellung, Medikamente aus der ZNA mitgegeben werden. Geht der Patient nicht direkt zum Hausarzt, kann die Mitgabe eines Medikamentenplans sinnvoll sein.

Je nach Art und Schwere der Erkrankung muss vor der ambulanten Entlassung Kontakt mit dem Hausarzt des Patienten aufgenommen werden. Bei Patienten mit einer stationären Einweisung sollte dieser Kontakt vor einer ambulanten Entlassung, wann immer möglich, erfolgen. Mit dem Hausarzt können dabei nochmal die Gründe für die stationäre Einweisung, Möglichkeiten der ambulanten Weiterbehandlung sowie die sozialen Begleitumstände besprochen werden. Zugleich ist der Hausarzt damit über die Entlassung informiert, kann direkt einen Kontrolltermin vereinbaren und ggf. bereits Rezepte oder Verordnungen für Hilfsmittel oder eine häusliche Krankenpflege vorbereiten.

Sicherstellung der häuslichen Versorgung

Bei hilfsbedürftigen, älteren oder dementen Patienten werden die Angehörigen zur Überprüfung und Sicherstellung der häuslichen Versorgung in die Entlassung nach Hause miteinbezogen.

Hierbei müssen folgende Punkte berücksichtigt werden:

- Benötigt der Patient eine durchgehende oder nächtliche Betreuung?
- Hat der Patient die Möglichkeit im Notfall rasch und unkompliziert Hilfe zu rufen (Hausnotruf, Schnurlostelefon)?
- Benötigt der Patient Unterstützung bei der Körperpflege, beim Toilettengang, beim Ankleiden oder den Mahlzeiten (Toilettenstuhl, Urinflasche)?
- Müssen Verbände gewechselt oder Kompressionsstrümpfe angezogen werden?
- Können notwendige Medikamente zuverlässig und korrekt eingenommen werden (korrektes Erkennen der Medikamente, Entnehmen aus der Blisterpackung)?
- Sind besondere, Angehörige und Patient überfordernde, Medikamentengaben notwendig (Klysmen oder Einläufe, subkutane Gabe)?
- Ist eine ambulante ärztliche Betreuung ggf. auch über Hausbesuche möglich?

Falls erforderlich, verordnet der Hausarzt häusliche Krankenpflege durch einen ambulanten Pflegedienst. Am Wochenende ist in manchen Gemeinden die direkte Kontaktaufnahme mit einem örtlichen Pflegedienst und eine spätere Verordnung durch den Hausarzt möglich.

Entlassung zurück in das Pflegeheim

Bei einer ambulanten Entlassung von Pflegeheimpatienten gilt prinzipiell dasselbe wie bei zuhause lebenden Patienten. Jedoch hat bei Pflegeheimbewohnern die Kommunikation mit dem Hausarzt, den Pflegekräften des Heimes sowie Angehörigen nochmals einen besonderen Stellenwert. Insbesondere müssen bei einer Krankenhauseinweisung durch den Hausarzt vor einer ambulanten Entlassung des Patienten mit dem Einweiser nochmals die Gründe für eine Einweisung und die Möglichkeiten der ambulanten Behandlung im Pflegeheim besprochen werden. Oftmals sind lediglich die diagnostischen Möglichkeiten des Krankenhauses zur Diagnosestellung erforderlich und einer Weiterbehandlung im Pflegeheim mit 24-Stunden-betreuung durch ausgebildete Pflegekräfte steht nichts im Wege. Gerade bei demenzkranken Patienten sollte eine solche Behandlung im gewohnten Umfeld immer in Betracht gezogen werden.

Kontaktaufnahme vor Entlassung

Vor der ambulanten Entlassung zurück in das Pflegeheim sollte, wenn möglich, immer auch Kontakt mit der zuständigen Pflegekraft des Heimes aufgenommen werden. Hierbei lassen sich die pflegerischen Wahrnehmungen die zur Einweisung geführt haben nochmals genauer erfragen, offene Fragen klären und die Weiterbehandlung besprechen. Hierdurch können häufig erneute Einweisungen nach kurzer Zeit, z. B. am Wochenende oder in der Nacht, vermieden werden. Mit der Pflegekraft sollte genau abgesprochen werden, wann die nächste hausärztliche Untersuchung erfolgen soll und unter welchen Umständen eine sofortige ärztliche Vorstellung erfolgen soll. Es wird besprochen, ob der Patient bei Komplikationen erneut in die ZNA eingewiesen oder dem kassenärztlichen Notdienst vorgestellt wird. Sollten Kontrollen durch den kassenärztlichen Notdienst, z. B. am Wochenende notwendig sein, muss dies der Pflege klar mitgeteilt und dem Patienten ein Arztbrief für das Pflegeheim und den diensthabenden Arzt mitgegeben werden.

Die Versorgung mit Medikamenten bis zum nächsten Kontakt mit dem Hausarzt muss sichergestellt sein, die Mitgabe eines unterschriebenen Medikamentenplans inklusiver einer Bedarfsmedikation, gerade vor Feiertagen oder dem Wochenende, hat sich gut bewährt. Nicht zu vergessen ist hierbei die Möglichkeit bei exsikkierten Patienten in Pflegeheimen auch subkutan Flüssigkeit zu verabreichen.

Pflegebericht

Sind in der ZNA pflegerische Maßnahmen, wie z. B. Versorgung chronischer Wunden, Anlage eines Dauerkatheters oder ähnliches erfolgt, empfiehlt sich die Mitgabe eines kurzen Pflegeberichts bzw. die Aufnahme dieser Maßnahmen und einer Empfehlung zur weiteren pflegerischen Versorgung in den ambulanten Entlassbrief.

Ambulante Weiterversorgung von Palliativpatienten

Höchstmögliche Lebensqualität

Eine besondere Patientengruppe in der ZNA stellen Patienten mit fortgeschrittenen hämato-onkologischen oder sonstigen Erkrankungen in einem nicht mehr heilbaren Stadium dar. Zu dieser Patientengruppe gehören im weiteren Sinne auch multimorbide, oftmals bettlägerige Patienten oder Patienten mit einer weit fortgeschrittenen demenziellen Erkrankung, bei denen das Behandlungsziel nicht vorrangig die Lebensverlängerung oder der Lebenserhalt, sondern eine höchstmögliche Lebensqualität ist. Eng verbunden mit einer guten Lebensqualität ist hierbei häufig der Verbleib in der gewohnten Umgebung zuhause oder im Pflegeheim. Bei Patienten mit oben genannten Erkrankungen sollte daher immer die Möglichkeit einer ambulanten Weiterbehandlung gründlich geprüft werden. Eine gute Kommunikation zwischen Patient, Angehörigen, Hausarzt, betreuenden Pflegekräften und der ZNA ist besonders wichtig. Ein besonderes Augenmerk sollte darauf gerichtet werden, ob eine orale Medikamenteneinnahme möglich ist; ggfs. können mit Angehörigen oder Pflegekräften alternative Wege zur Medikamentengabe besprochen werden. Schmerzmittel können häufig subkutan als Injektionen oder transkutan über Pflaster verabreicht werden, eine subkutane Flüssigkeitsgabe ist meist ebenfalls problemlos möglich. Zahlreiche Medikamente sind als Schmelztabletten, Suppositorien oder Saft verfügbar, manche Wirkstoffe können auch nasal verabreicht werden.

Bei schwerwiegenden Symptomen kann zur häuslichen palliativen Versorgung durch den Hausarzt eine »spezialisierte ambulante Palliativversorgung (SAPV)« veranlasst werden. Teilweise ist diese in eine Klinikambulanz oder Brückenpflege integriert oder mit der Klinik eng verbunden. Die Möglichkeiten der kurzfristigen palliativen Versorgung sind regional sehr unterschiedlich; häufig lässt sich jedoch ein kurzer stationärer Aufenthalt bei einer akuten Verschlechterung und nicht ausreichender ambulanter Versorgung zur weiteren Planung der Versorgung nicht vermeiden. Entlassungen direkt in ein Hospiz sind aufgrund der meist geringen Kapazitäten üblicherweise nicht möglich.

Verlegung in ein anderes Krankenhaus

Je nach Anzahl der Fachabteilungen eines Krankenhauses kommt es mehr oder weniger häufig zu Verlegungen in andere Krankenhäuser. Zu unterscheiden sind hierbei Verlegungen in externe Krankenhäuser von internen Verlegungen in ein anderes Haus desselben Klinkverbundes. Zu letzteren kommt es häufig, wenn innerhalb eines Verbundes einzelne Häuser spezialisiert sind und beispielsweise eine Stroke Unit oder ein Herzkatheterlabor nur an einem Standort vorgehalten werden. Ebenfalls möglich ist die Verlegung von Patienten in ein Haus desselben Verbundes mit einer niedrigeren Versorgungsstufe, z. B. bei leichterer Erkrankung oder aufgrund fehlender räumlicher Kapazitäten (z. B. Isolierzimmer). Bezüglich dieser Verlegungstransporte sollten von Klinikseite Vereinbarungen mit den am Krankentransport und Rettungsdienst beteiligten Organisationen getroffen werden, da es sonst zu erheblichen Wartezeiten in der ZNA kommen kann. Ebenso muss festgelegt sein, durch wen eine ggf. notwendige Arztbegleitung gewährleistet wird.

Konktaktaufnahme Zielkrankenhaus

Kommt es zu einer Verlegung eines Patienten, wird als erstes vom behandelnden Arzt mit dem Zielkrankenhaus Kontakt aufgenommen. Idealerweise sollte eine telefonische Arzt-zu-Arzt-Übergabe stattfinden. Der Arzt legt die Bedingungen unter denen der Transport stattfinden soll (Transportmittel, fachliche Qualifikation der Rettungsdienstmitarbeiter bzw. Notwendigkeit einer Arztbegleitung, notwendiges Monitoring usw.) sowie die Dringlichkeit fest.

Mit dem Patienten und seinen Angehörigen wird die geplante Verlegung besprochen, die Kontaktdaten der Angehörigen für die Zielklinik notiert.

Sollten keine Angehörigen mit in der ZNA sein, muss ggf. telefonisch mit diesen Kontakt aufgenommen werden.

Dem transportierenden Rettungsdienst wird möglichst die Zielstation sowie ein direkter Ansprechpartner in der Zielklinik genannt. Die GK-Versichertenkarte sowie eventuell vorhandene Wertsachen oder Hilfsmittel werden an den Rettungsdienst übergeben und dies wird in der Patientenakte dokumentiert.

Dem Patienten wird ein aussagekräftiger Arztbrief mit allen erhobenen Befunden, Labordaten und ggf. CT- oder Röntgenbilder mitgegeben. Verabreichte Medikamente und in der ZNA durchgeführte Maßnahmen müssen sorgfältig dokumentiert sein. Für eventuelle Rückfragen muss in dem Arztbrief ein Ansprechpartner mit Telefonnummer benannt sein.

12.8 Literatur

Amini, M./Salarifar, M./Masoudkabir, F. et al. (2009): N-acetylcysteine does not prevent contrast-induced nephropathy after cardiac catheterization in patients with diabetes mellitus and chronic kidney disease: a randomized clinical trial. Trials. 2009 Jun 29; 10:45. doi: 10.1186/1745-6215-10-45

Awal, A./Ahsan, S.A./Siddique, M.A. et al. (2011): Effect of hydration with or without n-acetylcysteine on contrast induced nephropathy in patients undergoing coronary angiography and percutaneous coronary intervention. Mymensingh Med J. 2011 Apr;20(2), S. 264–269

Bause, H./Kochs, E./Scholz, J. et al. (2011): Duale Reihe Anästhesie: Intensivmedizin, Notfallmedizin, Schmerztherapie. 4. Aufl., 2011, Thieme, Stuttgart

Boccalandro, F./Amhad, M./Smalling, R.W. et al. (2003): Oral acetylcysteine does not protect renal function from moderate to high doses of intravenous radiographic contrast. Catheter Cardiovasc Interv. 2003 Mar;58(3), S. 336–341

Bøtker, M.T./Stengaard, C./Andersen, M.S. et al. (2016): Dyspnea, a high-risk symptom in patients suspected of myocardial infarction in the ambulance? A population-based follow-up study. Scand J Trauma Resusc Emerg Med. 2016 Feb 12; 24:15. doi: 10.1186/s13049-016-0204-9

Brennholz, A./Kribben, A. (2013): KDIGO-Leitlinie zum akuten Nierenversagen. Nephrologe 2013 8:247-251. doi 10.1007/s11560-013-0752-1

Breuckmann, F./Post, F./Giannitsis, E. et al. (2008): Kriterien der deutschen Gesellschaft für Kardiologie – Herz- und Kreislaufforschung für »Chest pain units«. Kardiologe 2(5), S. 389–394

Busse, T. (2005): OP-Management, 3. Aufl., Heidelberg.

Campo Dell'Orto, M./Hamm, C./Liebetrau, C. et al. (2015): Telemetry-assisted early detection of STEMI in patients with atypical symptoms by paramedic-performed 12-lead ECG with subsequent cardiological analysis. Eur J Emerg Med. 2015 Dec 1

Cannon, A.R./Lin, L./Lytle, B. et al. (2014): Use of prehospital 12-lead electrocardiography and treatment times among ST-elevation myocardial infarction patients with atypical symptoms. Acad Emerg Med. 2014 Aug;21(8):892-8. doi: 10.1111/acem.12445. Epub 2014 Aug 24

Chopra, V. (1992): Reported significant observations during anaesthesia: a prospective analysis over an 18-month period. Brit J Anaesth 68: 13–17.

Christ, M./Dodt, C./Geldner, G. et al. (2010): Presence and future of emergency medicine in Germany. Anasthesiol Intensivmed Notfallmed Schmerzther 45(10): 666–671.

Deutsche Gesellschaft für Kardiologie – Herz- und Kreislaufforschung e. V. (DGK), www.cpu.dgk.org,

DGAI (Hrsg.) (2014): http://www.ak-intensivmedizin.de/files/Modulares_Zertifikat_¬ Intensivmedizin_der_DGAI.pdf Stand: 25.11.2016

Dougan, J.P./Mathew, T.P./Ridelle, J.W. et al. (2001): Suspected angina pectoris: a rapid-access chest pain clinic. QJM94(12), S. 679–686

Fishbane, S. (2008): N-acetylcysteine in the prevention of contrast-induced nephropathy. Clin J Am Soc Nephrol. 2008 Jan;3(1), S. 281-287. Epub 2007 Nov 14

Goodacre, S./Dixon, S. (2005): Is a chest pain observation unlikely to be cost effective at my hospital? Extrapolation of data from a randomized controlled trial. Emery Med J 22(6), S. 418–422

Goodacre, S./Nicholl, J./Dixon, S. et al. (2004): Randomised controlled trial and economic evaluation of a chest pain observation unit compared with routine care. BMJ 328(7434), S. 254

Greiling, H./Gressner, A.M. (1995): Lehrbuch der Klinischen Chemie und Pathobiochemie. 3. Auflage, Schattauer, Stuttgart,

Halbach, W.R. (Hrsg.) (1994): Interfaces: Medien- und kommunikationstheorethische Elemente einer Interface-Theorie. Fink, München

Hofmann, W./Aufenanger, J./Hoffmann, G. (2012): Klinikhandbuch Labordiagnostische Pfade. 1. Auflagem, De Gruyter, Berlin,

Jaffery, Z./Verma, A./White, C.J et al. (2012): A randomized trial of intravenous n-acetylcysteine to prevent contrast induced nephropathy in acute coronary syndromes. Catheter Cardiovasc Interv. 2012 May 1;79(6): 921–6. doi: 10.1002/ccd.23157. Epub 2011 Nov 30

Keller, H. (1991): Klinisch-chemische Labordiagnostik für die Praxis. Georg Thieme Verlag Stuttgart, 2. Auflage

Keller, T./Post, F./Tzikas, S. et al. (2010): Improved outcome in acute coronary syndrome by establishing a chest pain unit. Clin Res Cadiol 99(3), S. 149–155

Kienzle, H.F. (2016): Haftungsfragen bei Schnittstellen in der ärztlichen Behandlung. Medizin – Haftung – Versicherung: Festschrift für Karl Otto Bergmann zum 70. Geburtstag. Steinmeyer, H.-D., Roeder, N. und von Eiff, W. Berlin, Heidelberg, Springer Berlin Heidelberg: 113–122.

Konrad, C./Schöpfer, G./Wietlisbach, M. et al. (1998): Learning Manual skills in anesthesiology: is there a recommended number of cases for anesthetic procedures? Anesth Analg 1998; 86, S. 635–639

Kugelmass, A./Anderson, A./Brown, P. (2004): Does having a chest pain center impact the treatment and survival of acute myocardial infarction patients? Circulation 110:111 (abstract)

Lapp, H./Krakau, I. (2009): Das Herzkatheterbuch, 3. Aufl., Thieme-Verlag, Stuttgart

Lendemans S (2012): Schnittstellen in der Notfallmedizin. Am Beispiel der Schwerstverletztenversorgung. In: Notfall Rettungsmedizin 2012, 15: S. 300–304. Springer 2012

Mesterházi, A./Barta, M./Zubek, L. (2016): Evaluation of the diagnostic value of bedside ultrasonography in the emergency care. Orv Hetil. 2016 Apr 10;157 (15):569-74. doi: 10.1556/650.2016.30403

Mühlbayer, D. (2012): Plausibilitätskontrolle von Laborergebnissen. Internist. Prax. 52, S. 817-829

Mulcaster, J.T./Mills, J./Hung. O.R. et al. (2003): Laryngoscopic intubation: learning and performance. Anesthesiology 2003; 98, S. 23–27

Post, F./Genth-Zotz, S./Funzel, T. (2007): Aktueller Stellenwert einer Chest pain unit in Deutschland. Herz 32 (5), S. 435–437

Post, F./Genth-Zotz, S./Funzel, T. (2007): Versorgung des akuten Coronarsyndroms in einer Chest pain unit – Eine sinnvolle Neuerung in Deutschland. Klinikarzt 36, S. 375–380

Post, F./Giannitsis, H./Baldus, S. et al. (2015): Kriterien der Deutschen Gesellschaft für Kardiologie- Herz- und Kreislaufforschung für Chest Pain Units, Update 2015. Kardiologe 2015, 9, S. 71–181

Ripa, M.S. (2012): The ECG as decision support in STEMI. Dan Med J. 2012 Mar;59 (3): B4413

Roffi, M./Patrono, C./Collet, J.P. et al. (2015): ESC Guidelines for the Management of acute Coronary Syndromes in patients presenting without persisting ST-segment elevation. European Herat Journal, 2015 – doi: 10.1093/eurhearrt/ehv320

Rydén, L./Grant, P.J./Anker, S.D. et al. (2013): ESC Guidelines on Diabetes, prediabetes an cardiovascular diseases developed in collaboration with the EASD. Eur Heart Journal 2013 – doi:10.1093/eurheartj/eht108

Schöpke, T./Dott, C./Brachmann, M. et al. (2014): Statusbericht aus deutschen Notaufnahmen. Notf Rettungsmed 17: 660–670.

Statistisches Bundesamt (Hrsg.) (2015): Diagnosedaten der Patientinnen und Patienten in Krankenhäusern 2013.

Steg, P.G./James, S.K./Atar, D. et al. (2012): ESC-Guidelines for the management of acute myocardial infarction in patients presenting with ST-segment elevation. European Heart Journal 2012; 33(15) doi:10.1093/eurheartj/ehs/215

Sun, B.C./Hsia, R.Y./Weiss, R.E. et al. (2013): Effect of emergency department crowding on outcomes of admitted patients. Ann Emerg Med 61(6): 605–611 e606.

Sun, Z./Fu, Q./Cao, L. et al. (2013): Intravenous N-acetylcysteine for prevention of contrast-induced nephropathy: a meta-analysis of randomized, controlled trials. PLoS One. 2013;8(1): e55124. doi: 10.1371/journal.pone.0055124. Epub 2013 Jan 30

Suzuki, T./Lyon, A./Saggar, R. et al. (2016): Biomarkers of acute cardiovascular and pulmonary diseases. Biomarkers of acute cardiovascular and pulmonary diseases. Eur Heart J Acute Cardiovasc Care. 2016 May 24. pii: 2048872616652309

Thomas, L. (2008): Labor und Diagnose. TH-Books Verlagsgesellschaft mbH, Frankfurt/Main, 7. Auflage

Timmermann, A./Byhan, C./Wenzel, V. et al. (2012): Handlungsempfehlungen für das präklinische Atemwegsmanagement – Für Notärzte und Rettungsdienstpersonal. Anästh Intensivmed 2012; 53, S. 294–308

Vallero, A./Cesano, G./Pozzato, M. et al. (2002): Contrast nephropathy in cardiac procedures: no advantages with prophylactic use of N-acetylcysteine (NAC). G Ital Nefrol. 2002 Sep-Oct;19(5), S. 529–533

Wang, N./Qian, P./Kumar, S. et al. (2016): The effect of N-acetylcysteine on the incidence of contrast-induced kidney injury: A systematic review and trial sequential analysis. Int J Cardiol. 2016 Apr 15;209: 319–27. doi: 10.1016/j.ijcard.2016.02.083. Epub 2016 Feb 16

13 Respiratorische Notfälle

Norbert Schwabbauer (†)

Die Atmung stellt eine der zentralen Funktionen unseres Lebens dar und wird zurecht mit der Vitalität des Individuums in Verbindung gebracht. Ist die Atmung gestört, schränkt uns dieses in unseren Aktivitäten des täglichen Lebens ein. Mit zunehmender Störung entwickeln wir psychische Beeinträchtigungen bis hin zur massiven Todesangst. Der ateminsuffiziente Patient in der Notaufnahme erfordert aus diesen Gründen ein schnelles, zielgerichtetes und patientenorientiertes Vorgehen.

13.1 Leitsymptome

Dyspnoe

Die American Thoracic Society (ATS) definiert Dyspnoe als eine subjektive Erfahrung von Atembeschwerden von wechselnder Qualität und Stärke (Parshall et al. 2012). In die Empfindung der Atemnot fließen jedoch auch physiologische, psychologische, soziale und exogene Faktoren ein, die eine Objektivierbarkeit dieses wichtigen Leitsymptoms schwierig machen. Die Dyspnoe stellt eines der häufigsten Symptome dar, das einen Patienten in die Notaufnahme führt, unterschieden wird akute bzw. chronische Dyspnoe. Ursächlich für das Auftreten einer Dyspnoe sind nicht nur primäre Störungen des respiratorischen Systems – auch kardiovaskuläre, neuromuskuläre, metabolische, infektiöse und psychische Auslöser müssen im Rahmen der Differenzialdiagnose abgeklärt werden. Wie bereits erwähnt ist aufgrund seiner Vielschichtigkeit ein objektives Erfassen des Leitsymptoms Dyspnoe schwierig. Ein häufiger Fehler wird dann gemacht, wenn Atemnotempfinden und Sauerstoffversorgung als zusammenhängend betrachtet werden. Der Irrglaube: »Ist die Sauerstoffsättigung normal kann keine Atemnot vorliegen« kann zu einem gefährlichen Verkennen der Situation des Patienten führen. Eine etablierte Methode zur Abschätzung der Atemnot ist die aus der Sportmedizin stammende »Borg-Skala«, auf der der Patient sein eigenes Empfinden auf einer Skala von 1–10 ausdrücken kann (▸ Abb. 13.1).

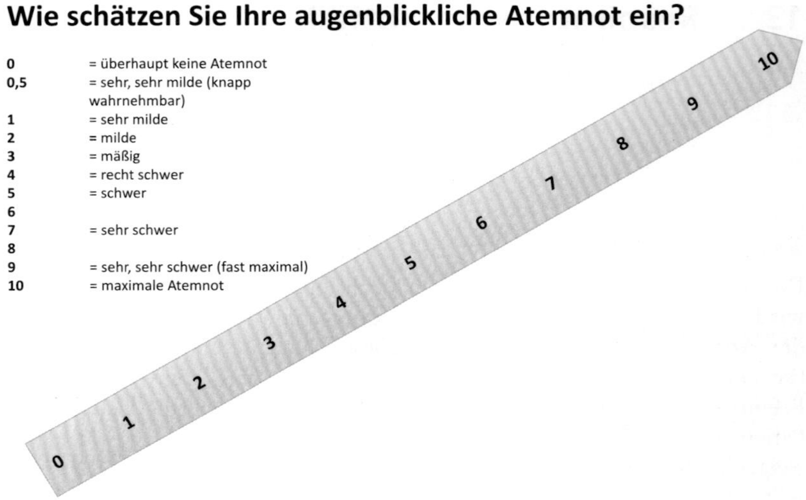

Abb. 13.1: Borg-Skala

> Dyspnoe ist immer ernst zu nehmen.
> Dyspnoe muss gemessen und fortlaufend dokumentiert werden!
> Dyspnoe kann, muss aber nicht mit der Sauerstoffsättigung korrelieren!

Tachypnoe

Das in der Praxis am häufigsten auftretende pathologische Atemmuster ist die Tachypnoe (Atemfrequenz >20/Min.). Ebenso wie bei der Dyspnoe sind die Ursachen vielschichtig, neben der reinen respiratorischen Störung können Angst und Schmerz auslösend bzw. begünstigend sein. Eine anhaltend hohe Atemfrequenz kann zur atemmuskulären Erschöpfung und somit zur respiratorischen Dekompensation führen. Weiter sind das Absinken bzw. das Ansteigen der Atemfrequenz zuverlässige Indikatoren für Therapieerfolg bzw. -versagen.

> Die Atemfrequenz ist ein Vitalparameter, der regelmäßig erhoben und dokumentiert werden muss!

Zyanose

Als Zyanose wird eine bläuliche Verfärbung von Haut und Schleimhäuten bezeichnet, die durch eine erhöhte Konzentration von nicht oxygeniertem Hämoglobin (> 5 g/dl) hervorgerufen wird. Da das Auftreten einer Zyanose vom Gesamt-Hb abhängt, kann diese bei anämen Patienten auch ausbleiben. Eine zentrale Zyanose wird eher bei primär pulmonalen Störungen oder Herzvitien mit Rechts-links Shunt beobachtet, während eine periphere Zyanose eher auf eine Minderdurchblutung, wie z. B. bei einem Schockgeschehen hinweist (Lorenz 2009).

13.2 Diagnostik/Überwachung

Pulsoxymetrie

Die Sauerstoffsättigung wird oftmals als das fünfte Vitalzeichen bezeichnet. Nicht-invasiv gemessen gibt die Pulsoxymetrie Auskunft über die Sauerstoffbeladung des pulsierenden arterialisierten Blutes. Anwendungseinschränkungen ergeben sich nur bei unzureichender peripherer Durchblutung, z. B. durch Vasokonstriktion oder Hypothermie. Falsch niedrige Werte können bei sehr niedriger Sauerstoffsättigung, falsch hohe Werte bei CO-Vergiftungen auftreten.

Kapnometrie (Kapnos = gr. Rauch)

Eine kontinuierliche Messung der CO_2-Konzentration war lange Zeit nur bei beatmeten Patienten auf der Intensivstation verfügbar. Mittlerweile sind jedoch Geräte verfügbar, die bei spontan atmenden Patienten, wie z. B. in der Notaufnahme, einsetzbar sind. Bei der Nebenstromkapnometrie wird ein kleiner Teil der Exspirationsluft ($EtCO_2$ = Endtidales CO_2) über eine spezielle Nasenbrille zu einem Analysator geleitet und dort mittels Infrarotspektrometrie analysiert. Bei der transkutanen CO_2-Messung ($TcCO_2$) wird über einen an Stirn oder Ohrläppchen aufgeklebten Sensor die H^+-Ionenkonzentration gemessen und in einen CO_2-Partialdruck umgerechnet. Die meisten Geräte bieten zusätzlich noch die Möglichkeit einer Pulsoxymetrie. Beide Verfahren ersetzen nicht die Blutgasanalyse, sie bieten vielmehr die Möglichkeit einer kontinuierlichen Überwachung. Zwingend erforderlich ist der Abgleich der Werte mittels einer arteriellen oder kaplillären Blutgasanalyse – hier zeigt sich, bezüglich der Korrelation zum tatsächlichen pCO_2, die transkutane Messmethode der endtidalen deutlich überlegen (Lermuzeaux et al. 2016).

Blutgasanalyse

Bei der Beurteilung des Gasaustauschs bzw. der respiratorischen Situation eines Patienten stellt die Blutgasanalyse immer noch den Gold-Standard dar. Neben den respiratorisch relevanten Werten (pCO_2, pO_2, pH, BE, HCO_3-) können je nach Analysator Elektrolyte, Blutzucker, Hb und

Laktat gemessen werden. Die Abnahme kann entweder kapillär aus dem hyperämisierten Ohrläppchen oder direkt arteriell erfolgen. Eine venöse Blutgasanalyse kann zur Beurteilung der respiratorischen Situation nur begrenzt herangezogen werden, da der venöse pCO_2 nur gering mit dem arteriellen pCO_2 korreliert.

Jeder Patient mit Verdacht auf eine respiratorische Störung muss eine aussagekräftige Blutgasanalyse erhalten!

Tab. 13.1: Normalwerte und Abweichungen

Parameter	Normalwerte	Einheit	Resp. Azidose	Resp. Alkalose	Resp. Azidose, metabolisch kompensiert
pH	7,35–7,45		< 7,35	> 7,35	↔
pO_2	70–100 altersabhängig	mmHg	↔ ↓ ↑	↔ ↓ ↑	↔ ↓ ↑
pCO_2	35–45	mmHg	↑	↓	↑
BE	-2–+3	mval/l	↔	↔	↑
HCO_3-	21–26	mmol/l	↔	↔	↑
SaO_2	95–99	%	↔ ↓	↔ ↓	↔ ↓

13.3 Behandlung

Dyspnoebehandlung

Bei der Dyspnoebehandlung muss zwischen kausaler und symptomatischer Therapie unterschieden werden – symptomatisch kommen atemerleichternde Lagerung (»Herzbett«), Sauerstoffgabe und/oder Beatmung bei akuter respiratorischer Insuffizienz in Betracht. Medikamentös hat sich der Einsatz von Opiaten bewährt, die zum einen eine angstlösende, sedierende Wirkung aufweisen und darüber hinaus über die Dämpfung des Atemzentrums zur Reduktion der Atemarbeit beitragen.

Behandlung der akuten Atemwegsobstruktion

Die chronisch-obstruktive Lungenerkrankung (COPD) stellt mittlerweile eine der häufigsten Erkrankungen weltweit dar. Meist ist eine akute (in der Regel infektgetriggerte) Verschlechterung der chronischen Erkrankung für eine notfallmäßige Aufnahme verantwortlich. Neben den allgemeinen Maßnahmen wie Sauerstoffgabe, Therapie des Infekts durch Antibiotika und die systemische Steroidgabe, stellt die inhalative Therapie mit kurzwirksamen β2-Mimetika (z. B. Salbutamol) und Anticholinergika (z. B. Ipratropiumbromid) eine direkt an den Atemwegen ansetzende Therapieform dar. Zur Applikation der Medikamente eignen sich in erster Linie sogenannte »Feuchtvernebler«, bei denen mittels Druckgas oder Ultraschall eine Aerosolwolke produziert wird. Diese wird dann über ein Mundstück oder eine Maske dem Patienten zugeführt. Herkömmliche Dosieraerosole sollten aufgrund der schwierigen Koordination zwischen Auslösen und Einatmen mithilfe eines Spacers (▸ Abb. 13.2) verabreicht werden.

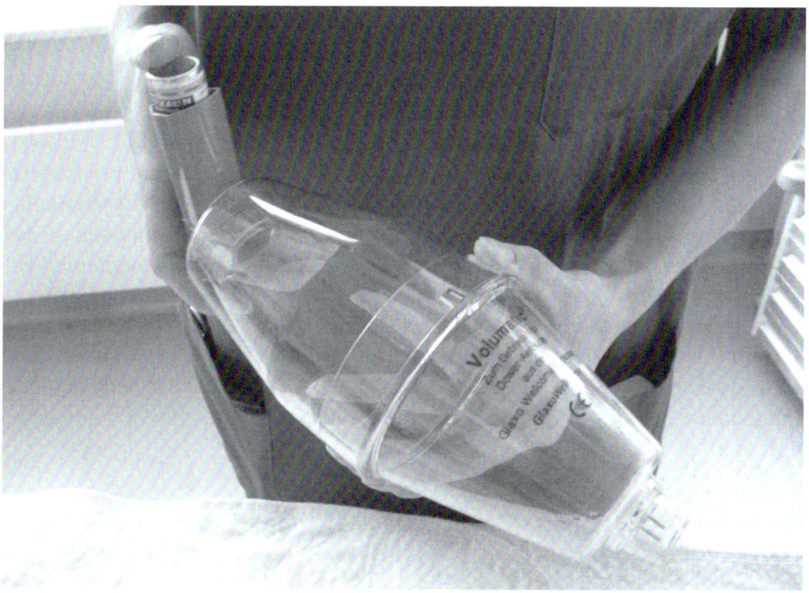

Abb. 13.2: Dosieraerosol mit Spacer

Behandlung des kardialen Lungenödems

Das kardiale Lungenödem entsteht aufgrund einer pulmonalen Stauung infolge einer akuten Linksherzinsuffizienz. Die Behandlung orientiert sich in erster Linie an der zugrundeliegenden Störung sowie deren Beseitigung (Rhythmisierung bei Arrhythmien, PTCA bei Infarkt, Antihypertensiva bei Hypertension, ...). Begleitend wird neben Dyspnoetherapie und Sauerstoffgabe eine schnellstmögliche Behandlung mittels eines erhöhten kontinuierlichen Atemwegsdrucks CPAP (Continuous Positive Airway Pressure) empfohlen. Die CPAP-Beatmung kann mit fast jedem Beatmungsgerät durchgeführt werden. Eine begleitende Hyperkapnie kann zusätzlich eine Beatmung mit inspiratorischer Druckunterstützung notwendig machen.

Behandlung des Pneumothorax

Ein Pneumothorax definiert sich durch eine Luftansammlung in dem normalerweise luftleeren Pleuraspalt. Diese spontan oder im Rahmen eines Traumas auftretende Störung kann in verschiedenen Schweregraden klinisch relevant werden: völlig asymptomatisch, durch dezente Schmerzen und leichte Dyspnoe (Mantelpneu) bis hin zur hämodynamischen und respiratorischen Dekompensation (Spannungspneumothorax). Die Behandlung richtet sich nach dem Ausmaß der Störung. Bei großem Pneu mit entsprechender Klinik ist – neben den allgemeinen notfallmedizinischen Grundprinzipien – die Anlage einer Thoraxdrainage zur Evakuierung des Pleuraspalts Mittel der Wahl. Eine zusätzliche Sauerstoffgabe kann die Resorption von Luft aus dem Pleuraspalt noch um das 4-fache steigern (Kroegel & Costabel 2014).

Sauerstofftherapie

Bei der Sauerstofftherapie geht es darum, eine Hypoxämie zu verhindern bzw. zu behandeln, um somit einer nachfolgenden hypoxische Zellschädigung vorzubeugen. Indiziert ist die Sauerstoffgabe grundsätzlich bei Sauerstoffmangel und im Rahmen von Interventionen zur Präoxygenierung (Beispiel Bronchoskopie/Kardioversion). Generell sollten für jeden Patienten Zielformulierungen bezüglich der anzustrebenden Sauerstoffsättigung kommuniziert werden. Eine Britische Leitlinie empfiehlt im Rahmen der Notfallversorgung eine Sauerstoffsättigung von 94–96 % anzustreben, solange keine Gefahr eines hyperkapnischen Atemversagens besteht (O'Driscoll et al. 2008).

⚠ Risikofaktoren für hyperkapnisches Atemversagen unter Sauerstoff (Wijesinghe et al. 2011)

- Heimsauerstofftherapie
- Aerosoltherapie
- Vorausgegangene Beatmung/Heimbeatmung
- Vorausgegangenes Atemversagen

Besteht ein hyperkapnisches Atemversagen, dann ist eine periphere Sauerstoffsättigung von maximal 88 %–92 % anzustreben. Zur Applikation von Sauerstoff kommen Sauerstoffbrillen/Sonden sowie verschiedene Maskensysteme zum Einsatz, die jedes für sich eine eigene effektive inspiratorische Sauerstoffkonzentration (EIO_2) aufweist.

Tab. 13.2: Sauerstoffapplikatoren

Device	Wirkweise, Besonderheiten	EIO_2
Sauerstoffbrille	Unkontrollierte Sauerstoffgabe, Nasopharynx wird als Sauerstoffreservoir genutzt. Fluss 0,5–6 l/Min.	ca. 24–50 %
Einfache Maske	Unkontrollierte Sauerstoffgabe, Vergrößerung des natürlichen Sauerstoffreservoirs durch den Maskenkörper. Fluss > 5 l/Min.	ca. 40–60 %
Reservoir-Maske	Unkontrollierte Sauerstoffgabe, Vergrößerung des Sauerstoffreservoirs durch den Maskenkörper genutzt. Fluss 10–15 l/Min.	ca. 60–90 %
Venturi-Maske	Kontrollierte Sauerstoffgabe, die Sauerstoffkonzentration wird durch Adapter mit definierter O_2-Raumluft-Mischung realisiert	24–60 %
Highflow-Sauerstoff	Kontrollierte Sauerstoffgabe, hohe Oxygenierungsleistung durch reduzierte Beiluftatmung, Auswaschung des anatomischen Totraums durch hohen Fluss, daher auch ventilatorische Unterstützung. Fluss 10–60 l/Min., immer in Kombination mit aktiver Befeuchtung!	21–100 %

Für jeden Patienten sollte eine Zielformulierung bezüglich der angestrebten Sauerstoffsättigung existieren!
Zurückhaltende Sauerstoffgabe bei Patienten mit Hyperkapnierisiko!

Beatmung

Eine kurzfristige, in der Regel nicht-invasiv durch eine Maske durchgeführte, Beatmungstherapie kann bei entsprechender Expertise auch auf Notaufnahmen und Aufnahmestationen durchgeführt werden. Indikationen für eine Beatmungstherapie sind das Auftreten einer Hyperkapnie mit begleitender respiratorischer Azidose oder eine schwerwiegende Oxygenierungsstörung. Als Beatmungsformen kommen im Notfall die CPAP-Therapie sowie die druckunterstützte Spontanatmung (PSV Pressure support ventilation) zum Einsatz. Eine länger anhaltende Beatmungspflichtigkeit oder das Fehlen jeglicher Spontanatmung qualifiziert den Patienten immer für die Intensivmedizin. Wann Beatmung? Wann Sauerstoff?

Ursache für eine ventilatorische Störung (pCO_2 ↑, paO_2 ↓ unter Raumluft) ist in der Regel eine Störung im System Atempumpe (Atempumpe = Stammhirn, Nerven, Atemmuskulatur, knöcherner Thorax). Ventilatorische Störungen sind immer eine Indikation für eine Beatmungstherapie. Störungen der Oxygenierung (paO_2 ↓, pCO_2 ↔ oder ↓) betreffen das Lungenparenchym und können initial mit Sauerstoff behandelt werden. Erst sekundär, wenn Gasaustauschfläche rekrutiert werden muss, ist eine Beatmungstherapie notwendig (Windisch 2015).

Ventilatorische Störungen (Hyperkapnie!) erfordern in der Regel eine Beatmungstherapie!
Eine nicht-invasive Beatmungstherapie kann bei entsprechender Expertise kurzfristig in der Notaufnahme erfolgen!

13.4 Literatur

Parshall, M.B./Schwartzstein, R.M./Adams, L. et al. (2012): An official American Thoracic Society statement: update on the mechanisms, assessment, and management of dyspnea. Am J Respir Crit Care Med. 2012 Feb 15;185(4), S. 435-452.

Lorenz, J. (2009): Checkliste XXL Pneumologie, 3. Aufl., Thieme, Stuttgart

Lermuzeaux, M./Meric, H./Sauneuf, B. et al. (2016): Superiority of transcutaneous CO2 over end-tidal CO2 measurement for monitoring respiratory failure in nonintubated patients: A pilot study. J Crit Care. 2016 Feb; 31(1), S. 150-156.

Kroegel, C./Costabel, U. (2014): Klinische Pneumologie, 1. Aufl., Thieme, Stuttgart

O'Driscoll, B.R./Howard, L.S./Davison, A.G. et al. (2008): Guideline for emergency oxygen use in adult patients. Thorax 2008 Oct; 63 Suppl 6:vi1-68

Wijesinghe, M./Perrin, K./Healy, B. et al. (2011): Pre-hospital oxygen therapy in acute exacerbations of chronic obstructive pulmonary disease. Intern Med J. 2011 Aug;41(8), S. 618-622

Windisch, W. (2015): Respiratorische Insuffizienz: O_2-Gabe oder Beatmung? Dtsch Arztebl 112(9): 28

14 Besondere Anforderungen bei neurologischen Notfällen

Frank Andres

Die Kehrseite der faszinierenden Möglichkeiten des gesunden, menschlichen Gehirns ist eine einschüchternde Fülle an Krankheitssymptomen. Deren Ursache zu lokalisieren und ätiologisch einzuordnen ist oft überaus komplex. Allein die Differenzierung zwischen Schädigungen des zentralen und peripheren Nervensystems ist mitunter nicht leicht. Manche neurologischen Leitsymptome wie Schwindel oder Kribbelparaesthesien sind vieldeutig und können multiple Ursachen haben. Über vielen Symptomen schwebt die Gefahr des Übersehens einer Hirnstammischämie, einer Meningoenzephalitis oder eines nicht-konvulsiven Status mit potenziell katastrophalen Folgen. Muss schnell stationär oder länger ambulant beobachtet werden? Das ist oft nicht leicht zu klären. Vermutlich könnten etwa ein Viertel der Vorstellungen in Notaufnahmen zum entsprechenden Zeitpunkt bei Verfügbarkeit auch ambulant behandelt werden.

Über die Hälfte der Patienten in einer Notaufnahme wird aufgrund von Kopfschmerzen, motorischem Defizit, Schwindel, epileptischem Anfall oder Störungen des Bewusstseins vorgestellt. Zumindest Bewusstseinsstörungen und Schlaganfallverdacht rechtfertigen laut G-AEP-Kriterien eine stationäre Aufnahme. Ein weiteres Kapitel dieses Buchs beschreibt die Logistik der akuten Schlaganfallversorgung (▸ Kap. 12.6 – Stroke Unit). Auch nehmen neurogeriatrische Fragestellungen mit der Wandlung der Altersverteilung, von einer Pyramidenform zu einer Urnenform, stetig zu. Schließlich werden neurologische Symptome auch von Patienten als bedrohlich wahrgenommen, weil sie weniger mechanisch, schlechter zuzuordnen und näher am »Ich« sind. So ist es gut nachvollziehbar, dass neurologische Expertise in Notaufnahmen eingebunden wird, um die diagnostische Sicherheit zu erhöhen.

14.1 Kopfschmerzen

Beim Leitsymptom Kopfschmerz stellt sich die Frage, ob ein bekannter Kopfschmerz exazerbiert oder neu aufgetreten ist. Im Vordergrund steht die genaue Anamnese über Auftreten und Verlauf des Kopfschmerzsyndroms und von welchen neurologischen Symptomen er begleitet wird. Meist ist keine ausführliche Laboruntersuchung nötig. Eine kraniale Bildgebung ist in der Regel nur erforderlich bei Erstmanifestation einer Kopfschmerzerkrankung mit untypischem Charakter, atypischem klinischem Verlauf, zunehmender Schmerzintensität oder zusätzlichem Auftreten neurologischer Symptome/Ausfälle. Es wird individuell entschieden, ob ein konkreter diagnostischer bzw. Behandlungsbedarf in der Notaufnahme besteht.

⚠ Bedrohliche Symptome, die zur sofortigen stationären Aufnahme führen, sind:

- V. a. intrakranielle Blutung mit neurologischen Symptomen bei akut aufgetretenem Kopfschmerz
- V. a. Subarachnoidalblutung mit Vernichtungskopfschmerz
- V. a. Hirndrucksymptomatik mit Übelkeit, Erbrechen, Sehstörung, Doppelbildern, Anisokorie, Herdsymptomen.
- V. a. Sinusvenenthrombose bei epileptischen Anfällen und lokalen Kopfschmerzen mit neurologischen Herdbefunden
- V. a. Arteriitis temporalis bei Sehstörungen, verdickter Arterie und hoher BSG

Häufiger und weniger bedrohlich sind Exazerbationen oder erstmals aufgetretene primäre Kopfschmerzen wie Migräne, episodischer und chronischer Spannungskopfschmerz, medikamentenassoziierte Kopfschmerzen (Übergebrauch) oder Cluster-Kopfschmerzen. Bei V. a. Augenrötung und Bulbusdruckschmerz ist an einen Glaukomanfall zu denken.

In der Notaufnahme hilft Ruhe und Beruhigung durch diagnostische Einordnung. Die klassische Analgesie soll schnell effektiv sein und eine stationäre Behandlung vermeiden. Migräne wird mit einem peripheren Analgetikum (1 g ASS i. v., 1 g Perfalgan® i. v., 400 mg Ibuprofen) und evtl. auch einem Triptan behandelt. Der Spannungskopfschmerz wird mit einem peripheren Analgetikum behandelt. Beim Clusterkopfschmerz kommen Sumatriptan und Sauerstoff mit 100 % 15 l/Min. oder ipsilaterale Applikation von Lidocainspray zum Einsatz.

14.2 Schwindel

Schwindel ist ein häufiges Leitsymptom in der Notaufnahme. Der Begriff ist unscharf und wird in der Bevölkerung vieldeutig für Sensationen von Drehschwindel über allgemeines Unwohlsein bis zu Muskelschwäche genutzt. Es gibt etwa 200 Ursachen, die in der Notaufnahme v. a. bezüglich ihrer Gefährlichkeit eingeordnet werden müssen.

Das Gleichgewicht wird über Integrationszentren kontrolliert, die Informationen aus dem Kleinhirn, vestibulären, akustischen, visuellen und somatosensorischen System aufeinander abstimmen. Schwindel entsteht bei Läsionen der zur Wahrnehmung des Gleichgewichts nötigen Strukturen oder wenn deren Informationen sich widersprechen (Mismatch).

Ursache des Schwindels

Ziel der Diagnostik und wegweisend für die Therapie ist die Frage nach der Ursache des Schwindels. Es muss früh unterschieden werden, ob ein peripher oder zentral vestibulärer Schwindel vorliegt. Peripherer Schwindel entsteht im Ohr, im Gleichgewichtsorgan oder im N. vestibulocochlearis. Zentraler Schwindel entsteht bei Läsionen im Hirnstamm, Kleinhirn oder Großhirn. Systemischer bzw. nicht-vestibulärer Schwindel ist kardiovaskulär, metabolisch, epileptisch, polyneuropathisch oder durch Hyperventilation bedingt.

Wichtig ist die Frage, ob ein Dreh- oder Schwankschwindel im Gegensatz zu einem unsystematischen Schwindel vorliegt. Auch das plötzliche oder langsame Auftreten und die Dauer der Schwindelsensationen sind wegweisend.

Periphere Schwindel (Benigner paroxysmaler Lagerungsschwindel, Neuropathia vestibularis, Bilaterale Vestibulopathie, M. Menière, Vestibularisparoxysmie) sind häufiger. Zentral verursachter Schwindel (Hirnstamm-Kleinhirn-Schlaganfall, vestibuläre Migräne, zentral-vestibulärer Schwindel, phobischer Schwankschwindel) ist u. U. gefährlicher. Vermutlich sind die nicht-vestibulären Formen im Alter häufiger, weil Patienten eher unter Herzrhythmusstörungen, Polyneuropathien und Hypoglykämien leiden.

Ein peripher-vestibuläres Syndrom zeichnet sich durch akutes Auftreten, starke Intensität der Beschwerden mit ausgeprägten vegetativen Begleitreaktionen und einem, durch Fixation hemmbaren, meist horizontalen oder rotatorischen Nystagmus aus. Beim Schwindel mit zentraler Ursache kommen neurologische Herdsymptome dazu, der Nystagmus ist variabler. Ein up-beat- oder down-beat-Nystagmus ist immer zentral verursacht.

Der Verdacht auf eine Hirnstamm- oder Kleinhirnbeteiligung im Rahmen eines Schlaganfalls muss zur entsprechenden Abklärung mittels Bildgebung führen, um Lebensgefahr abwenden zu können (z. B. Kleinhirnblutung, Basilaristhrombose). Lagerungsproben und die klinische Untersuchung von Augenbewegungen und des vestibulo-okulären Reflexes (Halmagyi-Manöver, Head-Impulse-Test) erlauben die Diagnose der häufigsten peripheren Schwindelursachen (Benigner paroxysmaler Lagerungsschwindel, Neuropathia vestibularis). Durch gezielte Anamnese wird der V. a. eine vestibuläre Migräne erhärtet. Meist kann danach über die weitere Versorgung des Patienten entschieden werden.

Das Mildern der vegetativen Folgen des Schwindelsyndroms durch Antiemetika und Antipsychotika soll schwersten Symptomen vorbehalten sein, da sie die Neuroplastizität und damit die dauerhafte Rückbildung hemmen.

14.3 Bewusstseinsstörungen

Bewusstseinsstörungen ohne vorausgehendes Trauma sind sehr häufig neurologisch bedingt. Klassische Krankheitsbilder sind epileptische Anfälle, Schlaganfälle mit Hirnstammaffektion und/oder ausgedehnten Großhirndefekten, Enzephalitiden und Intoxikationen. Es gilt, diese von kardiogenen Synkopen abzugrenzen.

Koma

Koma entsteht als Folge von Läsionen in der Formatio reticularis (im oberen Hirnstamm und Zwischenhirn), ausgedehnten Schädigungen im Cortex bds. oder im Thalamus bds. Sobald das aszendierende, retikuläre aktivierende System (ARAS) und die intralaminären/retikulären Kerne des Thalamus beteiligt sind, funktioniert die Regulation von Wachheitsgrad, Schlaf-Wach-Rhythmus und Aufmerksamkeit nicht mehr.

Somnolenz und Sopor

Die Folge sind quantitative Bewusstseinsstörungen: Somnolente Patienten sind vermehrt schläfrig. Bei Ansprache sind sie bedingt kooperativ und haben eine kurze Aufmerksamkeitsspanne. Der Sopor ist tiefschlafähnlich. Die Kranken sind nur durch kräftige (Schmerz-)Reize kurz erweckbar, in Wachphasen äußern sie sich kurz verbal und befolgen Aufforderungen. Im Koma sind sie auch durch starke äußere Reize nicht erweckbar und haben geschlossene Augen. Das ist die »klassische« Bewusstlosigkeit.

Bei der Untersuchung muss ein Meningismus ausgeschlossen werden. Die Glasgow Coma Scale eignet sich zur Einschätzung motorischer Antworten. Die Hirnnerven und der Hirnstamm müssen genau untersucht werden. Dazu eignet sich die Untersuchung der Augenstellung und der Pupillen. Klassische Hirnstammreflexe wie der Cornealreflex, Würgreflex, der Vestibulo-okuläre Reflex und andere Schutzreflexe helfen bei der Einschätzung. Eine kontinuierliche Überprüfung der Vitalkennzeichen ist zwingend.

14.4 Epileptischer Anfall

Epileptische Anfälle treten bei einer anfallsartig hypersynchronen und übermäßigen Entladung von Nervenzellen in der Hirnrinde auf. Je nach Lokalisation der Entladung entsteht ein anderes klinisches Bild. Man unterscheidet fokale und generalisierte Anfälle, letztere bei Betroffensein beider Hemisphären. Durch die Beteiligung des Hirnstamms und limbischer Strukturen ergeben sich Bewusstseins- und psychische Störungen. Unter Epilepsie versteht man eine chronische Erkrankung mit wiederholten epileptischen Anfällen und symptomlosen Intervallen.

Zu einer Vorstellung in der Notaufnahme führen überwiegend erstmalige Anfälle und generalisierte tonisch-klonische Anfälle. Normalerweise ist bei einem einzelnen epileptischen Anfall keine Therapie notwendig, weil er innerhalb von 3 Min. ohne medizinisches Zutun aufhört. Damit ist eine sofortige Intubation, O_2-Gabe und Medikation meist nicht nötig

Allgemein gilt es, die Atemwege freizuhalten (wenn möglich sofortige Entfernung von Zahnersatz, Vermeidung von Gegenständen im Mundraum), scharfe und kantige Gegenstände aus dem Umfeld (z. B. Stühle) zu entfernen und zu verhindern, dass der Patient irgendwo herunterfällt. Die Überwachung von Sauerstoffsättigung, Herzaktion und Atmung ist sinnvoll.

Hilfreich ist ein anfallsungefährdeter i. v.-Zugang außerhalb der Ellenbeuge und eine Infusion mit 0,9 %iger NaCl-Lösung und 60 ml Glukose 40 % i. v. bei V. a. Hypoglykämie.

Status epilepticus

Ein Status epilepticus ist ein verlängerter epileptischer Anfall. Er ist gekennzeichnet durch mindestens 2 Anfälle ohne zwischenzeitliche Wiedererlangung des vorbestehenden neurologischen Befundes. Im klinischen Alltag wird ein epileptischer Anfall bereits nach 5 Min. Dauer als Status definiert. Da eine spontane Terminierung eines epileptischen Anfalls nach dieser Dauer zunehmend unwahrscheinlich wird, erfolgt eine pharmakologische Intervention. Patienten im Status werden aufgenommen, bei generalisiert tonisch-klonischen Anfällen erfolgt die weitere Versorgung auf der Intensivstation. Bei Verdacht auf einen alkohol-assoziierten Status generalisierter tonisch-klonischer Anfälle erfolgt die Gabe von Thiamin 100 mg i. v. und eine Temperatursenkung bei einer Körpertemperatur von über 37,5 °C.

Nicht selten sind Patienten postiktal verlangsamt und neurologisch auffällig. Bei vorgeschädigtem Gehirn kann eine Todd'sche Parese oder Aphasie Stunden bis Tage bis zur Rückbildung dauern. Oft sind Epileptiker nach einem Anfall schnell wieder relativ klar und auskunftsfähig. Dann ist eine weitere Abklärung meist unnötig. Wichtig ist die genaue Abklärung bisher unbekannter oder untypisch verlaufender Anfälle.

Fahreignung

Ein epileptischer Anfall schränkt im Allgemeinen die Fahreignung für längere Zeit ein. Dies sollte auch in der Notaufnahme unbedingt weitergegeben und dokumentiert werden.

Wichtig ist, dass auch bei Synkopen in etwa 80 % aller Fälle motorische Entäußerungen auftreten können (< 30 s). Auch ein Urinabgang oder leicht erhöhte Kreatinkinase-Werte finden sich nach Synkopen. Ein Zungenbiss oder neurologische Herdsymptome treten dagegen nie auf.

14.5 Der verwirrte Patient in der Notaufnahme: Delir oder Demenz?

Verwirrte Patienten in der Notaufnahme zu versorgen, ist eine besondere Herausforderung. Oft steigern die Stärken der Notaufnahme (viele Patienten, viel Bewegung, viel Kommunikation, viele parallele Handlungsstränge, Sichtschutz) die Verwirrtheit, was wiederum die Unruhe vergrößert und zu einem Circulus vitiosus führt.

Vordringliche Aufgabe ist die Unterscheidung eines Delirs von einer Demenz bzw. eines Delirs bei Demenz. Auch im Rahmen einer depressiven

Reaktion können Patienten pseudodement wirken und bei einer Enzephalitis kann eine Verwirrtheit im Vordergrund stehen. Oft wird auch eine Sprachstörung als Demenz fehlinterpretiert. Schnelle Behandlung ist nötig bei Delir, Schlaganfall, einer Enzephalitis oder nicht-konvulsiven epileptischen Anfällen.

Nicht pharmakologische Ansätze werden zunehmend maßgeblicher und sollten umgesetzt werden. Diese lassen sich am ehesten zusammenfassen unter den Oberbegriffen: Tagsüber stimulieren, nachts Schlaf fördern und Übersedierung vermeiden. In der Notaufnahme hilft eine einfache, klare, wertschätzende Kommunikation, sichtbare Uhren als Abbild der Tageszeit, eine übersichtliche, ruhige Umgebung, konstante Ansprechpartner und präsente Angehörige bzw. Bezugspersonen.

Zugelassen zur medikamentösen Therapie von Erregungszuständen sind v. a. ältere Antipsychotika wie Haloperidol, Melperon und Pipamperon. Weder für das häufig genutzte Risperidon noch für das bei Parkinsonkranken am ehesten bewährte Quetiapin gibt es eine Zulassung. Schluckgestörte Patienten können mit intramuskulärem Haloperidol oder nicht lang wirksamen Benzodiazepinen behandelt werden.

Delir

Ein Delir ist eine akut auftretende Aufmerksamkeitsstörung mit verminderter Bewusstseinsklarheit und gestörter Wahrnehmung. Die Klinik ist fluktuierend und es gibt einen organischen Auslöser, zu den häufigsten Ursachen gehören anticholinerge Medikamente, das Weglassen von Medikamenten oder Stoffen mit Abhängigkeitspotenzial, Infekte und Operationen. Man unterscheidet das hyperaktive Delir mit Reizbarkeit, »Überwachheit«, Angst, Unruhe, den klassischen »Strippenzieher« und das häufig unerkannte hypoaktive Delir, wenn der Patient zurückgezogen, träge, sprachlos und bewegungsarm, gar planlos wirkt. In beiden Fällen ist der Patient nicht zur Kooperation in der Lage und dadurch oft für Mitarbeiter herausfordernd. Typische Konstellationen sind Parkinsonkranke mit überdosierten Dopaminergika, postoperative Patienten, exsikkierte Pflegeheimbewohner mit Infekten oder einer Elektrolytentgleisung.

Demenz

Angehörige von Patienten mit einer demenziellen Entwicklung berichten vor der Diagnose eher schleichende, chronische Verläufe, erhaltenes Bewusstsein und eine normale Wachheit mit Tag-Nacht-Rhythmus. Im Vordergrund stehen Gedächtnis- und Orientierungsstörungen aber auch Veränderungen der emotionalen Kontrolle und des Sozialverhaltens. Unstrittig muss das Alltagsleben dauerhaft beeinträchtigt sein (Fremdanamnese). Die Patienten selbst haben eine gute Fassade, beantworten Fragen ausweichend oder mit geschickten Gegenfragen, sind aber weniger unruhig als delirante Patienten.

Anlass zur Vorstellung in einer Notaufnahme sind Verschlechterungen aufgrund von Infekten, anticholinerger Medikation zur Regulation von Unruhe und Schlaf, Exsikkose und Überforderung der Angehörigen. Am häufigsten sind die Alzheimerdemenz und die vaskuläre Demenz, 5 % aller Demenzen sind auf neurologische Krankheiten zurückzuführen (Parkinson, Normaldruckhydrozephalus, Lewy-Body-Erkrankung, Creutzfeld-

Jakob-Erkrankung, M. Huntington, zunehmend häufiger Frontotemporale Lobärdegeneration), deshalb ist immer Labordiagnostik und oft Bildgebung oder Lumbalpunktion nötig. Bei bekannt dementen Patienten muss der diagnostische und therapeutische Aufwand im Einklang mit Patientenverfügung und Advanced Care Planning angepasst werden.

14.6 Meningitis-Enzephalitis

Die Behandlung wird von 3 Maximen bestimmt: Bei Verdacht muss der Patient isoliert werden. Die Diagnostik muss sehr schnell und mit festgelegter Reihenfolge erfolgen. Die antibiotische Therapie einer bakteriellen Meningitis sollte innerhalb von spätestens 3 h begonnen werden.

Klinisches Bild

Das klinische Bild ist dominiert von Kopfschmerzen, Meningismus und hohem Fieber. Unter Meningismus versteht man eine schmerzhafte Nackensteifigkeit beim Vorbeugen des Kopfes im Rahmen von Reizungen der Hirnhäute. Die Nackensteifigkeit kann bei tiefer Bewusstlosigkeit fehlen und ist oft begleitet von (schmerzminderndem) Beugen des Knies bei Kopfbewegungen (Brudzinski-Zeichen) und beim Lasègue-Versuch (Kernig-Zeichen). Zum meningealen Syndrom gehören Übelkeit und Erbrechen sowie Geräusch- und Lichtempfindlichkeit. Nicht immer sind alle Symptome zwingend vorhanden.

Sonst gesunde, erwachsene Patienten ohne fokal-neurologisches Defizit und ohne epileptische Anfälle sollen unmittelbar nach der klinischen Untersuchung lumbalpunktiert werden. Nach Abnahme von Blutkulturen muss sofort mit der Antibiose und der Kortisongabe begonnen werden. Schwer betroffene Patienten mit Bewusstseinsstörung oder neurologischen Symptomen sollen die Antibiose und das Kortison direkt nach der Blutkultur und vor (!) einer Bildgebung und Lumbalpunktion bekommen. Wie schnell die Antibiose gegeben wird, beeinflusst relevant die Prognose.

Isolierung

Patienten mit Verdacht auf Meningokokken-Meningitis müssen bis 24 h nach Beginn einer wirksamen Antibiotikatherapie konsequent isoliert werden. Danach ist eine Ansteckung über Tröpfcheninfektion wenig wahrscheinlich. Die zuständige Gesundheitsbehörde muss informiert werden. Enge Kontaktpersonen müssen über klinische Symptome und Risiken aufgeklärt werden, eine schnelle Chemoprophylaxe ist sinnvoll bis maximal zehn Tage nach dem letzten Kontakt.

Bei einer akuten viralen Meningo-Enzephalitis treten zusätzlich Bewusstseinsstörungen und/oder neurologische Herdsymptome auf. Das können Sprachstörungen, Lähmungen und oft auch neuropsychologische Auffälligkeiten sein. Am häufigsten sind in Mitteleuropa die FSME und die Herpes-simplex-Enzephalitis. Letztere muss bei Verdacht schnellstmöglich, begleitend zur Diagnostik, antiviral behandelt werden.

14.7 Sensomotorische Ausfälle

Gleichzeitige Ausfälle von Motorik und Sensibilität sind ein häufiges Symptom mit sehr unterschiedlichen Ursachen. Bei Schlaganfällen treten sie meist zusammen auf, nach einem fokalen epileptischen Anfall kann eine Todd'sche Parese diesem Bild sehr ähnlich sehen und sich über Stunden bis Tage verlieren. Auch periphere Schädigungen am Plexus nach Hochgeschwindigkeitstraumen und an peripheren Nerven bei Verletzungen vereinen Lähmungen und Sensibilitätsstörungen.

14.8 Faziale Parese

Wichtig ist die Unterscheidung zwischen einer peripheren und zentralen fazialen Parese. Bei der peripheren oder nukleären Lähmung ist der Stirnast ähnlich stark betroffen wie das übrige Gesicht. Zentrale Läsionen sparen aufgrund der Doppelinnervation die Stirn aus und deuten – je nach zeitlicher Dynamik – auf einen Schlaganfall hin.

Bei Auftreten einer klassischen idiopathischen peripheren Lähmung schmerzt die Region hinter dem Ohr oft schon im Vorfeld. Begleitend treten schwer fassbare Missempfindungen im Bereich der gleichseitigen Wange auf. Manchmal berichten Patienten Schmeckstörungen. Die Diagnostik einer idiopathischen Parese gelingt klinisch und mittels neurophysiologischen Methoden. Es macht Sinn, im Labor eine Borreliose auszuschließen und den äußeren Gehörgang auf Herpesbläschen zu untersuchen. Üblicherweise wird durch orale Kortisongabe behandelt.

14.9 Peripher-neurologische Symptome

Kompressionen von oder traumatische Schäden an peripheren Nerven imponieren oft als Lähmungen und müssen von Schlaganfallsymptomen abgegrenzt werden. Das gelingt meist und ist selten zeitkritisch. Typisch ist eine Fallhand nach Fraktur oder Druck am äußeren Oberarm oder ein Fallfuß nach Wadenbeinverletzungen oder langem Knien. Beim Guillain-Barré-Syndrom, einer generalisierten immunologisch bedingten Entzündung peripherer Nerven mit Reflexausfall, aufsteigenden Lähmungen bis zur respiratorischen Insuffizienz, ist die Gefahr einer Fehldiagnose niedriger und die Prognose günstiger, wenn früh Neurologen einbezogen werden.

14.10 Literatur

Dubey, D./Kapotic, M./Freeman, M. et al. (2016): Factors contributing to delay in diagnosis of Guillain-Barré Syndrome and impact on clinical outcome. Muscle Nerve 53, S. 384–387

Esquevin, A./Raoult, H./Ferré, J.C. et al. (2013): Systematic combined noncontrast CT-CT angiography in the management of unexplained non-traumatic coma. AmJEmergMed 31(3), S. 494–498

Haas, C./Larbig, M./Schöpke, T. et al. (2015): Gutachten zur ambulanten Notfallversorgung im Krankenhaus – Fallkostenkalkulation und Strukturanalyse. http://www.dgina.de/media/presse/2015-02-17_Gutachten_zur_ambulanten_Notfallversorgung_im_Krankenhaus_2015.pdf. Abruf: 14.2.2016

Horsting, M.W./Franken, M.D./Meulenbelt, J. et al. (2015): The etiology and outcome of non-traumatic coma in critical care: a systematic review. BMC Anesthesiol 15:65

DGN – http://www.dgn.org/leitlinien/3230-030-089-ambulant-erworbene-bakterielle-eitrige-meningoenzephalitis-im-erwachsenenalter-2015, Zugriff am 07.07.2016

DGN – http://www.dgn.org/leitlinien/2276-ll-52-diagnostik-bei-kopfschmerzen, Zugriff am 07.07.2016

Lange, R./Popp, S./Erbguth, F. (2016): Brennpunkt Notaufnahme; Nervenarzt 87:592–602

Moeller, J.J./Kurniawan, J./Gubitz, G.J. et al. (2008): Diagnostic accuracy of neurological problems in the emergency department. Can J Neurol Sci 35(3):335–341

Moulin, T./Sablot, D./Vidry, E. et al. (2003): Impact of emergency room neurologists on patient management and outcome. EurNeurol 50(4):207–214

Roy, G.l./Ploner, C.J./Möckel, M. et al. (2010): Neurologische Leitsymptome in einer Notaufnahme. Nervenarzt 2010, 81:1226–1230

15 Intoxikationen

Stefanie Beck & Karl Konstantin Haase

15.1 Einleitung

Als Intoxikation (Vergiftung) beschreibt man im Allgemeinen die Einwirkung einer schädigenden Substanz auf den Organismus und das daraus resultierende Krankheitsbild. Im Jahr 2014 (Statistisches Bundesamt 2014) waren 28.597 der stationären Behandlungsfälle durch »Vergiftungen mit Arzneimittel, Drogen und biologisch aktiven Substanzen« bedingt. 18.244 Behandlungsfälle waren auf »toxische Wirkungen von vorwiegend nicht medizinisch verwendeten Substanzen« zurückzuführen; insbesondere Alkohole, Kohlenmonoxid und andere Rauchgase, chemische Gifte (Pestizide, Lösungsmittel) sowie natürliche Gifte (giftige Tiere, Pflanzen, Pilze) sind hier von Bedeutung. Vergiftungen bei Erwachsenen sind meist suizidaler Natur, während bei Kindern akzidentelle Intoxikationen vorherrschen.

Symptomatik

Die Symptomatik einer Vergiftung ist oftmals unspezifisch. Schwitzen, Tremor, Verwirrtheit, Mydriasis, Tachykardie, Hypertension, Fieber, psychotische und delirante Zustände bis hin zu Krampfanfällen sind Befunde, die für eine Intoxikation mit stimulierenden Substanzen (z. B. Amphetamine, Ecstasy, Halluzinogene, Kokain) sprechen. Sedierende Substanzen (z. B. Alkohol, Benzodiazepine, Gamma-Hydroxybuttersäure, Opioide) führen vielmehr zu einer Bewusstseinsstörung (Somnolenz, Sopor, Koma), Bradykardie, Hypotonie und Atemdepression. Da sich aufgrund der Vielzahl der Giftstoffe und Vergiftungssymptome mit schwer abzuschätzendem Verlauf häufig eine gewisse Verunsicherung einstellt, leisten die bundesweit eingerichteten Giftnotrufzentralen Hilfestellung und beraten sowohl medizinisches Fachpersonal als auch Laien im Hinblick auf die Diagnostik und Therapie akuter Vergiftungen.

Nach der Erstversorgung in der Notaufnahme wird ein Großteil der intoxikierten Patienten bis zum Abklingen der Vergiftungserscheinungen auf der Intensivstation überwacht. Beim geringsten Hinweis auf einen suizidalen Hintergrund ist im Verlauf die Mitbeurteilung durch einen psychiatrischen Konsiliarius unerlässlich.

15.2 Diagnostik

Zunächst sollte im Falle eines Vergiftungsverdachts eine sorgfältige Eigen- und Fremdanamnese erhoben werden. Hierzu dienen die sog. »W-Fragen«: W-Fragen

- Wer? Erwachsener, Kind, Allgemeinzustand, Vorerkrankungen
- Was? Giftstoff
- Wann? Zeitpunkt der Einnahme bzw. Exposition
- Wie? Art der Aufnahme (oral, i. v., inhalativ, perkutan)
- Warum? Suizid, Unfall, akzidentell, kriminell
- Wie viel? Dosis
- Wo? Äußere Umstände (Abschiedsbrief, herumliegende Spritzen oder Medikamentenschachteln)

Im Rahmen der körperlichen Untersuchung sind eine eingehende Inspektion von Haut und Pupillen sowie eine Erhebung der Vitalparameter (Blutdruck, Herzfrequenz, Sauerstoffsättigung, Körpertemperatur) und der Glasgow Coma Scale (GCS) vorzunehmen. Ergänzend ist bei allen unklaren Bewusstseinsstörungen eine Blutzuckermessung durchzuführen. Eine Urin- oder Blutprobe kann einen positiven Giftnachweis liefern und sollte frühzeitig gewonnen werden. Bei der Asservierung von Giftresten, Verpackungen oder Erbrochenem muss ggf. auf die Mithilfe von Angehörigen oder der Polizei hingewirkt werden.

15.3 Allgemeine Therapie: Sofortmaßnahmen

Als primäre Basismaßnahme ist eine Sicherung der Vitalfunktionen allen Vergiftungen gemeinsam. Spezifische Maßnahmen zur beschleunigten Giftelimination oder Absorptionsminderung sowie Antidot-Gaben sind nur selten indiziert. Bei den meisten Patienten ist eine rein symptomorientierte Behandlung unter medizinischer Überwachung ausreichend. Unter Beachtung des Selbstschutzes (Handschuhe, ggf. Mundschutz) umfasst die Soforttherapie angepasst an die klinischen Umstände eine Sicherung der Atemwege (ggf. Intubation und Beatmung) mit Sauerstoffgabe sowie eine Stabilisierung des Kreislaufs nach Anlage eines venösen Zugangs zur Infusionstherapie und Medikamentenapplikation. Bei Erregungszuständen sollte beruhigend auf den Patienten eingewirkt werden; eine Sedierung erfolgt vorzugsweise mit Benzodiazepinen (z. B. Midazolam, Initialdosis 2–5 mg i. v.).

15.4 Erweiterte Therapie: Giftelimination

Giftadsorption

Absorptionsmindernde Maßnahmen sind ein etablierter Standard bei der Behandlung von Vergiftungen. Dabei hat die frühe, einmalige Gabe von Aktivkohle (Carbo medicinalis), auch als »Universalantidot« bezeichnet, mittlerweile invasive Verfahren wie die Magenspülung oder das induzierte Erbrechen weitestgehend abgelöst. Die Dosierung beträgt 0,5–1 g/kg KG (50–100 g). Die Applikation der wässrigen Suspension erfolgt beim wachen Patienten per os, beim komatösen Patienten über eine Magensonde. Aufgrund des erhöhten Aspirationsrisikos ist der Einsatz von Aktivkohle bei Intoxikationen mit Säuren oder Laugen bei Patienten ohne gesicherten Atemweg kontraindiziert. Eine Mehrfachgabe kann bei Intoxikationen mit Carbamazepin, Chinin, Phenobarbital und Theophyllin sinnvoll sein.

Eliminationsbeschleunigung

Für die Entfernung bereits aufgenommener Giftstoffe aus der Blutbahn existieren verschiedene Verfahren, die insbesondere bei Vergiftungen mit Medikamenten mit langer Halbwertszeit Anwendung finden. Die Hämodialyse ist sehr gut geeignet zur raschen Elimination von kurzkettigen Alkoholen (Methanol, Ethylenglykol), Lithium, Salicylaten, Valproat, Phenytoin, Carbamazepin und Metformin. Bei Salicylatintoxikationen wird auch eine Alkalisierung des Urins (pH > 7,5) mit Natriumbicarbonat 8,4 % (1 mmol/kg KG) i. v. empfohlen. Spezifische Antidote hingegen stehen nur für relativ wenige Vergiftungen zur Verfügung, sind aber in diesen Fällen oftmals lebensrettend.

15.5 Ausgewählte Intoxikationen

Benzodiazepine

Benzodiazepine (z. B. Diazepam, Lorazepam) wirken sedierend und atemdepressiv. Benzodiazepinvergiftungen geschehen meist in suizidaler Absicht und sind häufig bei Mischintoxikationen mit anderen Arzneien und Alkohol zu finden. Aktivkohle ist gut wirksam. Als spezifisches Antidot ist Flumazenil (Initialdosis 0,2 mg, max. 1 mg i. v.) zugelassen.

Tri- und tetrazyklische Antidepressiva

Tri- und tetrazyklische Antidepressiva (z. B. Amitriptylin, Doxepin, Opipramol, Trimipramin) können ein zentrales anticholinerges Syndrom (ZAS) auslösen. Leitsymptom des ZAS ist die Exzitation verbunden mit Tachykardie, Hypotonie, Mydriasis, trockenem Mund und roter, trockener, heißer Haut. Nach Aufnahme einer potenziell letalen Dosis ist eine Magenspülung bis zu 12 h nach Ingestion in Erwägung zu ziehen, ergänzend oder alternativ wird Aktivkohle verabreicht. Physostigmin (1–2 mg i. v.) als Antidot ist umstritten und sollte nicht routinemäßig eingesetzt werden. Aufgrund der kardiotoxischen Wirkung sind EKG-Kontrollen durchzuführen. Eine Anhebung des Blut-pH-Werts mit Natriumbicarbonat bewirkt eine Reduktion kardialer Arrhythmien.

Neuroleptika

Neuroleptika (z. B. Clozapin, Haloperidol, Promethazin, Risperidon) wirken zentral antidopaminerg und sind bei Überdosierung mögliche Auslöser extrapyramidalmotorischer Störungen mit u. a. langsamen und steifen Drehbewegungen der Extremitäten sowie Schlund- und Blickkrämpfen. Als Antidot wird Biperiden (2,5–5 mg i. v.) eingesetzt.

Opioide

Opioide (z. B. Morphin, Heroin, Fentanyl) werden meist versehentlich, selten in suizdialer Absicht, überdosiert. Nach einer kurzzeitigen Euphoriephase bei intravenöser Gabe dominieren unerwünschte Wirkungen wie die Bewusstseinstrübung und Atemdepression. Enge, stecknadelkopfgroße Pupillen sind ein gutes Erkennungszeichen. Die Wirkung kann durch die titrierte Gabe von Naloxon (Initialdosis 0,1–0,2 mg i. v.) antagonisiert werden. Beachtet werden muss, dass bei Überdosierung von Naloxon Entzugssymptome auftreten können und Naloxon gegenüber Opiaten eine kürzere Halbwertszeit aufweist. Bei unzureichender Wirkung ist eine Schutzintubation zur Sicherung der Atemwege vorzunehmen.

Paracetamol

Paracetamol wirkt in erster Linie hepatotoxisch. Vergiftungserscheinungen treten meist erst am dritten Tag bei Dosierungen > 150 mg/kg KG auf. Die letale Dosis beim Erwachsenen liegt bei etwa 15 g. Rechtsseitige Oberbauchschmerzen, Ikterus, Gerinnungsstörungen und Encephalopathie sind Spätsymptome und Zeichen eines akuten Leberversagens. Die Bestimmung des Paracetamolspiegels im Blutplasma dient als Entscheidungshilfe; liegt dieser 4 h nach Einnahme > 150 mg/l, ist eine Leberschädigung wahrscheinlich. Als Antidotbehandlung steht Acetylcystein zur Verfügung (150 mg/kg KG in 15 Min., anschließend 50–100 mg/kg KG kontinuierlich i. v.).

Betablocker und Calciumantagonisten

Betablocker (z. B. Bisoprolol, Metoprolol) und Calciumantagonisten (z. B. Verapamil, Diltiazem, Nifedipin) führen zu Bradykardie, Hypotonie und in schweren Fällen zum Kreislaufstillstand durch Asystolie. Das Vollbild einer Intoxikation zeigt sich häufig erst nach 8–10 h. Als Therapieoptionen stehen zur Verfügung: Volumengabe, Aktivkohle, Atropin (0,5–3 mg i. v.) und eine Infusion aus Insulin und Glukose. Katecholamine (Adrenalin, Dobutamin) sollten frühzeitig eingesetzt werden, sind aber aufgrund der blockierten Kanäle meist nur in erhöhter Dosis wirksam. Speziell bei Intoxikationen mit Betablockern kann Glucagon (3–10 mg i. v.) eingesetzt werden. Bei einer Überdosierung von Calciumantagonisten sollte Calcium intravenös (Calciumgluconat 10 % 10–30 ml i. v.) verabreicht werden. Bei therapierefraktärer Bradykardie kann eine passagere Schrittmacheranlage erwogen werden.

Gamma-Hydroxybuttersäure (GHB, Liquid Ecstasy)

Gamma-Hydroxybuttersäure wird aufgrund der stimmungsaufhellenden Wirkung als Partydroge eingesetzt. Bei Überdosierung der geruchs- und geschmacksneutralen Substanz kommt es zu einem plötzlichen Bewusstseinsverlust mit retrograder Amnesie, weshalb GHB auch als Vergewaltigungsdroge bzw. »K.o.-Tropfen« erwähnt wird. Der Nachweis in Blut oder Urin ist auf etwa 6 bis 12 h begrenzt.

Methanol und Ethylenglykol

Methanol und Ethylenglykol finden sich in verunreinigten alkoholischen Getränken sowie Reinigungs- und Frostschutzmitteln. Toxisch sind nicht die Alkohole selbst, sondern deren Abbauprodukte, u. a. Ameisensäure. Die Metabolisierung erfolgt wie bei Ethanol über das Enzym Alkoholdehydrogenase (ADH). Nach anfänglicher Euphorie tritt eine zunehmende Bewusstseinsstörung auf. Die Therapie besteht in der frühzeitigen Gabe des ADH-Inhibitors Fomepizol und einer Hämodialyse zur Toxinelimination. Eine ausgeprägte Azidose (pH $< 7{,}2$) wird mit Natriumbicarbonat ausgeglichen.

Kohlenmonoxid (CO)

Kohlenmonoxid ist ein farb- und geruchloses Gas, das bei der unvollständigen Verbrennung organischer Materialien entsteht, meist durch unsachgemäße Verwendung eines Holzkohlegrills oder durch defekte Heizgeräte. Es besitzt eine 200-fach höhere Affinität zu Hämoglobin als Sauerstoff. Die Hautfarbe ist typischerweise kirschrot. Therapeutisch wird nach Bestimmung des CO-Hb-Werts Sauerstoff hochdosiert eingesetzt. Eine hyperbare

Sauerstofftherapie in einer speziellen Druckkammer ist bei mittelschweren und schweren Vergiftungssymptomen (Bewusstseinstrübung, Lähmungen, Krämpfe, Atemstörung, Koma), zu erwarten ab 30 % CO-Hb, indiziert. Man beachte: auch starke Raucher erreichen Blutkonzentrationen von bis zu 10 % CO-Hb.

Rauchgase

Rauchgase enthalten neben Kohlenmonoxid auch andere toxische Stoffgruppen wie Cyanwasserstoff (HCN, Blausäure) und können selbst nach einer symptomarmen Latenzphase von bis zu 36 h ein toxisches Lungenödem auslösen. Neben engmaschigen klinischen Kontrollen gehören ein Röntgen-Thorax sowie eine Blutgasanalyse zur Standarddiagnostik. Die Gabe inhalativer Glukokortikoide und Bronchospasmolytika kann erwogen werden; treten allerdings Zeichen einer Ateminsuffizienz auf, ist die Indikation zur Intubation und Beatmung großzügig zu stellen. Eine HCN-Vergiftung ist sehr selten und aufgrund der unspezifischen Symptomatik schwer zu erkennen. Eine Laktat-Bestimmung kann hilfreich sein: liegt der Wert > 10 mmol/l ist eine Intoxikation wahrscheinlich. Als Antidot wird Hydroxocobalamin (Zynokit®) eingesetzt.

15.6 Literatur

Bleeker, M.L. (2015): Carbon monoxide intoxication. Handb Clin Neurol 131, S. 191-203

Graudins, A./Lee, H.M./Druda, D. (2016): Calcium channel antagonist and beta-blocker overdose: antidotes and adjunt therapies. Br J Clin Pharmacol 81(3), S. 453-461

Kraut, J.A. (2016): Approach to the treatment of methanol intoxication. Am J Kidney Dis 2016; 68(1), S. 161-167

Kruse, J.A. (2012): Methanol and ethylene glycol intoxication. Crit Care Clin 28 (4):661-711

Spörri, R./Dirks, B. (2000): Intoxikationen. Notfall & Rettungsmedizin 3, S. 115-29

Statistisches Bundesamt (Hrsg.) (2014): Diagnosedaten der Patienten und Patientinnen in Krankenhäusern (einschl. Sterbe- und Stundenfälle). Fachserie 12, Reihe 6.2.1

Statistisches Bundesamt (Hrsg.) (2014): Todesursachen in Deutschland. Fachserie 12, Reihe 4

Stomberg, M.W./Knudsen, K./Stomberg, H. et al. (2014): Symptoms and signs in interpreting gamma-hydroxybutyrate (GHB) intoxication - an explorative study. Scand J Trauma Resusc Emerg Med 22:27

Zilker, T. (2014): Akute Intoxikationen bei Erwachsenen – was Sie wissen sollten. Dtsch med Wochenschr 139(01/02), S. 31-46

16 Fallbeispiele

Katharina Schmid, Oliver Kinder, Thorsten Doneith, Gerhard Hinger, Johannes Tatzel, Frank OpHey, Jörg Krey, Marcus Rall

Folgende Beispiele berichten aus dem Erfahrungsschatz von in Zentralen Notaufnahmen tätigen Ärzten und Pflegekräften. Die Beispiele sind frei erfunden und jeglicher Bezug zu realen Fällen und Personen ist zufällig.

Es ist nicht die Absicht der Autoren, dass der Leser dieser Berichte zu einem treffsicheren Diagnostiker ausgebildet wird, vielmehr soll das Lesen dieser Berichte dazu führen, die Abläufe in der Diagnosefindung und Akutbehandlung zu beschreiben und zu diskutieren. Die Fallbeispiele erheben keinen Anspruch auf vollständige Darstellung der Erkrankungen sowie deren Diagnostik und Therapie.

Im Folgenden werden zahlreiche frei erfunden Krankengeschichten kurzgefasst beschrieben und die Abläufe in der Zentralen Notaufnahme dargestellt. Am Ende der Behandlung in der ZNA steht die Entscheidung, ob der Patient ambulant entlassen werden kann oder, ob er zur weiteren Diagnostik und Therapie stationär aufgenommen werden muss. Unter Umständen erfolgt die direkte Aufnahme auf die Intensivstation oder auch die Verlegung in ein anderes Krankenhaus. Sollte Unsicherheit bezüglich der Diagnose bestehen, muss die Aufnahme auf eine sogenannte Decision Unit in Betracht gezogen werden. Hier erfolgt die weitere Beobachtung und im Verlauf die Entscheidung zur ambulanten Entlassung oder stationären Aufnahme.

In der Notaufnahme wird im interdisziplinären multiprofessionellen Team gearbeitet. Kenntnisse der Crisis Resources Management Grundsätze (CRM, ▸ Kap. 19) und deren Integration im Alltag trägt zu einer Erhöhung der Patientensicherheit bei. Es wird in den Fallbeispielen darauf hingewiesen, welcher Leitsatz im jeweiligen Kontext wichtig zu kennen ist.

Jedes Fallbeispiel ist unter den folgenden Gesichtspunkten abgearbeitet:

- Anamnese,
- Befund,
- Verlauf,
- Diagnose,
- Prozedere,
- Differenzialdiagnose,
- erforderliche Diagnostik,
- Finanzierung,

- Hygiene,
- Triage und
- Aspekte zu den CRM-Leitsätzen.

Alle Gedanken zu den einzelnen Punkten beziehen sich immer nur auf den Aufenthalt in der ZNA und erheben keinerlei Anspruch auf Vollständigkeit, alle Beispiele sind frei erfunden.

16.1 Kollabierter Patient

Anamnese

Ein männlicher Patient, 84 Jahre alt, war auf dem Polizeirevier, um eine Anzeige zu erstatten. Auf dem Weg vom Polizeirevier zurück zum eigenen Auto kollabiert der Patient. Ein Passant alarmiert Rettungsdienst und Notarzt. Bei Eintreffen des Notarztes ist der Patient wach, orientiert, kaltschweißig, hypoton und tachykard. Auf Nachfrage gibt der Patient Schmerzen im Rückenbereich auf Höhe der mittleren Brustwirbelsäule ohne Schmerzausstrahlung an. Es folgt die Einlieferung des Patienten in die zentrale Notaufnahme mit Notarztbegleitung.

Befund

In der zentralen Notaufnahme ist der Patient weiterhin wie schon im Rettungswagen hypoton, Puls schwach tastbar sowohl peripher im Bereich der A. radialis bds. als auch im Bereich der A. femoralis bds. Fußpulse sind bds. seitengleich tastbar. Herzfrequenz 100/Min., arrhythmisch, RR 110/70 mmHg. Der Patient reagiert auf Ansprache, GCS 13, ist erweckbar, ansonsten eher schläfrig. Im EKG sind keine Endstreckenveränderungen nachweisbar, es zeigt sich ein bekanntes Vorhofflimmern.

Verlauf

Im Labor fällt eine geringe Leukozytose auf, der CRP-Wert liegt im Normbereich. Auffallend ist der hochpathologische Laktat-Wert von 17 mmol/l (Norm bis 2,2 mmol/l), weiterhin sind die Laborwerte für Troponin-T und D-Dimere diskret erhöht. Der pathologisch erhöhte Laborwert lenkte das Augenmerk nun auf die Verdachtsdiagnose mesenteriale Ischämie, da dies eine häufige Differenzialdiagnose des erhöhten Laktatwertes in Kombination mit vorbestehendem Vorhofflimmern ist. Das Abdomen zeigt sich jedoch in der klinischen Untersuchung weich ohne spezifischen Druckschmerz, kein Peritonismus, auskultatorisch normale Darmgeräusche vorhanden. Die Sonografie zeigt eine frei durchgängige A. mesenterica superior. Die A. mesenterica inferior kann nicht dargestellt werden, keine pathologische Veränderung der parenchymatösen Bauchorgane, keine freie Flüssigkeit intraabdominell nachweisbar. Zur weiteren Diagnostik wird nun eine CT des Abdomens veranlasst. Da der Patient nun zusätzlich auch eine zyanotische Hautverfärbung v. a. des Gesichts entwickelt hat, wird zusätzlich ein CT der Thoraxorgane zum Ausschluss einer Lungenembolie veranlasst. Überraschenderweise kann in der CT-Untersuchung ein Perikarderguss nachgewiesen werden, es kann eine Aortendissektion dargestellt werden, es ergeben sich keine Hinweise auf Vorliegen einer Lungenembolie oder einer Mesenterialischämie.

Diagnose

Aortendissektion der Aorta ascendens Typ Stanford A, DeBakey II.

Prozedere

Nach Stabilisierung der Vitalwerte erfolgt die Verlegung des Patienten mit Notarztbegleitung in die nächstgelegene Herz-Thorax-Chirurgie unter Mitgabe sämtlicher erhobener laborchemischer und radiologischer Befunde.

Differenzialdiagnosen

- Aortendissektion
- Lungenembolie
- Myokardischämie
- Mesenterialischämie
- Herzrhythmusstörungen

Erforderliche Diagnostik

- Anamnese
- Klinische Untersuchung
- Labor – einschließlich Laktat, Troponin und D-Dimere, Blutgruppenbestimmung, Blutgasanalyse
- EKG
- Abdomensonografie
- Echokardiografie
- CT-Untersuchung von Thorax und Abdomen
- Cave: Es sollte gleichzeitig an eine Abklärung der Kollapsursache gedacht werden (Synkopenabklärung, Exsikkose)
- Cave: Untersuchungen zur OP-Vorbereitung: Labor, Blutgruppe, EKG, Röntgen Thoraxorgane, OP-Aufklärung, Prämedikation

Finanzierung

DRG-Abrechnung, da stationäre Behandlung.

Hygiene

Basishygiene

Triage

Aufgrund der Einlieferung in Notarztbegleitung ist davon auszugehen, dass bei diesem Patienten im Schockraum eine sofortige Arzt-Arzt-Übergabe erfolgen wird. Es findet also keine gesonderte Ersteinschätzung statt. Um eine vollständig Dokumentation für die Eintreffsituation zu haben, wird allerdings begleitend zu den Maßnahmen durch die Pflege die Dringlichkeit dokumentiert werden. Das Präsentationsdiagramm »Rückenschmerz« ist bei diesem Patienten wenig aussagekräftig. Da eine Arrhythmie auffällt, ist das Präsentationsdiagramm »Thoraxschmerz« passender, hier wäre der Indikator »Unnormaler Puls« zu wählen, der zu einer Einstufung in »orange« führt. Der Indikator »Kardialer Schmerz« wäre ebenso zutreffend, wird die Schmerzausstrahlung doch hier nur beispielhaft als typisches Bild beschrieben, aber nicht zwingend verlangt. Auch mit diesem Indikator würde der Patient in die Dringlichkeitsstufe »orange« eingruppiert.

CRM-Anwendung

Folgende CRM-Leitsätze (LS 1-15, ► Kap. 19) spielen hier eine besondere Rolle:

- CRM-LS 9. Verhindere und erkenne Fixierungsfehler
- CRM-LS 10. Habe Zweifel und überprüfe genau (double check!/Nie etwas annehmen!)
- CRM-LS 4. Übernimm die Führungsrolle oder sei ein gutes Teammitglied mit Beharrlichkeit
- CRM-LS 8. Beachte und verwende alle vorhandenen Informationen
- CRM-LS 15. Setze Prioritäten dynamisch

Erläuterung:

Im Zusammenspiel der Anwendung unterschiedlicher Grundsätze des CRM konnte das Behandlungsteam sich von dem initialen Verdacht eines Mesenterialinfarkts lösen und somit einem Fixierungsfehler entgehen.

Durch eine dynamische, der Situation und Erkenntnisgewinnung angepassten Priorisierung der Diagnostik – und in Verbindung mit Beharrlichkeit im Team konnte der Patient letztendlich einer entsprechenden Behandlung unterzogen werden.

16.2 Unterbauchschmerzen bei 15-jährigem Mädchen

Anamnese

Ein 15-jähriges Mädchen kommt in Begleitung seines Vaters mit Unterbauchschmerzen, bestehend seit dem Vortag, in die ZNA. Vorerkrankungen sind nicht bekannt. Keine Übelkeit, kein Erbrechen, keine Diarrhoe.

Befund

Das Mädchen erscheint blass. Die Untersuchung der Kreislaufparameter bleibt ohne pathologischen Befund. Abdomen im Unterbauch mit Druckschmerz rechts mehr ausgeprägt als links. Ein lokaler Peritonismus kann im Unterbauch rechts mehr als links nachgewiesen werden. Darmperistaltik spärlich nicht hochgestellt. Im Rahmen der rektalen Untersuchung ist Stuhl in der Rektumampulle vorhanden, ein diskreter Douglas-Druckschmerz kann ausgelöst werden. Auf Nachfrage gibt die Patientin an, unter keiner Dysurie zu leiden, die Regelblutung sei normal. Es besteht kein Fieber.

Verlauf

Der Vater wird nun gebeten, im Wartebereich zu warten. Es erfolgt die Laborabnahme und die Gewinnung einer Urinprobe. Bis zum Vorliegen der laborchemischen Ergebnisse wird eine Abdomensonografie angefertigt, es kann wenig freie Flüssigkeit im Unterbauch nachgewiesen werden. Weitere pathologische Befunde sind abdomensonografisch nicht zu erheben.

Im Urin ist der Beta-HCG-Nachweis positiv, die übrigen laborchemischen Untersuchungen zeigen, bis auf eine diskrete Anämie, einen unauffälligen Befund.

Diagnose

Schwangerschaft. Im Verlauf der gynäkologischen Untersuchung kann eine Extrauteringravidität diagnostiziert werden.

Prozedere

Es wird zunächst mit der Patientin über das Vorliegen einer Extrauteringravidität gesprochen. Eine Monitorüberwachung zur Kontrolle der Kreislaufparameter wird angelegt. Die Patientin wird schnellstmöglich den Gynäkologen vorgestellt, die notwendige operative Therapie wird vorbereitet.

Ein Gespräch mit den Eltern der Patienten wird unter Einbeziehung der Psychologen der Klinik auf der Gynäkologischen Abteilung geführt, die Patientin selbst bittet darum, dass dieses Gespräch mit ihren Eltern geführt wird.

Differenzialdiagnosen

- Appendizitis
- Gastroenteritis
- Zystitis
- Adnexitis
- Stielgedrehte Ovarialzyste
- Extrauteringravidität
- psychosomatische Beschwerden
- Inkarzerierte Leistenhernien

Erforderliche Diagnostik

- Anamnese
- Klinische Untersuchung
- Labor, Urinuntersuchung, Schwangerschaftstest
- Abdomensonografie
- Cave: Es sollte bei jungen Männern immer auch eine Hodentorsion ausgeschlossen werden
- Cave: Untersuchungen zur OP-Vorbereitung: Labor, OP-Aufklärung, Prämedikation

Finanzierung

DRG-Abrechnung, da stationäre Behandlung.

Hygiene

Basishygiene

Triage

Bei dieser Patientin käme das Präsentationsdiagramm »Abdominelle Schmerzen bei Kindern« zur Anwendung. Da es keinen Hinweis auf eine Schwangerschaft gibt, würde das Diagramm »Schwangerschaftsproblem« nicht zur Anwendung kommen. Die Einstufung erfolgt in diesem Fall über die Schmerzintensität, je nach Angabe der Patientin als »Mäßiger Schmerz« in »gelb« bzw. als »Jüngerer leichter Schmerz« in »grün«. Würde die Patientin (bei Ausbleiben der Regelblutung) den Verdacht auf eine mögliche Schwangerschaft aufkommen lassen, so würde sie mit dem Indikator

»Abdominalschmerz« in »gelb« einzustufen sein (Erläuterung des Indikators weist auf die Möglichkeit einer Extrauteringravidität hin).

CRM-Anwendung

Folgende CRM-Leitsätze (LS 1-15, ▸ Kap. 19) spielen hier eine besondere Rolle:

- CRM-LS 10. Habe Zweifel und überprüfe genau (double check!/Nie etwas annehmen!)
- CRM-LS 2. Antizipiere und plane voraus
- CRM-LS 3. Fordere Hilfe an – lieber früh als spät
- CRM-LS 6. Mobilisiere alle verfügbaren Ressourcen (Personen und Technik)

Erläuterung:

Die auf den ersten Blick logischen Ergebnisse der Erstuntersuchungen wurden mehrfach hinterfragt und nicht unreflektiert akzeptiert (Vermeiden von Fixierungsfehler und Re-Evaluierung).

Im Sinne der erweiterten Betreuung der Patientin – Umgang mit dem Vater – wurde vorausschauend auf die nunmehr klare allerdings im Kontext überraschende Situation reagiert (antizipiere und plane voraus).

16.3 Sturz einer Pflegeheimbewohnerin

Anamnese

Die demente, 90-jährige Bewohnerin eines Pflegeheimes war am Vortag im Badezimmer ausgerutscht und auf die rechte Hüfte gestürzt. Sie wird nun in der ZNA vorgestellt, da sie nicht mehr gehen könne. Der Transport der alten Dame vom Pflegeheim in die ZNA erfolgte mit dem KTW.

Befund

Eine Anamneseerhebung ist bei der dementen Patientin nicht möglich. Unterlagen vom Pflegeheim bezüglich Vorerkrankungen liegen ebenso wenig vor wie ein Medikamentenplan. Das Personal des KTW gibt an die Unterlagen im Altenheim vergessen zu haben. Telefonisch kann die zuständige Pflegekraft nicht erreicht werden, sodass es nicht möglich ist, weitere Informationen über die Patientin zu gewinnen. Informationen über Voraufenthalte der Patientin in der Klinik sind nicht vorhanden.

Bereits im Rahmen der Umlagerung der Patientin von der KTW-Trage auf die Liege der ZNA fällt auf, dass die Patientin wohl unter Schmerzen im Bereich der rechten Hüfte leidet.

Im Rahmen der körperlichen Untersuchung fällt dann eine scheinbare Verkürzung und Außenrotation des rechten Beines auf. Die periphere Durchblutung, Motorik und Sensibilität des rechten Beins sind intakt.

Verlauf

Nach Anlage einer Venenverweilkanüle erfolgt die Blutentnahme. Ein EKG wird ebenfalls geschrieben. Als weitere Diagnostik wird eine Röntgenuntersuchung mit Beckenübersichtaufnahme, Hüftgelenk rechts in 2 Ebenen sowie eine präoperative Thoraxaufnahme angeordnet

Diagnose

Dislozierte mediale Schenkelhalsfraktur rechts.

Prozedere

In der ZNA wird die Operation (Implantation einer Duokopfprothese, nach Rücksprache mit dem für die ZNA zuständigen Oberarzt der Unfallchirurgie) vorbereitet. Die Laborwerte liegen vor, Blutkonserven werden gekreuzt, ein EKG und eine Röntgenuntersuchung des Thorax liegen vor. Die Anästhesieabteilung wird informiert. Die zu operierende Körperseite wird gemäß dem WHO-Standard markiert. Da es sich um eine demente Patientin handelt, erfolgt nun die Aufklärung bezüglich der Operation und der Anästhesie mit dem zuständigen Betreuer. Dieser erscheint nach telefonischer Information durch das Pflegeheimpersonal selbstständig in der zentralen Notaufnahme.

Differenzialdiagnosen

- Schlaganfall mit Hemiparese rechts
- Frakturen im Beckenbereich und im Bereich des gesamten rechten Beines

Erforderliche Diagnostik

- Anamnese
- Klinische Untersuchung
- Röntgenuntersuchung
- Cave: An weitere Verletzungen (Schädel-Hirn-Trauma, Wirbelsäulenverletzungen) muss gedacht werden
- Cave: Es sollte gleichzeitig an eine Abklärung der Sturzursache gedacht werden (Synkopenabklärung, Exsikkose)

- Cave: Untersuchungen zur OP-Vorbereitung: Labor, Blutgruppe, EKG, Röntgen Thoraxorgane, OP-Aufklärung, Prämedikation, OP-Seite markieren

Finanzierung

DRG-Abrechnung, da stationäre Behandlung.

Hygiene

Basishygiene, ggf. Screening auf multiresistente Keime bei Pflegeheimbewohnern nach hausinternem Standard.

Triage

Bei dieser Patientin bietet sich die Verwendung des Präsentationsdiagramms »Stürze« an. Die Anamneseerhebung im Rahmen der Ersteinschätzung gestaltet sich angesichts der Demenz und der fehlenden Krankenakte schwierig. Bei der geschilderten Einlieferungssituation spricht nichts für den Einsatz der Indikatoren »Akutes…« bzw. »Frisches neurologisches Defizit«. Die Einstufung könnte bei stärkeren Schmerzreaktionen (Fremdeinschätzung durch die Pflegenden erforderlich) über den Schmerz erfolgen (»Stärkster Schmerz« = »orange« oder »Mäßiger Schmerz« = »gelb«, wenn dies nicht zutreffend ist, wäre der korrekte Indikator »Fehlstellung« mit einer Eingruppierung in »grün«. Würde eine »Grobe Fehlstellung« vorliegen, wäre die Patientin in »gelb« einzugruppieren.

CRM-Anwendung

Folgende CRM-Leitsätze (LS 1-15, ▶ Kap. 19) spielen hier eine besondere Rolle:

- CRM-LS 4. Übernimm die Führungsrolle oder sei ein gutes Teammitglied mit Beharrlichkeit
- CRM-LS 7. Kommuniziere sicher und effektiv – sag was Dich bewegt
- CRM-LS 12. Reevaluiere die Situation immer wieder (10-für-10-Prinzip, ▶ Kap. 19)

Erläuterung:

Eine initial schwierige Kommunikation (schriftlich fehlend, mündlich lückenhaft) konnte durch das Team der ZNA aufgefangen werden. Eine Kommunikation nach dem iSBAR-Prinzip (Identify, Situation, Background, Assessment and Recommendation) wäre hilfreich gewesen. Eine Evaluation der Behandlungssituation konnte die frühzeitige Einbindung des Betreuers gewährleisten und trug zur zügigen Behandlung der Patientin bei.

16.4 Einweisung wegen infektiöser Gastroenteritis

Anamnese

Eine 52-jährige Patientin kommt mit hausärztlicher Einweisung »infektöse Gastroenteritis« in die ZNA. Die Patientin, bei der keine Vorerkrankungen bekannt sind, wird in das Infektionszimmer gebracht und dort am Monitor überwacht. Nachdem die Patientin noch einmal massiv erbrochen hat, fällt der zuständigen Pflegekraft ein sehr schneller Abfall der peripheren Sauerstoffsättigung unter Raumluft von initial 97 % auf nun 85 % auf.

Befund

Patientin mit AZ-Verschlechterung bei rezidivierendem Erbrechen. Laborchemisch keine CRP-Erhöhung, keine Leukozytose. Die Blutgasanalyse, die Abdomensonografie und das EKG zeigen initial keinen pathologischen Befund. Nach nochmaligem massivem Erbrechen im Infektionszimmer lässt sich ein schneller Abfall der Sauerstoffsättigung nachweisen. Die Auskultation der Lunge zeigt rechts ein vesikuläres Atemgeräusch, links ist kein Atemgeräusch auskultierbar.

Verlauf

Im Röntgen-Thorax zeigt sich ein Pneumothorax links, der die Anlage einer Thoraxdrainage erfordert. Nach Anlage der Thoraxdrainage, entleert sich in diese Mageninhalt.

Diagnose

Boerhaave-Syndrom

Prozedere

Sofortig Verlegung auf die chirurgisch-anästhesiologische Intensivstation zur OP-Vorbereitung.

Differenzialdiagnosen

- Gastroenteritis
- Lungenembolie
- Boerhaave-Syndrom

Erforderliche Diagnostik

- Anamnese
- Klinische Untersuchung
- Labor einschließlich D-Dimere, Troponin-T, Blutgasanalyse
- EKG
- Röntgenuntersuchung der Thoraxorgane
- CT der Thoraxorgane und des Abdomens
- Cave: Untersuchungen zur OP-Vorbereitung: Labor, Blutgruppe, EKG, Röntgen Thoraxorgane, OP-Aufklärung, Prämedikation

Finanzierung

DRG-Abrechnung, da stationäre Behandlung.

Hygiene

Bis zum Ausschluss einer infektiösen Gastroenteritis Isolations- und Barrieremaßnahmen (gesonderte Aufnahmebox bzw. Untersuchungsraum für infektiöse Patienten, Schutzkittel, keimarme Handschuhe, Mund-Nasen-Schutz wegen Erbrechen) durchführen, sowie Hände- und Flächendesinfektionsmittel mit Wirksamkeit gegen unbehüllte Viren mit entsprechender Einwirkzeit verwenden. Hygienemaßnahmen bei Anlage der Thoraxdrainage entsprechend Risikogruppe 4 der RKI-Empfehlung (KRINKO 2011) zu Punktionen und Injektionen.

Triage

Es kann davon ausgegangen werden, dass diese Patientin in ihren Darstellungen beim Eintreffen ebenfalls das Erbrechen in den Vordergrund stellt (Cave: Auch bei vorliegender Einweisung sollte die Situation immer nochmal hinterfragt und durch die Patienten bestätigt werden!). Damit ist als geeignetes Diagramm »Durchfälle und Erbrechen« anzusehen, die Eingruppierung erfolgt über den Indikator »Erbrechen« in »grün« (das erneute Erbrechen tritt erst nach der Ersteinschätzung auf, weswegen der Indikator »Anhaltendes Erbrechen« nicht zutrifft, dieser würde zu einer Einstufung in »gelb« führen). Die Verschlechterung im Infektionszimmer tritt erst nach der Ersteinschätzung auf, daher ist die Einstufung in »grün« aus der Eintreffsituation heraus korrekt.

CRM-Anwendung

Folgende CRM-Leitsätze (LS 1-15, ► Kap. 19) spielen hier eine besondere Rolle:

- CRM-LS 9. Verhindere und erkenne Fixierungsfehler
- CRM-LS 10. Habe Zweifel und überprüfe genau (double check!/Nie etwas annehmen!)

Erläuterung:

Gerade bei kollegial vordiagnostizierten Patienten ist es schwierig, sich von initialen Verdachtsdiagnosen zu lösen. Häufig wird dieses noch als Misstrauen oder Inkompetenz interpretiert. Zweifel zu haben und sich zu keinen Annahmen hinreißen zu lassen (double check) sind erste Schritte, einem Fixierungsfehler zu entgehen.

16.5 Generalisierter Krampfanfall

Anamnese

Ein Patient wird durch den Notarzt in der ZNA vorgestellt. Der Notarzt berichtet, der Patient sei deutlich alkoholisiert. Passanten hätten den Notarzt gerufen nachdem der Patient auf der Straße umgefallen sei, ein Krampfleiden sei bekannt. Beim Eintreffen des Rettungsdienstes habe der Patient auf der Straße liegend generalisiert gekrampft. Der Notarzt berichtet, der Patient sei jetzt postiktal schläfrig, die Pupillen seien isokor, kein Meningismus, gezielte Abwehrbewegungen aller 4 Extremitäten auf Schmerzreiz. Der Notarzt gibt weiterhin an, vor Ort sei kein Thoraxkompressionsschmerz auslösbar gewesen, das Abdomen war wohl weich, ein Beckenkompressionsschmerz sei nicht nachweisbar gewesen. Der Notarzt gibt an, im Rahmen der Erstuntersuchung vor Ort sei keine Stufenbildung im Bereich der HWS, der BWS und der LWS vorhanden gewesen. Nach Vorliegen der Untersuchungsbefunde hatte sich der Notarzt vor Ort dazu entschlossen den Patienten nicht mit einem Stifneck und einem Spineboard zu versorgen.

Befund

In der ZNA ist der Patient mit deutlichem Foetor alcohlicus postiktal schläfrig. Auf Schmerzreiz lassen sich gezielte Abwehrbewegungen nachweisen, GCS 8 Punkte. Blutdruck 120/90 mmHg, Hf 90/Min., SpO_2 98 %, Blutzucker 130 mg/dl. Der Assistenzärztin der ZNA fällt bei der Untersuchung des Patienten eine Pupillendifferenz auf. Die rechte Pupille ist deutlich weiter als die linke Pupille.

Verlauf

Es wird sofort ein CCT veranlasst. Hierbei wird eine massive intrazerebrale Blutung rechtshemisphärisch mit beginnender Mittellinienverlagerung diagnostiziert. Der Patient wird sofort intubiert und beatmet. Die sofortige notfallmäßige Weiterverlegung in eine Klinik der Maximalversorgung mit neurochirurgischer Abteilung wird organisiert.

Diagnose

Intrazerebrale Blutung

Prozedere

Nach Intubation wird der Patient mit dem Rettungshubschrauber in die Klinik für Neurochirurgie zur operativen Weiterbehandlung verlegt.

Differenzialdiagnosen

- Alkoholintoxikation
- Alkoholentzugskrampf
- Krampfanfall im Rahmen der bekannten Epilepsie
- Traumatische Blutung intrazerebral
- Schlaganfall (Ischämie/Blutung)
- Blutzuckerentgleisung

Erforderliche Diagnostik

- Anamnese
- Klinische Untersuchung, neurologische Untersuchung
- Labor mit Blutzuckerbestimmung und Bestimmung des Alkoholspiegels
- CT des Schädels
- Cave: An weitere Verletzungen (SHT, Wirbelsäulenverletzungen) muss gedacht werden
- Cave: Es sollte gleichzeitig an eine Abklärung der Sturzursache gedacht werden (Synkopenabklärung, Exsikkose)
- Cave: Untersuchungen zur OP-Vorbereitung: Labor, Blutgruppe, EKG, Röntgen Thoraxorgane, OP-Aufklärung, Prämedikation, OP-Seite markieren

Finanzierung

DRG-Abrechnung, da stationäre Behandlung.

Hygiene

Basishygiene

Triage

Aufgrund der Einlieferung in Arztbegleitung findet auch hier keine separate Ersteinschätzung statt, dokumentiert wird parallel zur Behandlung bzw. im Nachgang. Eingesetzt werden könnten die Diagramme »Betrunkener Eindruck« mit dem Indikator »Bewusstseinsveränderung nicht vollständig durch Alkoholgenuss erklärbar« oder »Krampfanfall« und der Indikator »Veränderter Bewusstseinszustand«, in beiden Fällen mit der Dringlichkeitsstufe »orange«.

CRM-Anwendung

Folgende CRM-Leitsätze (LS 1-15, ► Kap. 19) spielen hier eine besondere Rolle:

- CRM-LS 12. Reevaluiere die Situation immer wieder (10-für-10-Prinzip)
- CRM-LS 13. Achte auf gute Teamarbeit – andere unterstützen und sich koordinieren

Erläuterung:

Insbesondere bei Patienten, deren Symptome Hinweise auf viele mögliche Erkrankungen bieten, lohnt es sich immer, die Situation nach den Erkenntnisfortschritten immer wieder neu zu bewerten. Die Einbeziehung des gesamten Teams, einschließlich der Pflegekräfte, schafft die Möglichkeit der ganzheitlichen Betrachtung der Situation (10-für-10 im Team).

16.6 Diagnose Lumboischialgie

Anamnese

Ein 62-jähriger Patient wurde vor 2 Tagen aus einer auswärtigen Klinik mit der Diagnose Lumboischialgie links entlassen. Nun stellt sich der Patient selbstständig in der ZNA vor, er habe nun Rückenschmerzen mit Ausstrahlung der Schmerzen in das rechte Bein. Außerdem gibt der Patient an, zuhause unter Fieber bis 39,5 °C gelitten zu haben.

Befund

Im Rahmen der klinischen Untersuchung Nachweis einer Fußheber- und Fußsenkerparese rechts. Keine peripher neurologischen Ausfälle im Bereich des linken Beins vorhanden. Keine Sensibiliätsstörungen im Bereich der unteren Extremität bds., Klopfschmerz im Bereich der Lendenwirbelsäule. Fieber bis 38,2 °C, diskrete Leukozytose, diskret erhöhter CRP-Wert. Auskultation der Lunge mit Rasselgeräuschen links, keine Rasselgeräusche rechts. Abdomen weich.

Im EKG kein Hinweis auf kardiale Ischämie, keine ST-Hebung, Sinusrhythmus.

Verlauf

Im Rahmen der MRT-Untersuchung der Lendenwirbelsäule, die vom auswärtigen Krankenhaus vorliegt, findet sich kein Hinweis auf Vorliegen eines Bandscheibenvorfalls und auf Vorliegen einer Spondylodiszitis. In der Röntgenuntersuchung des Thorax ist ein diskretes Infiltrat links erkennbar. Im Verlauf des weiteren Aufenthaltes in der ZNA verschlechtert sich der Allgemeinzustand des Patienten sehr schnell unter Ausbildung massiver Schmerzen im Rücken und im Thoraxbereich. In der Abdomensonografie ist eine erweiterte Bauchaorta mit Dissektionsmembran erkennbar.

Diagnose

Dissektion der Aorta

Prozedere

Verlegung des Patienten in die Herz-Thorax-Gefäßchirurgische Abteilung der Klinik.

Differenzialdiagnosen

- Lumboischialgie
- Bandscheibenvorfall
- Spondylodiszitis
- Aortendissektion

Erforderliche Diagnostik

- Anamnese
- Klinische Untersuchung, neurologische Untersuchung

- Labor mit Entzündungswerten
- Abdomensonografie zur Beurteilung der Aorta
- CT-Untersuchung der Abdominalorgane
- MRT-Untersuchung der Lendenwirbelsäule
- Cave: Untersuchungen zur OP-Vorbereitung: Labor, Blutgruppe, EKG, Röntgen Thoraxorgane, OP-Aufklärung, Prämedikation.

Finanzierung

DRG-Abrechnung, da stationäre Behandlung.

Hygiene

Basishygiene, ggf. MRE-Screening aufgrund des vorhergehenden Klinikaufenthalts.

Triage

In der vorliegenden Situation würde das Diagramm »Rückenschmerz« gewählt werden. Die Darstellung des Patienten spricht für den Indikator »Frisches neurologisches Defizit« (wenn die Schwäche länger als 24h besteht) mit der Dringlichkeitsstufe »gelb«, zu klären ist bei der Ersteinschätzung die Ausstrahlung des Schmerzes. Sobald der Patient eine Ausstrahlung (auch) in das Abdomen angibt, würde er mit »Abdominalschmerz« in »orange« eingruppiert werden.

CRM-Anwendung

Folgende CRM-Leitsätze (LS 1-15, ► Kap. 19) spielen hier eine besondere Rolle:

- CRM-LS 8. Beachte und verwende alle vorhandenen Informationen.
- CRM-LS 10. Habe Zweifel und überprüfe genau (double check!/Nie etwas annehmen!)

Erläuterung:

Die wiederholte Re-Evaluierung und komplette Neubewertung führten hier zur richtigen Diagnose und vermieden einen Fixierungsfehler. Letztendlich wurde aus CRM-Sicht das FOR-DEC-Prinzip angewandt (► Kap. 19).

16.7 Schnittwunde im Halsbereich

Anamnese

Ein 50-jähriger Patient wird von einem RTW-Team in der ZNA vorgestellt. Eine Schizophrenie wird als Vorerkrankung genannt. Der Patient berichtet in der ZNA, er habe sich zuhause am Küchentisch gebückt um ein Messer aufzuheben, das zuvor von der Tischkante auf den Boden gefallen war. Im Zuge dieser Maßnahme hätte er sich eine oberflächliche, ca. 2 cm lange Schnittwunde an der linken Halsseite zugezogen.

Befund

Die vom RTW-Team mit einem Pflaster versorgte Wunde wird im Rahmen der Triagierung in der ZNA nicht mehr inspiziert. Der Patient wird nach dem Manchester-Triage-System »grün« triagiert und gebeten, im Wartezimmer zu warten.

Einem zufällig vorbeikommenden Assistenzarzt der Chirurgie fällt auf, dass der Patient tachypnoeisch ist, insgesamt bemerkt der Assistenzarzt einen reduzierten Allgemeinzustand des Patienten.

Verlauf

Der Assistenzarzt nimmt den Patienten nun aus dem Warteraum und begleitet ihn in eine Behandlungskabine der ZNA. Der Assistenzarzt der Chirurgie entfernt den Pflasterverband und stellt fest, dass eine offene Thoraxverletzung vorliegt.

Diagnose

Offener Pneumothorax

Prozedere

Es wird eine Röntgenuntersuchung des Thorax angefertigt, wobei sich ein Pneumothorax links zeigt. Auf Nachfrage gibt der Patient nun an, er habe sich in suizidaler Absicht eine Messerstichverletzung zugefügt. Ein Schockraumalarm wird ausgelöst, der Patient wird in der ZNA mit einer Bülau-Drainge links versorgt und nach Lagekontrolle der Thoraxdrainage auf der Intensivstation stationär weiter betreut.

Differenzialdiagnosen

- Schnittwunde supraclavikulär links mit Verletzung von Gefäßen zervikal
- Offene Thoraxverletzung
- Hämatothorax

Erforderliche Diagnostik

- Anamnese
- Klinische Untersuchung, Auskultation der Lunge
- Röntgenuntersuchung der Thoraxorgane
- Duplexsonografie der zervikalen Gefäßstrukturen
- CT des Halses und des Thorax
- Cave: An weitere Verletzungen muss gedacht werden
- Cave: Es sollte gleichzeitig die bekannte Schizophrenie beachtet werden, die Anamnese des Patienten muss hinterfragt werden und an Suizidalität bzw. eine akute Psychose muss gedacht werden

Finanzierung

DRG-Abrechnung, da stationäre Behandlung.

Hygiene

Basishygiene, Hygiene beim Verbandswechsel beachten:

- Händedesinfektion. Nach Trocknung Einmalhandschuhe anlegen.
- Alten Verband komplett entfernen und entsorgen. Den alten Verband nicht wieder anpressen!
- Ablegen der Handschuhe, Händedesinfektion.
- Bereitlegen der sterilen Verbandmaterialien auf gesonderter Ablage.
- Ggfs. Wundreinigung mit steriler Pinzette und sterilen Tupfern oder mit sterilen Handschuhen.
- Verbandsmaterialien kontaminationsfrei aus geöffnetem Set entnehmen.
- Aseptisches Aufbringen des neuen Verbandes.
- Entsorgen der Handschuhe, Händedesinfektion.

Triage

Im Rahmen der Ersteinschätzung ist immer auch eine Inaugenscheinnahme der Wunde durchzuführen. Die Inaugenscheinnahme hätte zeigen müssen, dass der berichtete Unfallhergang nicht mit dem Verletzungsmuster übereinstimmt (Indikator »Unpassende Vorgeschichte« = »gelb«). Bei Berücksichtigung der bekannten psychiatrischen Erkrankung« in Verbindung mit dem Verletzungsmuster könnte auch das gleichnamige Diagramm »Psychiatrische Erkrankung« benutzt werden, hier kämen die Indikatoren »Hohes Risiko…« (=»orange«) bzw. »Mäßiges Risiko (künftiger) Selbstverletzung« (=»gelb«) in Betracht.

CRM-Anwendung

Folgende CRM-Leitsätze (LS 1-15, ▸ Kap. 19) spielen hier eine besondere Rolle:

- CRM-LS 8. Beachte und verwende alle vorhandenen Informationen
- CRM-LS 9. Verhindere und erkenne Fixierungsfehler
- CRM-LS 10. Habe Zweifel und überprüfe genau (double check!/Nie etwas annehmen!)

Erläuterung:

Die Beachtung aller Informationen ist in diesem Beispiel nicht so einfach, da diese anfänglich sehr spärlich ausfallen. Trotz scheinbarer Bagatellverletzung konnte unter Anwendung der CRM-Prinzipien das wahre Ausmaß der Verletzung schnell festgestellt und behandelt werden. Auch hier hätte für die Bewertung der Wunde am Hals initial gelten können »Nie etwas annehmen« – dann wäre es früher aufgefallen.

16.8 Linksthorakaler Schmerz

Anamnese

Eine 40-jährige Frau stellt sich am späten Nachmittag mit seit mehreren Tagen bestehenden linksthorakalen Schmerzen in der ZNA vor. Die Patientin beschreibt unerträgliche Schmerzen. Sie verspüre ein starkes Drücken und Stechen in der Brust und sie könne kaum atmen. Sie wisse nicht, wie sie die Nacht überstehen solle.

Vorerkrankungen bestünden keine.

Befund

Schmerzbedingt deutlich beeinträchtigte Patientin mit unauffälligen Vitalparametern. Diffuser thorakaler Druckschmerz bei ansonsten unauffälligem Untersuchungsbefund.

Im EKG keine Auffälligkeiten, laborchemisch inklusive Troponin-T, D-Dimeren und BGA unauffälliger Befund.

Aus der Patientenakte geht hervor, dass die Patientin bereits mehrfach mit ähnlichen Beschwerden in der ZNA vorstellig geworden war. EKG- und

Laboruntersuchungen waren dabei immer unauffällig gewesen. Im Rahmen einer stationären Aufnahme wurde eine Echokardiografie, Ergometrie sowie eine Herzkatheteruntersuchung ohne Hinweis auf eine KHK durchgeführt. Auf Nachfragen berichtet die Patientin, dass über ihren Hausarzt ambulant bereits mehrfach eine Magenspiegelung sowie orthopädische Vorstellungen mit umfangreicher radiologischer Diagnostik erfolgten. Die verordneten Medikamente würden ebenso wenig wie die Physiotherapie helfen.

Eine psychische Belastung wird verneint.

Verlauf

Aufgrund des Verdachts auf eine psychogene Genese der Beschwerden, wird der diensthabende Psychiater um ein Konsil gebeten. Im Gespräch stellte sich heraus, dass eine Schmerzsymptomatik bereits seit Jahren besteht. Eine durch den Hausarzt angeregte psychiatrische und psychotherapeutische Behandlung jedoch immer wieder abgelehnt bzw. abgebrochen wurde. Auch aktuell lehnt die Patientin eine stationäre Behandlung und auch eine medikamentös-psychiatrische Therapie ab.

Diagnose

Somatisierungsstörung

Prozedere

Bei fehlender Eigen- oder Fremdgefährdung wird die Patientin nach Hause entlassen. Dem Wunsch der Patientin nach einer weiteren somatischen Diagnostik wird nicht nachgegeben. Es werden keine weiteren Schmerzmittel verordnet. Der Patientin wird die hausärztliche Vorstellung am Folgetag empfohlen und die Telefonnummer der psychiatrischen Institutsambulanz mitgegeben.

Differenzialdiagnosen

- Somatischer Thoraxschmerz
- Angststörung
- Depression

Erforderliche Diagnostik

- Anamnese
- Klinische Untersuchung
- Labor mit Troponin-T, D-Dimere und Blutgasanalyse
- EKG
- Cave: Somatische Erkrankungen müssen immer ausgeschlossen werden

Finanzierung

KV-Abrechnung als ambulanter Notfall.

Hygiene

Basishygiene

Triage

Da bei der Ersteinschätzung die Vorgeschichte der Patientin nicht bekannt sein wird, würde die Einstufung unter Einsatz des Diagramms »Thoraxschmerz« mit dem Indikator »Kardialer Schmerz« in »orange« erfolgen.

CRM-Anwendung

Folgende CRM-Leitsätze (LS 1-15, ► Kap. 19) spielen hier eine besondere Rolle:

- CRM-LS 2. Antizipiere und plane voraus
- CRM-LS 8. Beachte und verwende alle vorhandenen Informationen

Erläuterung:

Der Leitsatz »Nutze alle vorhandenen Informationen« hilft hier dabei, die Diagnose der Somatisierung zu stellen. Auch die Antizipation und Planung für die weiterbehandelnde Klinik ist hilfreich.

16.9 Verdachtsdiagnose Alkoholintoxikation

Anamnese

Der Rettungsdienst bringt eine bewusstlose 17-jährige Patientin mit der Verdachtsdiagnose »Alkoholintoxikation« in die ZNA. Die Patientin sei mit einer Freundin auf einem nahegelegenen Dorffest gewesen und von dieser, nachdem sie längere Zeit nicht zurückgekommen war, bewusstlos auf der Damentoilette gefunden worden. Nach Angaben der Freundin habe die Patientin lediglich »ein Bier und einen Kurzen« getrunken; sie vertrage Alkohol sonst gut, Vorerkrankungen wären keine bekannt.

Befund

Bei der Übergabe durch den Rettungsdienst zeigt sich eine tief bewusstlose Patientin (GCS 3 Punkte), RR 100/50 mmHg, HF 60/Min., AF 12/Min., SpO_2 unter 4 l O_2-Gabe bei 100 %, BZ 112 mg/dl. Durch den Rettungsdienst wurde die Patientin bereits in die stabile Seitenlage gebracht. Bei der körperlichen Untersuchung sind keine äußeren Verletzungen nachweisbar.

Laborchemisch ergibt sich eine Blutalkoholkonzentration von 0,6 Promille, im Katheterurin bleibt das Drogenscreening negativ.

Verlauf

Bei unklarer Bewusstlosigkeit mit Verdacht auf Intoxikation erfolgt die Aufnahme der Patientin auf die internistische Intensivstation. Dort kommt es relativ rasch und ohne weitere Maßnahmen zum Erwachen der Patientin. Die Patientin kann sich erinnern, mit ihrer Freundin auf besagtem Fest gewesen zu sein, für den weiteren Abend besteht eine Amnesie.

Aufgrund des klinischen Verlaufs und der unklaren Auffindesituation wird der Patientin eine Untersuchung durch die diensthabende Gynäkologin angeboten. Bei Verdacht auf eine Intoxikation mit »K.o.-Tropfen« (Gamma-Hydroxybuttersäure (GHB)) wird ein bereits initial asserviertes Serumröhrchen zur laborchemischen Untersuchung an ein Speziallabor versendet.

Diagnose

Intoxikation mit GHB und Alkohol.

Prozedere

Die Eltern der noch nicht volljährigen Patientin werden informiert. Die Patientin wird zur weiteren Überwachung bis zum nächsten Morgen auf der Intensivstation stationär überwacht. Am folgenden Tag kann die Patientin beschwerdefrei nach Hause entlassen werden. Der Patientin wird eine hausärztliche Vorstellung und ggf. auch eine ambulante psychologische Mitbetreuung empfohlen.

Differenzialdiagnosen

- Intoxikation mit anderen Substanzen (Alkohol, Drogen, Medikamente)
- Hypoglykämie
- Z. n. Krampfanfall
- Intrazerebrale Blutung (ICB)

Erforderliche Diagnostik

- Fremdanamnese
- Klinische Untersuchung
- Laboruntersuchung mit Blutzuckerbestimmung und Bestimmung des Alkoholspiegels
- Drogenscreening im Urin
- CT-Untersuchung des Schädels
- Cave: An kriminelle Delikte muss gedacht werden, die Auffindesituation der Patientin muss abgeklärt werden

Finanzierung

DRG-Abrechnung, da stationäre Behandlung.

Hygiene

Basishygiene

Triage

Bei dieser Patientin käme das Diagramm »Betrunkener Eindruck« zum Einsatz; da die »Bewusstseinsveränderung nicht vollständig durch Alkohol erklärbar« ist, wäre sie in »orange« einzugruppieren.

CRM-Anwendung

Folgende CRM-Leitsätze (LS 1-15, ▶ Kap. 19) spielen hier eine besondere Rolle:

- CRM-LS 4. Übernimm die Führungsrolle oder sei ein gutes Teammitglied mit Beharrlichkeit
- CRM-LS 8. Beachte und verwende alle vorhandenen Informationen
- CRM-LS 10. Habe Zweifel und überprüfe genau (double check!/Nie etwas annehmen!)

Erläuterung:

Gerade im Zusammenhang mit Alkohol ist es nicht immer einfach, wachsam zu bleiben. Die Anwendung der angeführten CRM-Prinzipien kann helfen, sich aktiv gegen ein gewisses »Schubladendenken« zu wehren:

- Nutze alle Informationen und Ressourcen
- Reevaluiere regelmäßig

- Nichts annehmen
- Fixierungsfehler vermeiden (► Kap. 19)

16.10 Verdacht auf Perikarderguss

Anamnese

Zuweisung eines Patienten durch den Arzt der Rehaklinik bei Z. n. Mitralklappenersatz vor 3 Wochen. Der Arzt der Rehaklinik hatte eine Verschlechterung des Allgemeinzustandes des Patienten mit zunehmender Atemnot bemerkt und daraufhin eine Klinikeinweisung unter Notarztbegleitung veranlasst.

Vom Notarzt wird der Patient mit V. a. Perikarderguss nach Herz-OP in der ZNA angemeldet.

Befund

Bei Eintreffen des Notarztes in der ZNA ist der Oberarzt der Inneren Abteilung bereits vor Ort.

Es erfolgt eine Übergabe des Notarztes an das Team der ZNA. Der Patient habe vor 3 Wochen eine Mitralklappenoperation komplikationslos hinter sich gebracht, der Patient sei nun seit einer Woche in der Rehabilitationsklinik. Aktuell leide der Patient unter Dyspnoe, die O_2-Sättigung ohne Sauerstoffgabe liege bei 85 %, mit 10 l Sauerstoffgabe bei 92 %. Systolischer Blutdruck initial bei Beginn des Transportes bei 80 mmHg systolisch. Trotz Akrinorgabe während des Transports ist es zu einem Abfall des systolischen Blutdruckes auf 70 mmHg gekommen. Der Patient ist kaltschweißig, der BZ liegt bei 128 mg/dl. Im Rahmen der Auskultation der Lunge sind keine Rasselgeräusche nachweisbar, es bestehen keine Beinödeme. Eine diskrete Halsvenenstauung ist vorhanden.

Bezüglich der Medikamenteneinnahme gibt der Notarzt an, es werde eine antihypertensive Therapie durchgeführt. Der Notarzt berichtet von der Durchführung einer Marcumartherapie. Der Quick-Wert lag bei dessen letzten Bestimmung bei 20 %, der INR-Wert lag zum selben Zeitpunkt bei 2,9. Der Notarzt berichtet, dass ihm beim Legen der Venenverweilkanüle aufgefallen sei, dass bei dem Patienten eine diffuse Blutungsneigung vorhanden sei.

Verlauf

In der umgehend durchgeführten Notfallechokardiografie zeigt sich ein hämodynamisch relevanter Perikarderguss. Noch während der Untersuchung wird der Patient reanimationspflichtig. Es wird sofort mit der

Herzdruckmassage begonnen und unter laufender Reanimation eine Perikarddrainage angelegt. Nach Entlastung des Perikardergusses kommt es zur Rückkehr des Spontankreislaufs. Im Monitoring zeigt sich ein Sinusrhythmus, die Blutdruckwerte stabilisieren sich im weiteren Verlauf.

Diagnose

Perikardtamponade

Prozedere

Verlegung des Patienten auf die Intensivstation. Vorbereitung des Transports des Patienten in die Abteilung für Herzchirurgie, welche den Mitralklappenersatz des Patienten durchgeführt hat.

Differenzialdiagnosen

- Lungenembolie
- Pneumonie
- Herzinsuffizienz
- Blutung bei Marcumar-Therapie

Erforderliche Diagnostik

- Anamnese, Fremdanamnese
- Klinische Untersuchung
- Laboruntersuchung
- EKG
- Echokardiografie transthorakal und transösophageal
- CT-Untersuchung der Thoraxorgane
- Cave: Untersuchungen zur OP-Vorbereitung: Labor, Blutgruppe, EKG, Röntgen Thoraxorgane, OP-Aufklärung, Prämedikation, OP-Seite markieren

Finanzierung

DRG-Abrechnung, da stationäre Behandlung.

Hygiene

Basishygiene, Hygienemaßnahmen bei Punktionen siehe Fallbeispiel 16.4. Im weiteren Verlauf Wechsel der Venenverweilkanüle, wenn diese durch den Notarzt ohne suffiziente Hautdesinfektion gelegt wurde

Triage

Auch in diesem Fall erfolgt die Ersteinschätzung nur zur Dokumentation der Eintreffsituation parallel zum Behandlungsbeginn. Präsentationsdiagramm »Unwohlsein beim Erwachsenen«, zutreffender Indikator »Schock« = »rot«.

CRM-Anwendung

Folgende CRM-Leitsätze (LS 1-15, ▸ Kap. 19) spielen hier eine besondere Rolle:

- CRM-LS 9. Verhindere und erkenne Fixierungsfehler
- CRM-LS 10. Habe Zweifel und überprüfe genau (double check!/Nie etwas annehmen!)

Erläuterung:

Die Voraussetzungen sind ähnlich wie in Fallbeispiel 16.4. Gerade bei kollegial vordiagnostizierten Patienten ist es schwierig, sich von initialen Verdachtsdiagnosen zu lösen. Häufig wird dieses noch als Misstrauen oder Inkompetenz interpretiert. Zweifel zu haben und sich zu keinen Annahmen hinreißen zu lassen sind erste Schritte, einem Fixierungsfehler (▸ Kap. 19) zu entgehen.

16.11 Ruhedyspnoe bei 2-jährigem Kind

Anamnese

Eltern bringen an einem Herbstabend um 23:00 Uhr ihr 2 Jahre altes Kind in die ZNA. Die sehr aufgeregten Eltern berichten, dass ihr erstes Kind bisher immer gesund war, nun habe es seit ca. einer Stunde zunehmende Atemnot und Husten.

Befund

Zwei Jahre altes Kind mit deutlicher Ruhedyspnoe. Es besteht ein inspiratorischer Stridor mit deutlichem Einsatz der Atemhilfsmuskulatur. Keine Zyanose, unauffällige Rekapillarisationszeit. Auskultatorisch sind keine Rasselgeräusche zu hören.

Verlauf

In der ZNA kümmert sich eine Pflegekraft um die Eltern, während die zweite Pflegekraft das Kind mit 0,5 ml Suprarenin 1:1.000 auf 5 ml NaCl 0,9 % inhalieren lässt. Kortison soll als Suppositorium verabreicht werden. In dem Krankenhaus der Grund- und Regelversorgung ohne pädiatrische Abteilung, sind den Ärzten und Pflegekräften die entsprechenden Medikamentendosierungen nicht geläufig. Die sich daraus entwickelnde Unruhe verunsichert die Eltern des kleinen Patienten. Nach der medikamentösen Therapie lässt die Atemnot des Kindes schnell nach und die Eltern beruhigen sich.

Diagnose

Pseudokrupp

Prozedere

Inhalation mit Adrenalin, Gabe von Kortison als Suppositorium.

Differenzialdiagnosen

- Pseudokrupp
- Epiglottitis
- Asthma bronchiale
- Fremdkörper
- Bronchitis/Bronchiolitis
- Grippaler Infekt
- Anaphylaxie

Erforderliche Diagnostik

- Anamnese
- Klinische Untersuchung, Auskultation der Lunge
- Röntgenuntersuchung der Lunge im Ausnahmefall
- Bronchoskopie bei V. a. Fremdkörperaspiration

Finanzierung

DRG-Abrechnung, da stationäre Behandlung.

Hygiene

Räumliche Isolation bis feststeht, um welchen Erreger es sich handelt. Mund-Nasen-Schutz zur Vermeidung einer Tröpfcheninfektion tragen und

Händedesinfektionsmittel mit Wirksamkeit gegen unbehüllte Viren (wegen möglichem Vorhandensein von Adeno- oder Rhinoviren) einsetzten.

Triage

Hier wäre in der Ersteinschätzung das Diagramm »Atemnot bei Kindern« einzusetzen, der zutreffende Indikator wäre die »Erhöhte Atemarbeit« und damit die Eingruppierung in »orange«.

CRM-Anwendung

Folgende CRM-Leitsätze (LS 1-15, ▸ Kap. 19) spielen hier eine besondere Rolle:

- CRM-LS 11. Verwende Merkhilfen und schlage nach

Erläuterung:

Insbesondere unter Stress, in komplexen Situationen und in Phasen der Belastung (Müdigkeit, Erschöpfung) fällt es vielen extrem schwer, sich zu konzentrieren. Die Verwendung von Dosierungstabellen u. ä. hilft, den Stresslevel zu senken und sicher zu therapieren.

Verwende Merkhilfen und schlage nach!

16.12 Verkehrsunfall

Anamnese

Von der Rettungsleitstelle wird ein Patient nach Verkehrsunfall angemeldet. Der Patient sei 40 Jahre alt und nur leicht verletzt. Näheres ist zunächst nicht bekannt. Die Unfallmeldung sei durch die Polizei erfolgt, es gibt keine weiteren Unfallbeteiligten. Es wird mitgeteilt, dass der Patient dem Transport in die Klinik nur zugestimmt habe, nachdem ihm von der Polizei geraten worden war, aus versicherungstechnischen Gründen eine ärztliche Untersuchung durchführen zu lassen.

Befund

Der Patient wird von einem RTW-Team in die ZNA gebracht. Eine Zervikalstütze ist nicht angelegt worden, der Patient ist nicht auf einem Spineboard oder einer Vakuummatratze immobilisiert.

Im Rahmen der Übergabe des Patienten vom RTW-Team an die ZNA-Pflege wird der Unfallhergang geschildert. Der Patient sei mit einer Geschwindigkeit von 50 km/h von der Straße abgekommen, dabei in eine Böschung gefahren, das Auto habe sich überschlagen. Der Patient sei selbständig aus dem Auto ausgestiegen und habe selbst den Notruf abgesetzt. Der Patient gab an, er hätte sich zum Unfallzeitpunkt alleine in seinem PKW befunden. Es bestünden keine Vorerkrankungen, ebenso seien keine Allergien bekannt. Der Patient habe keinerlei Schmerzen angeben, sei zu Ort, Zeit und Person orientiert. Es wird erwähnt, dass der Patient lediglich in die Klinik mitgekommen sei, da er ein ärztliches Attest für die Versicherung haben wollte.

Verlauf

In der Notaufnahme löst der Assistenzarzt der Unfallchirurgie aufgrund des Unfallherganges einen Schockraumalarm aus.

Im Schockraum wird die HWS zunächst mittels Stifneck ruhiggestellt. Es erfolgt erneut eine Übergabe des Patienten, nun vom RTW-Team an den Assistenzarzt der Unfallchirurgie. Dieser wiederholt die Übergabe nach dem ABCDE-Schema (► Kasten 7.1) und stellt fest, es liege kein A-oder B-Problem vor. Ebenso wenig ein C-Problem – eine Infusion wurde bereits durch das RTW-Team gelegt. Der Blutzucker wurde bereits im RTW bestimmt und liegt bei 100 mg/dl. Offensichtlich liege auch kein D-Problem vor. E ist bearbeitet, der Patient wurde im RTW entkleidet, ein konsequenter Wärmeerhalt erfolgt.

Nach dieser Zusammenfassung des Assistenzarztes verlässt das RTW-Team den Schockraum. Es wird nun eine FAST-Sonografie (FAST: Focused Assessment with Sonography for Trauma) durchgeführt, die zeigt, dass freie Flüssigkeit im Bereich des gesamten Abdomens vorhanden ist. Eine Verletzung der Milz kann dargestellt werden.

Das Polytrauma-CT zeigt eine Dens-Fraktur, eine BWK-11-Fraktur sowie eine Rippenserienfraktur links.

Diagnose

- Dens-Fraktur
- Rippenserienfraktur links
- Milzruptur
- BWK-11-Fraktur

Prozedere

Sofortiger Transport des Patienten in den OP.

Differenzialdiagnosen

Keine

Erforderliche Diagnostik

- Anamnese, Fremdanamnese
- Klinische Untersuchung
- Labor mit Blutgruppenbestimmung, Blutgasanalyse
- FAST-Sonografie
- Polytrauma-CT
- Cave: Es sollte gleichzeitig an eine Abklärung der Unfallursache gedacht werden (Alkoholintoxikation, Drogenintoxikation, Suizidalität)
- Cave: Untersuchungen zur OP-Vorbereitung: Labor, Blutgruppe, EKG, Röntgen Thoraxorgane, OP-Aufklärung, Prämedikation, OP-Seite markieren

Finanzierung

DRG-Abrechnung, da stationäre Behandlung.

Hygiene

Basishygiene

Triage

In Anbetracht des Unfallhergangs ist bei diesem Patienten (basierend auf der Schilderung der RTW-Besatzung) das Diagramm »Schweres Trauma« zu benutzen, der Patient wird mit dem Indikator »Auffälliger Verletzungsmechanismus« in »orange« eingestuft.

CRM-Anwendung

Folgende CRM-Leitsätze (LS 1-15, ► Kap. 19) spielen hier eine besondere Rolle:

- CRM-LS 8. Beachte und verwende alle vorhandenen Informationen
- CRM-LS 9. Verhindere und erkenne Fixierungsfehler
- CRM-LS 10. Habe Zweifel und überprüfe genau (double check!/Nie etwas annehmen!)

Erläuterung:

Die Beachtung aller Informationen ist in diesem Beispiel nicht so einfach, auch hier wieder ein Beispiel dafür, wie wir uns unter Umständen von äußeren Einflüssen leiten lassen. Unter Anwendung der CRM-Prinzipien hat sich das Team nicht auf Äußerlichkeiten eingelassen, sondern unter

Einhaltung des ABCDE-Schemas und mithilfe der FAST-Sonografie das ganze Ausmaß der Verletzung feststellen können.

16.13 Zunehmende Schmerzen im LWS-Bereich

Anamnese

Ein 30-jähriger Patient stellt sich in der Nacht von Sonntag auf Montag um 20:00 Uhr in der ZNA vor. Der Patient gibt an, seit nun 4 Wochen unter zunehmenden Schmerzen im Bereich der Lendenwirbelsäule zu leiden, die Schmerzen würden kontinuierlich an Stärke zunehmen und nicht in die Beine ausstrahlen. An ein stattgehabtes Trauma kann sich der Patient nicht erinnern. Der Patient gibt an, er wolle sich nur in der ZNA vorstellen, da er eine Krankmeldung benötige – er könne morgen nicht zur Arbeit gehen da er heute 39 °C Fieber gehabt habe.

Anamnestisch gibt es keinen Hinweis auf das Vorliegen eines Infekts der Luftwege und keinen Hinweis auf einen Infekt der Harnwege. Keinerlei Angeben von Schmerzen im Abdomen, keine Übelkeit, kein Erbrechen, keine Diarrhoe.

Befund

Der Assistenzarzt der Unfallchirurgie untersucht den Patient, es kann kein Klopfschmerz im Bereich der HWS oder der BWS ausgelöst werden, jedoch ist ein deutlicher Klopfschmerz im Bereich der LWS auslösbar. Peripher sind keine neurologischen Ausfälle vorhanden. Die Lunge ist auskultatorisch frei belüftet, das Abdomen ist weich. Es besteht kein Flankenklopfschmerz beidseits.

Der systolische Blutdruck liegt bei 80 mmHg, die Herzfrequenz bei 135/Min. Die Körpertemperatur beträgt 39,2 °C. Laborchemisch ist eine Leukozytose und eine CRP-Erhöhung nachweisbar.

Verlauf

Es wird eine Röntgenuntersuchung der LWS und des Thorax ap sowie eine Urinuntersuchung angeordnet. Der Urinbefund ist unauffällig. In der Röntgenuntersuchung des Thorax ergibt sich kein Hinweis auf ein Infiltrat. In der Röntgenuntersuchung der LWS zeigt sich eine Verschmälerung des Bandscheibenfaches in Höhe L2/L3. In der folgenden CT-Untersuchung der LWS kann das Vorliegen einer Spondylodiszitis L2/L3 bestätigt werden. Es werden Blutkulturen aus verschiedenen Entnahmestellen abgenommen, bevor mit der antibiotischen Behandlung begonnen wird. Der Patient wird mit den klinischen Zeichen einer Sepsis stationär aufgenommen.

Diagnose

Sepsis bei Spondylodiszitis

Prozedere

Es wird sofort nach Abnahme der Blutkulturen mit der Durchführung einer Antibiotikatherapie begonnen.

Differenzialdiagnosen

- Bandscheibenvorfall
- Degenerative LWS-Erkrankung
- Psoasabzess
- Hämatologische Erkrankungen
- Neoplasie

Erforderliche Diagnostik

- Anamnese
- Klinische Untersuchung
- Laboruntersuchung, Infektparameter, BGA
- Röntgenuntersuchung der LWS
- CT- und MRT-Untersuchung der LWS
- Cave: An Verletzungen der Wirbelsäule bei vorliegenden Grunderkrankungen (Osteoporose, Neoplasie) muss gedacht werden
- Cave: Es sollte gleichzeitig an eine Abklärung der Fieberursache gedacht werden (bakterielle Infektionen, virale Infektionen, bei Immunsuppression Pilzinfektionen)

Finanzierung

DRG-Abrechnung, da stationäre Behandlung.

Hygiene

Basishygiene, hygienisches Vorgehen bei der Blutkulturabnahme beachten:

- Frische Punktion einer peripheren Vene, Entnahme aus liegenden Kathetern nur zusätzlich
- Hygienische Händedesinfektion
- Wisch- oder Sprühdesinfektion der Haut auf einem mindestens 5×5 cm großen Areal mit alkoholischem Desinfektionsmittel, Einwirkzeit 1 Min.
- Zweite Hautdesinfektion von innen nach außen mit sterilem Tupfer
- Anlegen von Einmalhandschuhen

- Keine erneute Palpation der Punktionsstelle
- Venenpunktion und Entnahme von (5–)8 bis 10 ml Blut pro Blutkulturflasche, das heißt 16–20 ml pro Blutkulturset
- Entnahme von mindestens zwei, besser drei Blutkultursets
- Alkoholische Wischdesinfektion des Durchstichstopfens der Blutkulturflaschen
- Trocknung des Desinfektionsmittels abwarten
- Blutkulturflaschen mit jeweils frischer Kanüle beimpfen
- Keine Belüftung der aeroben Flasche vornehmen
- Blutkulturflaschen sofort ins Labor transportieren

Triage

Bei Verwendung des grundsätzlich zu dem Beschwerdebild passenden Diagramms »Rückenschmerz« würde der Patient aufgrund des Zeitrahmens in die Dringlichkeitsstufe »blau« eingestuft, da kein anderer Indikator zutreffen würde. Wenn der Puls des Patienten bereits im Rahmen der Ersteinschätzung gemessen wird, käme er mit »Unnormalem Puls« (Diagramm dann »Unwohlsein beim Erwachsenen«, da der Rücken offenbar nicht im Vordergrund steht) in »orange«.

CRM-Anwendung

Folgende CRM-Leitsätze (LS 1-15, ▸ Kap. 19) spielen hier eine besondere Rolle:

- CRM-LS 2. Antizipiere und plane voraus
- CRM-LS 14. Lenke Deine Aufmerksamkeit bewusst

Erläuterung:

Durch die Anwendung dieser Prinzipien kann zeitnah eine gezielte Therapie eingeleitet werden oder die antibiotische Behandlung kann wieder zurückgefahren werden.

16.14 Erbrechen und Obstipation bei dementer Patientin

Anamnese

Eine 87-jährige Dame wird von ihrer Tochter in der ZNA vorgestellt. Die Tochter der netten alten Dame, bei der eine Demenz bekannt ist, berichtet, ihre Mutter habe nunmehr seit 3 Tagen erbrochen, Stuhlgang habe sie während der letzten 3 Tage keinen gehabt. Ihre Mutter sei bisher noch nie in einer Klinik behandelt worden, sie nehme keinerlei Medikamente ein und Allergien seien keine bekannt. Bezüglich der Demenz sei vereinbart, dass keine unnötige Diagnostik oder Therapie erfolgen soll.

Befund

87 Jahre alte Dame in gutem Ernährungszustand und aktuell in schlechtem Allgemeinzustand. Klinisch deutliche Exsikkose, RR 100/60 mmHg, HF 120/Min., Abdomen mit diffusem Druckschmerz, Abwehrspannung und hochgestellten Darmgeräuschen.

Verlauf

Es erfolgt in der ZNA eine Laborabnahme. Die Patientin wird mit einer Infusion versorgt. Es können laborchemisch nur unwesentlich erhöhte Entzündungszeichen nachgewiesen werden, eine Hypokaliämie mit 2,5 mmol/l ist vorhanden. Der Kreatininwert ist im Normbereich. In der Abdomensonografie zeigt sich eine Pendelperistaltik, jedoch keine freie Flüssigkeit im Abdomen bei schlechten Schallbedingungen. In der Röntgenuntersuchung des Thorax und des Abdomens im Stehen kann keine freie intraabdominelle Luft nachgewiesen werden. Es zeigt sich das Bild eines Dünndarmileus. Im EKG zeigt sich eine Sinustachykardie. Die junge Assistenzärztin der Chirurgie stellt die Patientin dem zuständigen Oberarzt vor, diesem fällt bei der Untersuchung im Bereich der linken Leiste eine gerötete druckschmerzhafte Schwellung auf.

Diagnose

Ileus bei inkarzerierter Schenkelhernie.

Prozedere

Durchführung einer Flüssigkeitssubstitutionstherapie nach Anlage eines ZVK in die V. jugularis interna rechts. Anlage eines Blasendauerkatheters. Kaliumsubstitutionstherapie. Einlage einer Magensonde in der ZNA. Verlegung der Patientin auf die chirurgische Intensivstation

Differenzialdiagnosen

- Ileus paralytisch
- Ileus obstruktiv
- Darmischämie, Mesenterialinfarkt
- Gastrointestinaler Infekt
- Bridenileus

Erforderliche Diagnostik

- Anamnese, Fremdanamnese
- Klinische Untersuchung, Auskultation des Abdomens
- Laboruntersuchung, Elektrolyte, Nierenretentionswerte, Blutgasanalyse
- Abdomensonografie
- Röntgenuntersuchung des Abdomens
- Cave: Abklärung aller Ursachen für das Vorliegen eines mechanischen Ileus notwendig
- Cave: Untersuchungen zur OP-Vorbereitung: Labor, Blutgruppe, EKG, Röntgen Thoraxorgane, OP-Aufklärung, Prämedikation, OP-Seite markieren

Finanzierung

DRG-Abrechnung, da stationäre Behandlung.

Hygiene

Basishygiene, Hygiene bei V.a. infektiöse Gastroenteritis siehe Fallbeispiel 16.4.

Triage

Zum Einsatz kommen müsste das Diagramm »Durchfälle und Erbrechen« (Alternativ »Abdominelle Schmerzen beim Erwachsenen«), in Frage käme der Indikator »Schock« (=»rot«), alternativ die Schmerzaussage, die als »Stärkster Schmerz« erfolgen dürfte, womit eine Einstufung in »orange« erfolgen würde.

CRM-Anwendung

Folgende CRM-Leitsätze (LS 1-15, ▶ Kap. 19) spielen hier eine besondere Rolle:

- CRM-LS 3. Fordere Hilfe an – lieber früh als spät
- CRM-LS 10. Habe Zweifel und überprüfe genau (double check!/Nie etwas annehmen!)

Erläuterung:

Im Abgleich aller Informationen kamen in diesem Beispiel der Kollegin Zweifel auf. Unter Anwendung der CRM-Prinzipien hat die Kollegin frühzeitig Hilfe angefordert. In diesem Fall wurde kognitive Hilfe benötigt, oft ist es auch Hilfe in Form von mehr Personal. Eine frühzeitige Hilfeanforderung trägt zur Reduzierung des Stresslevels bei.

16.15 Schmerzen im Bereich des rechten Unterschenkels

Anamnese

Ein 64-jähriger Mann wird mit dem RTW in die ZNA gebracht. Eine Einweisung des Hausarztes liegt vor: Plötzlich aufgetretene Schmerzen im Bereich des rechten Unterschenkels ohne erinnerbares Trauma. Als Vorerkrankungen sind bei dem Patienten eine arterielle Hypertonie, eine COPD, Z. n. Sigmaresektion bei Sigmakarzinom sowie eine absolute Arrhythmie bei Vorhofflimmern bekannt. Die häusliche Medikation besteht aus ASS 100 mg und Ramipril 5 mg.

Befund

Der Patient leidet unter starken Schmerzen im Bereich des rechten Unterschenkels. Die Motorik des Fußes rechts ist eingeschränkt, es bestehen Sensibilitätsstörungen im Bereich der Zehen rechts. Im EKG zeigt sich das bekannte Vorhofflimmern mit einer Frequenz von 120/Min. In der Röntgenuntersuchung des Thorax kann kein pathologischer Befund nachgewiesen werden. Laborchemisch sind keine pathologischen Werte zu erheben.

Verlauf

Nach klinischer Untersuchung durch den internistischen Assistenzarzt schließt dieser bei fehlenden Risikofaktoren eine Thrombose aus. Er bittet den chirurgischen Kollegen um Mitbeurteilung bei Verdacht auf eine muskuloskelettale Genese der Beschwerden, z. B. eine Bakerzyste. Bei der Untersuchung durch den chirurgischen Kollegen fällt nach der vollständigen Entkleidung des Patienten auf, dass der Unterschenkel rechts deutlich kälter ist als links. Weiterhin fallen fehlende Fuß- und Poplieatalpulse rechts auf, es wird die Verdachtsdiagnose einer akuten arteriellen Embolie gestellt.

Diagnose

Akute arterielle Embolie, rechter Unterschenkel.

Prozedere

Der Patient wird für die sofortige operative Embolektomie vorbereitet.

Differenzialdiagnosen

- Akute arterielle Embolie
- Tiefe Beinvenenthrombose
- Bakerzyste
- Kompartmentsyndrom
- Gonarthrose

Erforderliche Diagnostik

- Anamnese
- Klinische Untersuchung, Kontrolle der peripheren Pulse im Seitenvergleich
- Cave: Abklärung der kardiovaskulären Risikofaktoren, Abklärung der Familienanamnese bezüglich kardiovaskulärer Erkrankungen
- Cave: Untersuchungen zur OP-Vorbereitung: Labor, Blutgruppe, EKG, Röntgen Thorax-Organe, OP-Aufklärung, Prämedikation, OP-Seite markieren

Finanzierung

DRG-Abrechnung, da stationäre Behandlung.

Hygiene

Basishygiene

Triage

Zum Einsatz käme bei diesem Patienten das Diagramm »Extremitätenproblem«, bei der Inaugenscheinnahme des betroffenen Beines fiele die »Gefährdete Durchblutung« auf, die zu einer Einstufung in »orange« führen würde.

CRM-Anwendung

Folgende CRM-Leitsätze (LS 1-15, ► Kap. 19) spielen hier eine besondere Rolle:

- CRM-LS 5. Verteile die Arbeitsbelastung (10-für-10-Prinzip)
- CRM-LS 6. Mobilisiere alle verfügbaren Ressourcen (Personen und Technik)

Erläuterung:

Im Beispiel wird unter Verwendung der CRM-Prinzipien sehr schön aufgezeigt, wie sich interdisziplinäre Zusammenarbeit gestalten lassen kann. Gemeinsam im Team, das Patientenwohl im Fokus.

16.16 Atemnot nach Knie-TEP-Implantation

Anamnese

Gegen Mittag stellt sich ein 50-jähriger Patient mit Atemnot in der Notaufnahme vor. Seit dem Morgen bekäme er schlecht Luft, besonders beim Treppensteigen müsse er auf jedem Absatz anhalten. Er sei eigentlich sehr sportlich, erst gestern sei er im Rahmen einer ambulanten Reha nach einer Knie-TEP-Implantation rechts noch beim Gerätetraining und Schwimmen gewesen. Dabei habe er bis auf etwas Muskelkater in der rechten Wade keine Beschwerden gehabt.

An Vorerkrankungen besteht ein medikamentös behandelter arterieller Hypertonus, ansonsten bis auf das aktuell verordnete Diclofenac und Clexane® nach o. g. OP keine Medikamenteneinnahme.

Befund

Es besteht eine Sprechdyspnoe sowie Dyspnoe bei leichter Belastung. Bei der Vitalzeichenkontrolle fallen eine Sinustachykardie von 120/Min. sowie eine Tachypnoe von 28/Min. auf. Die periphere Sauerstoffsättigung liegt bei 91 %, der Blutdruck bei 150/90 mmHg.

Bei der körperlichen Untersuchung ist die rechte Wade druckschmerzhaft und umfangsvermehrt, am rechten Knie eine reizlose Narbe geschwollen, nicht gerötet oder überwärmt. Bei genauerer Untersuchung fällt eine diskrete Halsvenenstauung im Sitzen auf. Herz und Lunge ergeben einen unauffälligen Untersuchungsbefund.

Im EKG bis auf die Sinustachykardie keine Auffälligkeiten.

Verlauf

Bei dringendem Verdacht auf eine postoperative tiefe Beinvenenthrombose (TBVT) rechts mit Lungenembolie erhält der Patient eine Antikoagulation mit niedermolekularem Heparin sowie Sauerstoff über eine Nasenbrille. Eine Blutentnahme, BGA sowie eine CT-Angiografie werden angeordnet. In der Bedside-Sonografie bestätigt sich der Verdacht auf eine TBVT rechts, Zeichen einer Rechtsherzbelastung werden nicht festgestellt, ebenso keine Pleuradefekte.

Diagnose

Lungenembolien beidseits

Prozedere

Nach CT-angiografischem Nachweis von mehreren peripheren Lungenembolien beidseits, erfolgt die stationäre Aufnahme des Patienten zur

Überwachung und Einleitung der Antikoagulation. Ein Kompressionsverband wird am rechten Bein angelegt, der Patient in Begleitung mobilisiert.

Differenzialdiagnosen

- Herzinsuffizienz
- Akutes Koronarsyndrom
- Pneumonie
- Pneumothorax

Erforderliche Diagnostik

- Anamnese
- Klinische Untersuchung, Umfangsdifferenz der Beine – Seitenvergleich
- Labor, D-Dimere, Blutgasanalyse
- EKG
- Echokardiografie
- CT-Angiografie
- Lungenperfusionsszintigrafie, Lungenventilationsszintigrafie

Finanzierung

DRG-Abrechnung, da stationäre Behandlung.

Hygiene

Basishygiene, ggf. MRE-Screening aufgrund des kürzlich zurückliegenden Krankenhausaufenthalts.

Triage

Anzuwenden wäre hier das Diagramm »Atemnot beim Erwachsenen«, der Patient würde auf Grund seiner Sprachdyspnoe mit dem Indikator »Kann nicht in ganzen Sätzen sprechen« in »orange« eingruppiert.

CRM-Anwendung

Folgende CRM-Leitsätze (LS 1-15, ► Kap. 19) spielen hier eine besondere Rolle:

- CRM-LS 10. Habe Zweifel und überprüfe genau (double check!/Nie etwas annehmen!)

Erläuterung:

Unklare bzw. nicht eindeutig zuordenbare Symptome sollen immer Zweifel wecken. Die Idee des CRM-LS 10 ist es, nie etwas anzunehmen, sondern immer auf der sicheren Seite im Kontext mit Beweis- bzw. Nachvollziehbarkeit zu bleiben.

16.17 Krampfanfall

Anamnese

Eine 53-jährige Patientin wird von den Angehörigen in die zentrale Notaufnahme gebracht. Die Patientin sei sonst gesund, sie nähme keine Medikamente ein, Allergien seien nicht bekannt. Die Patientin sei zuhause mit zuckenden Bewegungen zusammengebrochen. Verletzungszeichen sind keine vorhanden.

Befund

Keine äußeren Verletzungen. Patientin erweckbar, zu Ort und Person orientiert, zeitlich nicht orientiert. Pupillen isokor. Kein Meningismus. Alle Extremitäten aktiv und passiv frei beweglich. Lunge auskultatorisch frei belüftet, Abdomen weich, Becken stabil.

Zungenbiss links lateral, die Patientin hatte eingenässt. Die Angehörigen geben auf Nachfrage an, dass die Patientin normalerweise 2 Flaschen Wein pro Tag trinke, seit gestern würde sie jedoch keinen Alkohol mehr trinken.

Verlauf

Es wird die Verdachtsdiagnose Alkoholentzugskrampf gestellt. Während des Versuchs eine periphere Venenverweilkanüle zu legen kommt es zu einem erneuten generalisierten tonisch-klonischen Krampfanfall.

Diagnose

Krampfanfall bei Alkoholentzug.

Prozedere

Die Patientin erhält zur Unterbrechung des Krampfanfalles Midazolam 10 mg intranasal verabreicht, ein periphervenöser Zugang kann nach der

Gabe von Midazolam intranasal, das zur Unterbrechung des Krampfanfalles geführt hatte, gelegt werden. Die Patientin erhält Sauerstoff 10 l/Min. über eine Maske, ein Wendeltubus wird eingelegt.

Differenzialdiagnosen

- Intrazerebrale Blutung
- Tumor intrazerebral
- Enzephalitis, Meningoenzephalitis
- Hypoglykämie
- Elektrolytentgleisungen

Erforderliche Diagnostik

- Anamnese, Fremdanamnese, Frage nach einem bekannten Krampfleiden
- Klinische Untersuchung, neurologische Untersuchung, Auf Zungenbiss und Einnässen achten
- Labor, Blutzucker, Alkoholspiegel, Drogenscreening
- CT des Schädels
- Cave: An weitere Verletzungen (SHT, Wirbelsäulenverletzungen) muss gedacht werden
- Cave: Es sollte gleichzeitig eine Abklärung der Krampfursache erfolgen

Finanzierung

DRG-Abrechnung, da stationäre Behandlung.

Hygiene

Basishygiene

Triage

Das geeignete Diagramm für diese Patientin ist das Diagramm »Krampfanfall«. Tritt der erneute Krampfanfall im Rahmen der Ersteinschätzung auf, so ist die Patientin mit »Anhaltender Krampfanfall« in »rot« einzustufen. Kommt es im Rahmen der Ersteinschätzung zu keinen Auffälligkeiten, so kann diese Patientin allerdings auch bis zur Einstufung »grün« herabgestuft werden (=»jüngeres Problem«). Bei dieser Patientin ist die Bestimmung des Blutzuckerspiegels zum Ausschluss einer »Hypoglykämie« zwingend erforderlich.

CRM-Anwendung

Folgende CRM-Leitsätze (LS 1-15, ▸ Kap. 19) spielen hier eine besondere Rolle:

- CRM-LS 2. Antizipiere und plane voraus.
- CRM-LS 8. Beachte und verwende alle vorhandenen Informationen.

Erläuterung:

Auch dieses Beispiel zeigt sehr schön, dass sich aktives Fragen zur vollständigen Informationsgewinnung lohnt. Dementsprechend konnten antizipative Schritte eingeleitet werden.

16.18 Verwirrter und schläfriger Patient mit Herpes-Zoster-Infektion

Anamnese

Auf Einweisung durch den Hausarzt kommt ein 84-jähriger Patient mit Tochter und Schwiegersohn in die ZNA. Wie die Angehörigen berichten, sei der bislang in der eigenen Wohnung im selben Haus wie die Tochter lebende Patient seit einigen Tagen zunehmend verwirrt und schläfrig. Zunächst habe man dies auf die große Hitze der letzten Tage zurückgeführt und den Patienten zum Trinken angehalten. Am vergangenen Abend sei der bislang geistig völlig klare Vater jedoch orientierungslos auf der Straße aufgegriffen worden, heute Morgen wäre er kaum erweckbar gewesen

Befund

Der Patient selbst sitzt mit geschlossenen Augen ruhig und offensichtlich ohne Schmerzen oder Atemnot in einem Sitzwagen. Er reagiert auf laute Ansprache, kann allerdings nicht sagen, warum er hier sei und schläft im Gespräch immer wieder ein. Die Vitalzeichen inklusive Blutzucker sind unauffällig. Bei der körperlichen Untersuchung wirkt der Patient etwas exsikkiert, keine äußeren Verletzungen, kein neurologischer Herdbefund. Fieber besteht keines. Am linken Brustkorb fällt ein gürtelförmig verlaufender Hautausschlag mit Bläschen und Krusten auf.

Verlauf

Auf Nachfragen bzgl. des Hautausschlags berichtet die Tochter, dass vom Hausarzt ein Herpes Zoster diagnostiziert worden war. Aufgrund starker Schmerzen habe ihr Vater Ibuprofen und Carbamazepin verordnet bekommen. An weiteren Medikamenten nehme er gegen seinen hohen Blutdruck »Ramipril comp.« (Ramipril + HCT), für die Prostata Tamsulosin sowie aufgrund einer Depression nach dem Tod seiner Ehefrau vor 5 Jahren Citalopram.

Nach Flüssigkeitsgabe in der ZNA wird der Patient bereits etwas wacher. Laborchemisch zeigen sich keine erhöhten Entzündungszeichen, ein leicht erhöhtes Kreatinin und ein Serumnatrium von 122 mmol/l.

Diagnose

Hyponatriämie als Medikamentennebenwirkung.

Prozedere

Es erfolgt die stationäre Aufnahme des Patienten. Die hyponatriämiebegünstigenden Medikamente (Carbamazepin, Hydrochlorothiazid und Citalopram) werden abgesetzt. Der Patient erhält intravenös Vollelektrolytlösung. Bereits nach wenigen Tagen kann der Patient selbständig und beschwerdefrei nach Hause entlassen werden.

Differenzialdiagnosen

- Hypoglykämie
- Exsikkose
- Infekt
- Schlaganfall

Erforderliche Diagnostik

- Anamnese, Fremdanamnese, Medikamentenanamnese
- Klinische Untersuchung
- Labor, Blutzucker, Elektrolytbestimmung
- CT-Untersuchung des Schädels

Finanzierung

DRG-Abrechnung, da stationäre Behandlung.

Hygiene

Isolationsmaßnahmen bis zur vollständigen Verkrustung der Herpes-Zoster-Bläschen (räumliche Isolation, Schutzkittel, Einmalhandschuhe).

Triage

Als passendes Diagramm wäre hier »Unwohlsein beim Erwachsenen« anzusehen, der geeignete Indikator wäre »Veränderter Bewusstseinszustand« und die korrekte Eingruppierung damit »orange«.

CRM-Anwendung

Folgende CRM-Leitsätze (LS 1-15, ► Kap. 19) spielen hier eine besondere Rolle:

- CRM-LS 10. Habe Zweifel und überprüfe genau (double check!/Nie etwas annehmen!)

Erläuterung:

Die Anwendung des Leitsatzes konnte in diesem Fall dazu beitragen, sich nicht auf die – in diesem Falle »echte« – Verdachtsdiagnose einzulassen. In Verbindung mit der Verwendung aller Informationen wurde schnell Struktur in den Behandlungsvorgang gebracht.

16.19 Schmerzen im Knie nach mehrfacher Punktion aufgrund eines Kniegelenkergusses

Anamnese

Ein Patient ohne Vorerkrankungen stellt sich selbstständig aufgrund von Schmerzen im Bereich des Kniegelenkes rechts in der ZNA vor. Der Patient gibt an, das rechte Kniegelenk sei während der letzten Wochen mehrfach aufgrund eines Kniegelenkergusses punktiert worden.

Befund

Kniegelenk rechts überwärmt, Beweglichkeit schmerzbedingt endgradig eingeschränkt. Peripher im Bereich des rechten Beines Durchblutung,

Motorik und Sensibilität intakt, Fieber bis 39 °C. Im EKG kein pathologischer Befund. Leukozytose mit 23.000/µl, CRP bei 15 mg/dl.

Verlauf

Zunächst wird in der ZNA eine Röntgenuntersuchung des Kniegelenkes rechts in 2 Ebenen angefertigt, es kann hierbei kein pathologischer Befund erhoben werden. Eine MRT-Untersuchung des Kniegelenkes rechts wird angefordert. Nach Aussage der Radiologen kann das MRT des rechten Kniegelenkes aber erst in ca. 3 h angefertigt werden, da ein Patient einen MRT-Termin abgesagt hat und dieser Termin nun frei sei.

Im Laufe des Aufenthaltes in der ZNA fällt eine zunehmende Schmerzhaftigkeit des gesamten rechten Beines, eine livide Verfärbung des Oberschenkels und des Unterschenkels rechts mit massiver Schmerzhaftigkeit auf. Es kommt innerhalb von 30 Min. zum Abfall des Blutdruckes auf Werte bis 70/40 mmHg bei einer Herzfrequenz von 124/Min. Knistern im Oberschenkelbereich und Unterschenkelbereich rechts kann getastet werden.

Diagnose

Nekrotisierende Fasziitis

Prozedere

Verlegung der Patientin auf die Intensivstation und Vorbereitung zur Notfall-OP.

Differenzialdiagnosen

- Kniegelenksinfektion rechts
- Nekrotisierende Fasziitis

Erforderliche Diagnostik

- Anamnese
- Klinische Untersuchung
- Labor, Leukozytenbestimmung, Bestimmung des CRP-Wertes
- Röntgenuntersuchung des Kniegelenkes
- CT- und MRT-Untersuchung des Kniegelenkes rechts
- Cave: An Verletzungen muss gedacht werden
- Cave: Untersuchungen zur OP-Vorbereitung: Labor, Blutgruppe, EKG, Röntgen Thoraxorgane, OP-Aufklärung, Prämedikation, OP-Seite markieren

Finanzierung

DRG-Abrechnung, da stationäre Behandlung.

Hygiene

Räumliche Isolation, Basishygiene, mikrobiologische Diagnostik.

Triage

Bei diesem Patienten fällt bei einer sorgsamen Ersteinschätzung die Überwärmung und Bewegungseinschränkung auf, womit nicht das Diagramm »Extremitätenproblem« zu wählen ist, sondern (unterstützt auch durch die berichtete Temperaturerhöhung) das Diagramm »Abszesse und lokale Infektionen«. Auf den Patienten trifft der Indikator »Schmerzen bei Bewegung im Gelenk« (auch »Überwärmtes Gelenk«) zu, womit er in »gelb« eingruppiert würde. Wenn im Rahmen der Ersteinschätzung bereits die Gasbildung in Ober- und Unterschenkel auffallen würde, wäre der Patient mit »Subkutane Gasansammlung« in »orange« einzustufen.

CRM-Anwendung

Folgende CRM-Leitsätze (LS 1-15, ► Kap. 19) spielen hier eine besondere Rolle:

- CRM-LS 9. Verhindere und erkenne Fixierungsfehler
- CRM-LS 12. Reevaluiere die Situation immer wieder (10-für-10-Prinzip)
- CRM-LS 15. Setze Prioritäten dynamisch

Erläuterung:

Unter Anwendung der genannten Leitsätze ist es dem Team möglich, bei entsprechender Kommunikation, sich dynamisch den gewonnenen Erkenntnissen im Sinne der Behandlung anzupassen.

16.20 Stolpersturz mit Verletzung der linken Schulter

Anamnese

Eine 76-jährige Patientin wird vom RTW-Team in der ZNA vorgestellt. Es wird berichtet, die Patientin hätte sich zuhause die linke Schulter im

Rahmen eines Stolpersturzes verletzt. Als Vorerkrankungen sind eine arterielle Hypertonie, eine Hypercholesterinämie und ein Nikotinabusus bekannt. Keine Adipositas, kein Diabetes mellitus.

Befund

Da die Patientin dem Pflegpersonal der ZNA auch von dem Stolpersturz berichtet veranlasst das Pflegepersonal zunächst eine Untersuchung durch den Assistenzarzt der Unfallchirurgie.

Die Patientin wird vom Assistenzarzt der Chirurgie untersucht, diesem fällt auf, dass im Bereich des linken Schultergelenkes keinerlei Verletzungszeichen oder Schmerzen vorhanden sind. Bei der weiteren Untersuchung fällt eine armbetonte Hemiparese links auf. Die Patientin wird an den neurologischen Kollegen übergeben. Im EKG zeigt sich ein bislang nicht bekanntes normofrequentes Vorhofflimmern, der Blutdruck liegt bei 180/100 mmHg. Laborchemisch unauffälliger Befund.

Verlauf

In der CCT zeigt sich, da seit dem Auftreten der Symptome mittlerweile 7 h vergangen sind, ein ischämisches Areal im Stammganglienbereich rechtshemisphärisch.

Diagnose

Schlaganfall

Prozedere

Überwachung der Patientin auf der Stroke Unit.

Differenzialdiagnosen

- zerebrale Ischämie
- nichttraumatische intrazerebrale Blutung
- traumatische intrazerebrale Blutung

Erforderliche Diagnostik

- Anamnese, Fremdanamnese
- Klinische Untersuchung, Verletzungszeichen vorhanden

- Röntgenuntersuchung der betroffenen Extremitäten zum Ausschluss von Verletzungsfolgen
- CCT
- Cave: An weitere Verletzungen (SHT, Wirbelsäulenverletzungen) muss gedacht werden
- Cave: Es sollte gleichzeitig an eine Abklärung der Sturzursache gedacht werden (Synkopenabklärung, Exsikkose)
- Cave: Untersuchungen zur OP-Vorbereitung: Labor, Blutgruppe, EKG, Röntgen Thoraxorgane, OP-Aufklärung, Prämedikation, OP-Seite markieren

Finanzierung

DRG-Abrechnung, da stationäre Behandlung.

Hygiene

Basishygiene

Triage

Es ist wichtig, im Rahmen der Ersteinschätzung nicht nur den Grund des Kommens zu erfragen, sondern auch zu klären, wie es hierzu gekommen ist. In jedem Fall zutreffend ist das Diagramm »Stürze«. Bei dieser Patientin muss der Indikator »Akutes neurologisches Defizit« als zutreffend erkannt werden, welcher zu einer Eingruppierung in »orange« führt.

CRM-Anwendung

Folgende CRM-Leitsätze (LS 1-15, ► Kap. 19) spielen hier eine besondere Rolle:

- CRM-LS 14. Lenke Deine Aufmerksamkeit bewusst
- CRM-LS 15. Setze Prioritäten dynamisch

Erläuterung:

Durch das Zusammenspiel mit der Pflege wurde eine Situationswahrnehmung geschaffen, die dem Initialbild des Patienten nicht mehr entsprach. Durch dynamische Anpassung an den sich entwickelnden Bedarf, konnte die Behandlung anders und besser priorisiert werden.

16.21 45-jährige Patientin mit Thoraxschmerz

Anamnese

Eine weibliche Patientin, 45 Jahre alt, kommt selbständig in die Notaufnahme und gibt an, sie würde unter Schmerzen hinter dem Brustbein leiden. Ihr Vater sei mit 60 Jahren an einem Herzinfarkt gestorben, sie stelle sich nun hier vor, weil sie Angst habe, einen Herzinfarkt zu haben.

Befund

In der Notaufnahme werden zunächst die Vitalparameter erhoben RR 120/80 mmHg, Hf 80/Min., SpO_2 98 % unter Raumluft, BZ 115 mg/dl. Im EKG zeigt sich ein Sinusrhythmus. Auf Nachfrage sind keine kardiovaskulären Risikofaktoren vorhanden.

Verlauf

Nach Erhalt der Laborwerte ergeben sich keine Hinweise auf das Vorliegen einer Entzündung, der Troponin-T-Wert liegt im Normbereich.

Diagnose

BWS-Syndrom

Prozedere

Die Patientin wird stationär aufgenommen und für 24 h überwacht, der Troponin-T-Wert wird erneut kontrolliert, ebenso wird ein EKG geschrieben. Während des stationären Aufenthaltes ist die Patientin beschwerdefrei, das EKG ist ohne pathologischen Befund, eine Erhöhung des Troponin-T-Werts kann nicht nachgewiesen werden.

Differenzialdiagnosen

- BWS-Syndrom
- Angststörung

Erforderliche Diagnostik

- Anamnese
- Klinische Untersuchung

- Labor
- EKG

Finanzierung

Die Patientin wurde zum Ausschluss eines akuten Koronarsyndroms stationär aufgenommen. Vorausgesetzt, die Dokumentation ist adäquat, sodass die Indikation und die stationäre Planung der Behandlung plausibel dargestellt werden, kann dieser Behandlungsfall stationär (DRG) abgerechnet werden.

Bei derartigen Fällen ist die Dokumentation essenziell entscheidend, da davon abhängt, ob die Abrechnung als stationäre Behandlungsfall vom den Kostenträger akzeptiert wird oder nicht.

Hygiene

Basishygiene

Triage

Bei dieser Patientin wird bereits im Rahmen der Ersteinschätzung der Verdacht bestehen, dass hier eher eine übergroße Besorgnis als eine ernsthafte Erkrankung vorliegt. Trotzdem muss auf ihrer Schilderung aufgebaut werden, einzusetzen ist das Diagramm »Thoraxschmerz« und der Indikator »Kardialer Schmerz« – die Patientin wird deshalb der Dringlichkeitsstufe »orange« zugeordnet.

CRM-Anwendung

Folgende CRM-Leitsätze (LS 1-15, ► Kap. 19) spielen hier eine besondere Rolle:

- CRM-LS 9. Verhindere und erkenne Fixierungsfehler
- CRM-LS 10. Habe Zweifel und überprüfe genau (double check!/Nie etwas annehmen!)
- CRM-LS 8. Beachte und verwende alle vorhandenen Informationen
- CRM-LS 15. Setze Prioritäten dynamisch

Erläuterung:

Im Zusammenspiel der Anwendung unterschiedlicher Grundsätze des Crew Resource Managements (CRM), konnte das Behandlungsteam sich von dem initialen Verdacht eines Herzinfarktes lösen. Durch die Durchführung mehrerer diagnostischer Schritte wurde von Anfang an aktiv gegen einen Fixierungsfehler gearbeitet. Leicht könnte der Eindruck entstehen, dass es sich ja um ein Standardverfahren handele und das Vorgehen normal ist. Leider ist die Normalität nicht immer Standard. Gerade bei scheinbarer Normalität werden Dinge häufig vergessen, falsch priorisiert oder übersehen.

16.22 Fraktur des linken Handgelenks

Anamnese

Ein 12-jähriges Kind kommt mit seiner Mutter in die Notaufnahme. Eine Fehlstellung im Bereich des Handgelenkes links ist sichtbar. Das Kind schreit und kann in der Notaufnahme nicht beruhigt werden. Die Mutter gibt an, das Kind sei zuhause von der Schaukel gefallen.

Befund

Im Rahmen der körperlichen Untersuchung kann kein Hinweis auf das Vorliegen eines Schädel-Hirn-Traumas gefunden werden, kein Klopfschmerz im Bereich der HWS, der BWS und der LWS. Kein Thoraxkompressionsschmerz, keine Schmerzen im Bereich des Abdomens und des Beckens, alle 4 Extremtäten mit vorhandener DMS (Durchblutung – Motorik – Sensibilität). Es zeigt sich eine Fehlstellung des linken Handgelenkes. Hautverhältnisse sind intakt.

Verlauf

Das Kind bekommt zunächst Midazolam intranasal, damit es überhaupt möglich ist, eine Röntgenaufnahme anzufertigen. Nach angefertigter Röntgenaufnahme zeigt sich eine Aitken-III-Fraktur. Das Kind erhält in der Notaufnahme eine K-Draht-Osteosynthese in Kurznarkose und geht nach einer 8-stündigen Überwachung auf der Aufnahmestation nach Hause.

Diagnose

Aitken-III-Fraktur Handgelenk links.

Prozedere

Reposition der Fraktur und osteosynthetische Versorgung in Kurznarkose, Anlage eines Oberarmgipses links

Differenzialdiagnosen

Keine

Erforderliche Diagnostik

- Anamnese
- Fremdanamnese
- Klinische Untersuchung
- Röntgenuntersuchung Handgelenk links in 2 Ebenen
- Cave: Ganzkörperuntersuchung des Kindes nach Sturz von der Schaukel

Finanzierung

Tab. 16.1: Abrechnung der durchgeführten Untersuchungen

Untersuchung	Ziffer	Erlös
Notfallpauschale*	01210	13,25 €
Entwicklungsneurologische Untersuchung**	04351	9,91 €
Röntgen Hand	34232	11,06 €
Narkose	31823	160,92 €
Eingriff am Knochen	31133	286,37 €
Überwachung	31504	77,54 €

* Für die Abrechnung der Notfallpauschale ist der Behandlungszeitpunkt ausschlaggebend. Hier wurde die Notfallpauschale für Behandlungen im Zeitraum Mo.-Fr. 07:00 bis 19:00 Uhr zugrunde gelegt.

** Diese Ziffer kann abgerechnet werden bei der Frage: »Neurologisches Defizit nach Sturz«. Die Diagnose »Ausschluss Commotio« muss zwingend dokumentiert sein.

Hygiene

Basishygiene.

Anmerkung: Die Durchführung einer Frakturstabilisierung mittels perkutanter Drahtfixation erfordert in der Regel einen Raum, der die Bedingungen eines Operationssaals erfüllt. Die Durchführung in einem Untersuchungs- und Behandlungsraum in der Notaufnahme des Krankenhauses ist unter hygienischen Gesichtspunkten abzulehnen. Die bei dem Eingriff erforderliche präoperative Vorbereitung des Patienten und die personalhygienischen Maßnahmen entsprechen dem Vorgehen bei anderen Operationen (chirurgische Händedesinfektion, sterile Handschuhe, präoperative Hautdesinfektion etc.). Eine Drahtstiftung zur Fixierung eines Finger- oder Zehengelenks kann auch in einem Eingriffsraum durchgeführt werden. Die Drahtstiftung zur Fixierung von mehreren kleinen Gelenken und die Drahtstiftung an der Daumenbasis, an der Mittelhand oder am Mittelfuß sollen aufgrund der höheren Infektionsrisiken bzw. der schwerwiegenderen Infektionskomplikationen wiederum bevorzugt in einem Operationssaal durchgeführt werden.

Triage

Für die Einschätzung dieses Kindes wird das Diagramm »Extremitätenprobleme« zum Einsatz kommen. Angesichts der nicht möglichen Beruhigung des Kindes ist davon auszugehen, dass der Schmerz ein »Stärkster Schmerz« ist, das Kind ist damit in die Dringlichkeitsstufe »orange« einzuordnen. Diese Einstufung ist angesichts des Leidensdrucks und der notwendigen Medikation als korrekt anzusehen. (NB: Eine »Grobe Fehlstellung« würde zur Einstufung in »gelb« führen, eine »Fehlstellung« zu »grün«)

CRM-Anwendung

Folgende CRM-Leitsätze (LS 1-15, ► Kap. 19) spielen hier eine besondere Rolle:

- CRM-LS 2. Antizipiere und plane voraus
- CRM-LS 6. Mobilisiere alle verfügbaren Ressourcen (Personen und Technik)
- CRM-LS 10. Habe Zweifel und überprüfe genau (double check!/Nie etwas annehmen!)

Erläuterung:

Das sichere und augenscheinliche Vorhandensein der Fehlstellung des Handgelenks hat das Team nicht davon abgehalten, eine erweiterte Untersuchung durchzuführen. Ein aktives Vermeiden einer frühzeitigen Fixierung auf ein offensichtliches Symptom ist nicht immer einfach. Teamarbeit im Sinne der Antizipation und Vorausplanung ist nötig, um die nötigen Untersuchungs- und Behandlungsschritte ineinander greifen zu lassen.

16.23 Verletzung des rechten oberen Sprunggelenks

Anamnese

Der 53-jährige Lagerarbeiter läuft über eine auf dem Boden liegende Palette und knickt am Rand dieser Palette im rechten oberen Sprunggelenk um. Er beklagt stärkste Schmerzen im Sprunggelenk rechts und kann mit dem rechten Fuß nicht mehr auftreten. Es erfolgt die Einlieferung in die Notaufnahme mit dem Rettungswagen.

Befund

Das rechte obere Sprunggelenk (OSG) kann nicht belastet werden. Es zeigt sich eine Hämatomschwellung am rechten Außenknöchel. Hier besteht auch ein deutlicher Druckschmerz am körperfernen Wadenbein am Ansatz des vorderen Außenbandes. Eine laterale Aufklappbarkeit des Sprunggelenkes rechts lässt sich nicht nachweisen. Kein bimalleolarer Kompressionsschmerz. Kein Druckschmerz über der Syndesmose. Die periphere Durchblutung, Motorik und Sensibilität ist intakt. Hautverhältnisse sind intakt. In der Röntgenuntersuchung des rechten oberen Sprunggelenkes in 2 Ebenen kann das Vorliegen einer knöchernen Verletzung ausgeschlossen werden.

Verlauf

Der Patient wird mit einer OSG-Orthese vorsorgt. Dem Patienten wird erklärt, dass er das rechte Bein bis zur Abschwellung des oberen Sprunggelenkes entlasten, hochlagern und kühlen soll. Der Patient erhält Unterarmgehstützen und eine Thromboembolieprophylaxe mit einem niedermolekulären Heparin. Die Durchführung einer antiphlogistischen Therapie mit einem nicht-steroidalen Antiphlogistiskum wird empfohlen.

Der Patient verbleibt in der besonderen berufsgenossenschaftlichen Heilbehandlung.

Diagnose

OSG-Distorsion

Prozedere

Belastung des Sprunggelenkes nach Maßgaben der Beschwerden. Bis zum gesicherten Erreichen der Vollbelastung muss die Thromboseprophylaxe fortgesetzt werden.

Die Orthese muss für 5–6 Wochen getragen werden.

Differenzialdiagnosen

- Fraktur des oberen Sprunggelenkes (Weber A, B, C, Maisonneuve-Fraktur)
- Verletzung der Syndesmose

Erforderliche Diagnostik

- Klinische Untersuchung
- Röntgenuntersuchung des rechten oberen Sprunggelenkes in zwei Ebenen

Finanzierung

Tab. 16.2: Abrechnung nach UV-GOÄ: Allgemeine/besondere Heilbehandlung.

Untersuchung	Ziffer	Erlös bei allgemeiner Heilbehandlung	Erlös bei besonderer Heilbehandlung
Symptombezogene Untersuchung	1	6,21 €	7,73 €
Röntgen Sprunggelenk	5020	15,19 €	118,90 €
D-Arzt-Bericht F1.000	132	15,09 €	15,09 €

Gehstützen und OSG-Orthese werden rezeptiert und dem Konsiglager der ZNA entnommen. Der Patient bestätigt mit seiner Unterschrift den Erhalt der Hilfsmittel auf dem Rezept. Das Rezept wird an das Sanitätshaus, von dem das Konsiglager beliefert wird, weitergeleitet. Dieses Sanitätshaus rechnet das Hilfsmittel mit der entsprechenden BG ab.

Hygiene

Basishygiene

Triage

Auch in diesem Fall kommt das Diagramm »Extremitätenprobleme« zu Einsatz, angesichts des vom Patienten angegebenen »Stärksten Schmerzes« wird er in »orange« einzustufen sein.

CRM-Anwendung

Folgende CRM-Leitsätze (LS 1-15, ▸ Kap. 19) spielen hier eine besondere Rolle:

- CRM-LS 7. Kommuniziere sicher und effektiv – sag was Dich bewegt

Erläuterung:

Insbesondere langwierige Therapien erfordern ein erhöhtes Maß an Kommunikation. Wie kann sichergestellt werden, dass alle am Prozedere Beteiligten die Verordnungen korrekt umsetzen?

Dabei kann die Verordnung: »Bis zum gesicherten Erreichen der Vollbelastung muss die Thromboseprophylaxe fortgesetzt werden« zu Missverständnissen führen, da dies subjektiven Einflüssen unterliegen kann. Besser: »Thromboseprophylaxe bis zur Änderung durch ärztliche Verordnung«.

16.24 Allergische Reaktion nach Bienenstich

Anamnese

Der 17-jährige junge Mann wird zu Hause von einer Biene gestochen, die Eltern sind anwesend. Rasch nach dem Stich der Biene kommt es zu Quaddelbildung an den Armen und am Körperstamm, Schwellung der Augenlider und zu einer kloßigen Sprache mit Schwierigkeiten, frei einzuatmen. Der Notarzt wird alarmiert.

Befund

Unter der im Notarztwagen begonnen Therapie mit Epinephrin 0,5 mg i. m., 5 mg als Verneblung und der Applikation von Prednisolon, Fenistil und Ranitic intravenös, hat sich die Situation bereits deutlich stabilisiert. Auch die Atemnot hat sich bereits deutlich gebessert. Eine Quaddelbildung an den Armen und am Körperstamm ist noch sichtbar, eine Schwellung der Augenlider sowie die kloßige Sprache sind nicht mehr vorhanden. Auskultatorisch ist noch ein expiratoirscher Stridor nachweisbar.

Das EKG und die Vitalparameter sind unauffällig.

Verlauf

In der Notaufnahme wird die Inhalationstherapie weitergeführt, der Patient erhält nochmals 250 mg Prednisolon i. v. verabreicht und wird am Monitor überwacht.

Diagnose

Allergische Reaktion auf einen Bienenstich.

Prozedere

Nachdem sich nach erneuter intravenöse Verabreichung von Prednisolon nun eine deutliche Rückbildung der Quaddelbildung nachweisen lässt, wird der Patient auf die Decision Unit aufgenommen.

Der Patient wird, nach Aufklärung und Empfehlung zum Allergietest inkl. Desensibilisierung und zum Mitführen eines Notfallsets, in die weitere hausärztliche Behandlung entlassen.

Differenzialdiagnose

Keine

Erforderliche Diagnostik

- Anamnese
- Fremdanamnese
- Körperliche Untersuchung

Finanzierung

Stationäre Behandlung, daher DRG-Abrechnung. Auch hier gilt, die korrekte Dokumentation wird entscheiden, ob die Notwendigkeit der stationären Behandlung vom Kostenträger bzw. MDK akzeptiert wird. Aus der Dokumentation muss ersichtlich sein, weshalb die »Mittel des Krankenhauses« erforderlich waren.

Hygiene

Basishygiene

Triage

Hier wird für die Eingruppierung entweder das Diagramm »Bisse und Stiche« oder alternativ »Allergie« eingesetzt werden. Da sich die Atemnot bereits deutlich gebessert hat, wird er mit »Zungenschwellung« in »orange« einzugruppieren sein (potenziell bestehende Gefahr für den Atemweg). Eine »Auffällige Allergieanamnese« liegt nicht vor, da es sich hierbei um ein Erstereignis ohne vorangegangene dramatische Episoden handelt. Bei einem weiteren Bienenstich zu einem späteren Zeitpunkt könnte dieser Indikator bei diesem Patienten eingesetzt werden, er würde ihn in jedem Fall in »orange« führen.

CRM-Anwendung

Folgende CRM-Leitsätze (LS 1-15, ▸ Kap. 19) spielen hier eine besondere Rolle:

- CRM-LS 12. Reevaluiere die Situation immer wieder (10-für-10-Prinzip)
- CRM-LS 13. Achte auf gute Teamarbeit – andere unterstützen und sich koordinieren

Erläuterung:

Dieses Beispiel zeigt sehr schön, dass die Anwendung der CRM-Leitsätze auch über einen längeren Zeitraum eines Behandlungsprozesses sinnvoll ist. Die Arbeit des Rettungsteams wurde in der ZNA übernommen, fortgeführt und über die Station an den Hausarzt übergeben. Jede einzelne Phase der Behandlung besitzt eine eigene, sehr unterschiedliche Dynamik. Im Ergebnis und im Zusammenwirken aller Beteiligten ein mehr als zufriedenstellender Behandlungsverlauf.

16.25 Schmerzen im unteren Rückenbereich

Anamnese

Die 37-jährige Verkäuferin erhebt sich aus dem Bücken und verspürt plötzliche Schmerzen im unteren Rückenbereich. Auf Grund der Schmerzen erfolgt die Einlieferung in die Notaufnahme mit dem Rettungswagen.

Befund

Die Schmerzen werden im unteren Rückenbereich rechts neben der Lendenwirbelsäule angegeben. Hier besteht ein Druckschmerz, jedoch kein muskulärer Hartspann. Des Weiteren besteht ein Schmerz über der rechten Ileosakralfuge.

Beidseits sind die Patellarsehnenreflexe und die Achillessehnenreflexe erhalten. Es besteht kein sensorisches Defizit. Der Lasegue-Test ist beidseits unauffällig. Auch ist die Miktion und das Stuhlverhalten unauffällig. Es besteht klinisch kein Verdacht auf einen Bandscheibenvorfall.

Verlauf

Es erfolgt keine Behandlung auf Kosten der Berufsgenossenschaft, da es sich um keinen Unfall im Sinne des Gesetzes handelt.

Initiale Analgesie mit Metamizol 2,5 g i. v. als Kurzinfusion. Hierunter deutliche Schmerzlinderung.

Die Patientin wird ambulant nach Hause entlassen, nachdem die akuten Schmerzen suffizient therapiert waren.

Diagnose

Ileosakralgelenksirritation rechts

Prozedere

Selbstständige Wärmeapplikation, Analgesie bis zur Schmerzfreiheit, Empfehlung zur Rückenschulung und ggf. orthopädische Weiterbehandlung.

Differenzialdiagnose

Bandscheibenvorfall

Erforderliche Diagnostik

- Anamnese
- Klinische Untersuchung
- Röntgenuntersuchung
- MRT-Untersuchung der LWS ggf. im Verlauf

Finanzierung

Ambulante Notfallbehandlung, dementsprechend erfolgt die Abrechnung nach EBM (Einheitlicher Bewertungsmaßstab) im Rahmen der KV-Notfallabrechnung.

Hier kann nicht nach dem UV-GOÄ abgerechnet werden, da kein Unfall im Sinne des Gesetzes vorliegt.

Tab. 16.3: Abrechnung der Notfallbehandlung nach EBM im Rahmen der KV-Notfallabrechnung.

Untersuchung	Ziffer	Erlös
Notfallpauschale*	01210	13,25 €
Infusion	02100	5,95 €
Röntgen Wirbelsäule	34221	15,86 €

* Für die Abrechnung der Notfallpauschale ist der Behandlungszeitpunkt ausschlaggebend. Hier wurde die Notfallpauschale für Behandlungen im Zeitraum Mo.-Fr. 07:00 bis 19:00 Uhr zugrunde gelegt

Hygiene

Basishygiene

Triage

Benutzt wird das Diagramm »Rückenschmerz«, die Eingruppierung wird vermutlich über die Schmerzstärke erfolgen (»mäßiger Schmerz« = »gelb«, »jüngerer leichter Schmerz« = »grün«.

CRM-Anwendung

Folgende CRM-Leitsätze (LS 1-15, ► Kap. 19) spielen hier eine besondere Rolle:

- CRM-LS 8. Beachte und verwende alle vorhandenen Informationen
- CRM-LS 10. Habe Zweifel und überprüfe genau (double check!/Nie etwas annehmen!)
- CRM-LS 12. Reevaluiere die Situation immer wieder

Erläuterung:

Die Beachtung der Schmerzen und eine umfangreiche Differenzialdiagnostik waren hier ein wichtiger Trigger für eine korrekte Diagnosestellung. Die wiederholte Reevaluierung und dementsprechende Bewertung führten hier zur richtigen Diagnose.

16.26 Literatur

Kommission für Krankenhaushygiene und Infektionsprävention (KRINKO) (Hrsg.) (2011): Anforderungen an die Hygiene bei Punktionen und Injektionen; Bundesgesundheitsbl 54, S. 1135–1144

17 Die Zukunft der Notfallversorgung

Reimer Riessen

Die medizinische Versorgung ist in Deutschland relativ starr in ein stationäres und ein ambulantes System unterteilt. Die medizinische Notfallversorgung ist an dieser Schnittstelle zwischen ambulanter und stationärer Versorgung lokalisiert. Hier nimmt die präklinische Notfallmedizin eine gewisse Sonderstellung ein, da sie als ein Teil der Daseinsvorsorge primär über die Länder finanziert wird. In einem 2015 erschienenen Positionspapier haben zahlreiche, an der Notfallmedizin beteiligte, medizinische Fachgesellschaften auf eine Reihe von Problemen in diesem Bereich hingewiesen und Lösungsvorschläge unterbreitet (Riessen et al. 2015). Es wird vorgeschlagen, die ambulante und stationäre Notfallmedizin, in Anlehnung an die in Deutschland relativ hoch entwickelte präklinische Notfallmedizin, ebenfalls als Teil der medizinischen Daseinsvorsorge neu zu organisieren und zu finanzieren. In dem Ende 2015 verabschiedeten Krankenhausstrukturgesetz hat der Gesetzgeber, im Einklang mit Vorschlägen des Positionspapiers, dem gemeinsamen Bundesausschuss den Auftrag gegeben, die stationäre Versorgung in einem mehrstufigen System neu zu organisieren und die Kooperation der kassenärztlichen Vereinigung und der Krankenhäuser in der ambulanten Notfallversorgung durch die Einrichtung sog. Portalpraxen an den Krankenhäusern zu verbessern (BMG 2016).

In diesem Kapitel soll exemplarisch aufgezeigt werden, wie ein Modell einer integrierten mehrstufigen Notfallversorgung ausgehend von der Versorgung in einer ländlichen Region aussehen könnte. In Zukunft sollte u. E. solch ein integriertes System der Notfallversorgung durch das jeweils zuständige Landesministerium oder eine andere Gesundheitsbehörde zentral koordiniert werden.

17.1 Telefonische Disposition und Beratung

Die medizinische Notfallversorgung beginnt häufig mit einem Anruf des Patienten bei einem medizinisch möglichst gut ausgebildeten Disponenten in der Rettungsleitstelle. Dieser Disponent versucht sich mithilfe einer kurzen strukturierten Anamnese einen Eindruck von der Dringlichkeit der medizinischen Situation zu verschaffen und den Patienten entsprechend zu beraten. Ergänzend kann auch ein telefonischer medizinischer Beratungsdienst analog dem Schweizer Medgate eingeschaltet werden, um so evtl. eine unnötige Notfallbehandlung ganz vermeiden zu können (Medgate 2016).

Bei lebensbedrohlichen Notfällen kann unmittelbar ein Notarzt- oder Notfallsanitätereinsatz veranlasst werden und der Patient wird je nach Krankheitsbild in ein ambulantes, regionales oder überregionales Notfallzentrum transportiert. In leichteren Fällen werden die Patienten ggf. aufgefordert, sich in das nächste ambulante Notfallzentrum zu begeben oder ein Fahrdienst wird von dem Disponenten beauftragt, Patienten ohne eigene Transportmöglichkeit dorthin zu bringen.

17.2 Präklinische Notfallversorgung/ Rettungsdienst

Der Notarzt-, Rettungs- und Fahrdienst ist organisatorisch an das Notfallzentrum angebunden und idealerweise auch an diesem lokalisiert. Bei unterschiedlicher Trägerschaft sollten entsprechende Kooperationsmodelle gefunden werden. Speziell in größeren ländlichen Regionen muss auch die Luftrettung in die Planung aufgenommen werden. Grundsätzlich erscheint es sinnvoll, dass Mitarbeiter des Notfallzentrums auch am Notarztdienst teilnehmen und auch Notärzte im Notfallzentrum eingesetzt werden können. Notfallsanitäter sollten ebenfalls Tätigkeiten im Notfallzentrum übernehmen können.

17.3 Ambulantes Notfallzentrum

In vielen ländlichen Regionen und Kleinstädten können Krankenhäuser heutzutage auf qualitativ hochwertigem Niveau nicht mehr rentabel betrieben werden. Trotzdem muss für die Bevölkerung in dieser Region weiterhin eine leistungsfähige Notfallversorgung vorgehalten werden. Beispielsweise könnte in Teilen eines stillgelegten Krankenhauses mit finanzieller Unterstützung des Landes und der Gemeinde ein ambulantes Notfallzentrum eingerichtet werden, angekoppelt an ein medizinisches Versorgungszentrum (MVZ) oder Ärztehaus, in dem Allgemeinärzte und Fachärzte verschiedener Fachrichtungen (z. B. Innere Medizin, Chirurgie, Pädiatrie, Gynäkologie, Neurologie, Hals-Nasen-Ohren-Heilkunde, Augenheilkunde) zu den Sprechstundenzeiten die Versorgung akut und chronisch Kranker dieser Region übernehmen. Während und außerhalb der Sprechstundenzeiten ist das Notfallzentrum primär für die notärztliche Versorgung der Region zuständig. Die notärztliche Versorgung in dem Versorgungsbezirk wird von dem ärztlichen Leiter des Notfallzentrums organisiert und koordiniert. Das Notarztteam kann sich aus angestellten, freiberuflichen und niedergelassenen Ärzten mit notfallmedizinischer Qualifikation zusammensetzen (► 17.7 – Weiterbildung und Zusatzweiterbildung). Ggf. können Dienste auch von Notärzten eines kooperierenden Krankenhauses besetzt werden. Außerhalb der Sprechstundenzeiten befindet sich in den Räumen des Notfallzentrums eine Notfallambulanz. Nach einer strukturierten Ersteinschätzung (z. B. ESI oder MTS) durch eine darin speziell notfallmedizinisch ausgebildete Pflegekraft oder einen Notfallsanitäter erfolgt eine Versorgung entweder durch einen diensthabenden Notarzt oder durch einen niedergelassenen Arzt im vertragsärztlichen Notdienst. Zusätzlich zu den Ärzten werden in dem Notfallzentrum eine dem Patientenaufkommen angemessene Anzahl von Notfallsanitätern, Pflegekräften, medizinisch-technischen Angestellten und/oder Arzthelferinnen eingesetzt. In den Nachtstunden kann der vertragsärztliche Notdienst ggf. auch in Form einer Rufbereitschaft ausgeübt werden und das Notfallzentrum ist dann nur noch mit einer Mindestbesetzung von Notärzten, Notfallsanitätern und Pflegekräften besetzt.

Minimale technisch-apparative Ausstattung

Ein ambulantes Notfallzentrum sollte im Minimum folgende technisch-apparative Ausstattung besitzen:

- Ausrüstung zur Erstversorgung und kurzfristigen Überwachung kritisch kranker Patienten
- Point-of-care-Labor
- EKG
- Sonografie/Echokardiografie
- Röntgen
- Ausrüstung zur ambulanten Versorgung traumatologischer Erkrankungen
- Elektronische Patientenakte mit Schnittstellen zu dem MVZ/Ärztehaus und zu dem IT-System der kooperierenden Krankenhäuser
- Telemedizinische Anbindung an kooperierende Krankenhäuser für die Übermittlung von radiologischen Untersuchungen etc. und für telemedizinische Konsultationen

17.4 Lokales und regionales Notfallzentrum

Ein lokales regionales Notfallzentrum ist angebunden an ein Krankenhaus der Grundversorgung bzw. Schwerpunktversorgung und besteht aus einem Notarztstandort, einer Notaufnahme und einer darin integrierten oder angebundenen kassenärztlichen Notfallpraxis. Das Krankenhaus übernimmt als Minimum eine stationäre Notfallversorgung in medizinischen Kernfächern (Innere Medizin, Chirurgie, Intensivmedizin, ggf. auch Gynäkologie, Pädiatrie) und erfüllt die Anforderungen an ein lokales oder regionales Traumazentrum, bietet aber nicht das komplette Fächerspektrum eines überregionalen Notfallzentrums (s. u.).

Das regionale Notfallzentrum kooperiert mit ambulanten und lokalen Notfallzentren der Region und übernimmt die stationäre Versorgung der Patienten dieser Region, die nicht einer Versorgung an einem überregionalen Notfallzentrum bedürfen. Ebenso kooperieren lokale und regionale Notfallzentrum mit einem überregionalen Notfallzentrum und verlegt Patienten mit entsprechender Behandlungsindikation umgehend dorthin.

Das Notfallzentrum wird von einem Facharzt mit abgeschlossener notfallmedizinischer Zusatzweiterbildung und einem entsprechenden Leitungsteam geführt. Dabei sollten die Fachbereiche mit einem besonders hohen Anteil an ambulanten und stationären Notfallpatienten (insb. Innere Medizin und Unfallchirurgie) ebenso berücksichtigt werden wie die organisatorische Leitung des Notarzt- bzw. Rettungsdienstes und des vertragsärztlichen Notdienstes sowie die pflegerische Stationsleitung.

Analog zum ambulanten Notfallzentrum erfolgt nach einer strukturierten Ersteinschätzung, je nach Leitsymptom und medizinischer Dringlichkeit (»*Single-door*-Prinzip«), eine Weiterversorgung der Patienten, z. B. im konservativen oder traumatologischen Bereich des Notfallzentrums durch die dort angestellten Mitarbeiter bzw. durch Mitarbeiter anderer hinzugezogener Fachbereiche oder in leichteren ambulanten Fällen durch Ärzte des vertragsärztlichen Notdienstes. Je nach Versorgungsstruktur und Patientenaufkommen muss geprüft werden, ob eine entsprechende Notfallpraxis nur außerhalb der kassenärztlichen Sprechstundenzeiten besetzt wird oder rund um die Uhr, etwa in Kombination mit einer integrierten allgemeinärztlichen Ausbildungspraxis, angeboten werden sollte.

Technisch-apparative Ausstattung (Stufe II)

Die technisch-apparative Ausstattung des Notfallzentrums (Stufe II) unterscheidet sich in folgenden Aspekten von der eines ambulanten Notfallzentrums der Stufe I:

- Mindestens ein interdisziplinär nutzbarer Schockraum zur Versorgung von Polytraumen und anderen lebensbedrohlichen Notfällen (z. B. Reanimation)
- CT und neuroradiologische Diagnostik (ggf. auch mit telemedizinischer Anbindung an überregionale Zentren)
- Überwachungsbereich mit zentraler Monitoranlage als Clinical Decision Unit

Im regionalen Notfallzentrum müssen ständig verfügbar sein:

- Erweiterte Labordiagnostik
- Herzkatheterlabor
- Endoskopie

- Operationssäle mit anästhesiologischer Betreuung
- Intensivstation

17.5 Überregionales Notfallzentrum (Stufe III)

Diese Funktion wird von Universitätskliniken oder großen städtischen Krankenhäusern der Maximalversorgung übernommen. Überregionale Notfallzentren müssen eine nahezu komplette ambulante und stationäre Versorgung von medizinischen Notfällen aller Art rund um die Uhr vorhalten, weitreichende intensivmedizinische Kapazitäten und Kompetenzen vorweisen (ggf. auch in Form einer *Stroke Unit*, *Chest Pain Unit* oder eines *Cardiac Arrest Center*) und die Anforderungen an ein überregionales Traumazentrum erfüllen. Die ensprechenden personellen Kapazitäten müssen je nach Patientenaufkommen als Präsenzdienst auf Assistenzarzt oder Facharztniveau, als Bereitschaftsdienst oder als Rufbereitschaft vorgehalten werden.

Die Struktur und Organisation des Notfallzentrums entspricht im Wesentlichen der eines regionalen Notfallzentrums. Allerdings ist in der Regel eine größere Anzahl von Schockräumen zur temporären intensivmedizinischen Versorgung innerhalb des Notfallzentrums vorzuhalten.

Das Krankenhaus muss ggf. in Kooperation mit assoziierten Spezialkliniken die für die medizinische Notfallbehandlung notwendige Infrastruktur mit den entsprechenden diagnostischen und therapeutischen Verfahren in allen notfallmedizinisch relevanten Fachbereichen vorhalten.

17.6 Personalstruktur

Die Personalbesetzung eines Notfallzentrums sollte auf der Basis von Richtwerten erfolgen, welche aus bestimmten statistischen Auswertungen der Leistungszahlen des Notfallzentrums erhoben werden können (Gries et al. 2011):

- Anzahl der ambulanten und stationären Patienten inkl. fachspezifischer Zuordnung, Schweregrad der Erkrankungen
- Anzahl der Einsätze im Notarzt-, Rettungs- und Fahrdienst inkl. durchschnittlicher Einsatzdauer

In ambulanten Notfallzentren erfolgt die ärztliche Notfallversorgung in der Regel durch angestellte oder selbständige Fachärzte, von denen ein möglichst hoher Anteil eine spezielle notfallmedizinische Qualifikation (► 17.7 – Weiterbildung und Zusatzweiterbildung) aufweisen sollte. In regionalen und überregionalen Notfallzentren sollte das Leistungs- und Facharztteam ebenfalls über eine spezielle notfallmedizinische Qualifikation verfügen. Ergänzt wird das Team durch Rotationsassistenten aus verschiedenen Fachbereichen, die durch dieses Team supervidiert werden.

Auch im Bereich der Pflege und im Rettungsdienst ist ein hoher Anteil von notfallmedizinisch besonders qualifizierten Pflegekräften und Notfallsanitätern anzustreben.

17.7 Weiterbildung und Zusatzweiterbildung

Die Einführung einer interdisziplinären Zusatzweiterbildung »Klinische Notfall- und Akutmedizin« wird derzeit bei der Bundesärztekammer beraten. Die Einführung einer solchen notfallmedizinischen Zusatzqualifikation wäre ein wesentlicher Schritt, um die entsprechende Kompetenz in den Notfallzentren zu fördern.

Grundsätzlich ist aber auch begleitend eine Erhöhung des notfallmedizinischen Weiterbildungsanteils in notfallmedizinischen Kernfächern wie der Inneren Medizin und Chirurgie anzustreben. Für die Innere Medizin wäre z. B. zu diskutieren, eine Weiterbildung Innere Medizin mit Schwerpunkt Notfall- und Intensivmedizin einzurichten. Auch bei der Zusatzweiterbildung Internistische Intensivmedizin sollten Tätigkeiten in der Notfallmedizin stärker berücksichtigt werden können. Durch zusätzliche Zeiten in nicht-internistischen Bereichen einer interdisziplinären Notaufnahme könnte dann auch die o. g. Zusatzweiterbildung »Klinische Notfall- und Akutmedizin« erworben werden.

17.8 Finanzierung

Um eine optimale Kooperation und einen synergistischen Personaleinsatz in den Notfallzentren zu ermöglichen, wäre es sinnvoll, alle genannten Bereiche eines Notfallzentrums über ein gemeinsames Budget zu finanzieren. Dieses beinhaltet die Kosten für die präklinische Notfallmedizin inkl. Rettungsleitstelle, die Kosten für die ambulante und prästationäre Versorgung im Notfallzentrum sowie die personellen Vorhaltekosten im Rahmen der stationären Notfallversorgung. Auf dieser Basis könnten mithilfe des INEK bestimmte kostendeckende Notfallpauschalen errechnet werden oder auf der Basis von Kennzahlen, die auch zur Personalberechnung eingesetzt werden (s. o.), werden individuelle Budgets für die Notfallzentren errechnet. Die Notfallmedizin wäre somit ein Modell für eine integrierte Versorgung in Deutschland und würde somit eine dritte Säule des Gesundheitssystems, neben der reinen ambulanten und stationären Versorgung, darstellen. Entsprechend müssten Mittel aus diesen beiden Bereichen auch umgewidmet werden. Ziel wäre eine Qualitätssteigerung im Bereich der Notfallmedizin bei gleichzeitig sehr kosteneffizientem Einsatz der Mittel, so dass dem Gesundheitssystem in einer umfassenden Betrachtung keine wesentlichen Mehrkosten entstehen.

17.9 Qualitätssicherung

Neben der Erhebung von Kennzahlen für die Personal- und Budgetberechnung sollten auch aus der elektronischen Routinedokumentation der Notfallzentren standardisierte Qualitätsindikatoren erhoben werden können (Kulla et al. 2014). Entsprechende Qualitätsindikatoren werden derzeit erarbeitet. Auf dieser Basis sollte fortlaufend eine transparente Darstellung der Struktur-, Prozess- und Ergebnisqualität in den Notfallzentren ermöglicht werden.

17.10 Fazit

Durch eine gezielte Neuordnung der vorhandenen Strukturen könnte in Deutschland mit etwas politischem Willen und Veränderungsbereitschaft bei den Leistungserbringern und Kostenträgern ein zukunftsweisendes System der medizinischen Notfallversorgung geschaffen werden. Dabei sollte der Notfallversorgung stärker wie bisher eine Priorität im Gesundheitssystem zugesprochen werden.

17.11 Literatur

BMG Krankenhausstrukturgesetz. http://www.bmg.bund.de/themen/krankenversicherung/krankenhausstrukturgesetz.html. Abruf: 28.06.2016

Gries, A./Michel, A./Bernhard, M. et al. (2011): Personalplanung in der zentralen Notaufnahme. Anaesthesist 60, S. 71–78.

Kulla, M./Röhrig, R./Helm, M. (2014): Nationaler Datensatz »Notaufnahme«. Anaesthesist 63, S. 243–252.
Riessen, R./Gries, A./Seekamp, A. (2015): Positionspapier für eine Reform der medizinischen Notfallversorgung in deutschen Notaufnahmen. Med Klin Intensivmed Notfmed 110, S. 364–375.
Medgate – Home. http://www.medgate.ch/de-ch/home.aspx. Abruf: 28.06.2016

18 Qualitätsmanagement in der Notaufnahme

Stephan Schmidt

18.1 Einführung

Qualitätsmanagement – jetzt auch noch in der Notaufnahme? Da muss doch alles schnell gehen, da gibt es gar keine Zeit für »Papierkram«, da steht doch der Patient im Mittelpunkt etc. Solche oder ähnliche Sätze oder Gedanken können manch einem bei diesem Thema kommen.

In diesem Kapitel soll ein Überblick über das Qualitätsmanagement im Allgemeinen gegeben werden, zwei wesentliche Modelle dargestellt und sinnvolle Ansätze für ein umsetzbares Qualitätsmanagement in der Notaufnahme aufgezeigt werden.

Außerdem soll aufgezeigt werden, wie man Zertifizierungen nutzen kann, um qualitätsrelevante Aspekte in einer Notaufnahme zu betrachten, um damit die eigene Arbeit entsprechend reflektieren, strukturieren und verbessern zu können.

§

§ 135a SGB V

Aber warum muss man sich mit Qualitätsmanagement im Krankenhaus beschäftigen? Der § 135a im SGB V verpflichtet die Leistungserbringer zur Sicherung und Weiterentwicklung der Qualität der erbrachten Leistungen. In Absatz 2.2 wird gefordert, innerhalb der Einrichtung ein Qualitätsmanagementsystem einzuführen und weiterzuentwickeln. Nun kann man diese Anforderung natürlich auf das Krankenhaus ganz allgemein beziehen. Wenn man diese gesetzliche Anforderung jedoch ernst nimmt, bedeutet dies, dass man sie auch auf die spezielle Situation einer Notaufnahme mit ihren Besonderheiten herunterbrechen kann und sollte.

DIN EN ISO 9000:2005

Was ist eigentlich »Qualität«? Nach der Definition der DIN EN ISO 9000:2005 wird Qualität als »Grad, in dem ein Satz inhärenter Merkmale Anforderungen erfüllt«, definiert. Diese Definition hört sich beim ersten Lesen etwas sperrig an und ist für Praktiker vor Ort nicht ohne weiteres verständlich. Einfach übersetzt könnte man sagen: »Qualität ist die Erfüllung von Anforderungen (und Erwartungen)«.

DIN EN ISO 9001:2015

Die überarbeitete Norm DIN EN ISO 9001:2015 definiert: »Eine auf Qualität ausgerichtete Organisation fördert eine Kultur, die zu Verhaltensweisen, Einstellungen, Tätigkeiten und Prozessen führt, die Werte schaffen, indem sie Erfordernisse und Erwartungen von Kunden und anderen relevanten interessierten Parteien erfüllen.«

Von wem werden diese Erwartungen gestellt, wer sind die »Kunden« bzw. interessierten Parteien in der Notaufnahme? Dies sind natürlich die Patienten, die beispielsweise vom Rettungsdienst gebracht werden, oder

z. B. von Angehörigen begleitet, in die Notaufnahme kommen, und die eine »gute«, schnelle, fachlich kompetente Behandlung nach dem aktuellen Stand der Wissenschaft, aber auch eine menschliche und einfühlsame Versorgung erwarten. Aber es sind auch einweisende Ärzte, die Mitarbeiter der Rettungsdienste, die ärztlichen und pflegerischen sowie weitere Mitarbeiter vor Ort. Es sind die nachgelagerten Stationen: Sei es eine Normalstation oder die Intensivstation, die Intermediate Care oder der OP-Saal.

In der Qualitätsarbeit wird es also immer wieder darum gehen, die Interessengruppen mit ihren jeweiligen Anforderungen im Blick zu behalten und entsprechend zu reflektieren.

Dabei können Anforderungen beispielsweise gesetzlich, von Fachgesellschaften und Berufsverbänden festgelegt, vorausgesetzt oder verpflichtend sein. Sie werden dann als Erwartungen oder Erfordernisse formuliert. Sie können aber auch durch Qualitätsmodelle oder Zertifizierungsanforderungen definiert werden (Hensen 2016).

Eine Qualitätsaussage, die sich auf die Güte bzw. den Wert eines Prozesses bezieht, wird sich in der Bewertung an der Erfüllung bzw. dem Erfüllungsgrad der gestellten Qualitätsanforderungen im Sinne eines »Soll-Ist-Abgleichs« messen lassen müssen. In diesem Sinne bilden Qualitätsanforderungen zu bestimmten Qualitätsmerkmalen einen Maßstab für eine Qualitätsbewertung.

Bei der Bewertung von Qualität geht es um die Antwort auf die Fragen »Welche Anforderung wird gestellt?« und »In welchem Maße bzw. zu welchem Grad wird diese Anforderung erfüllt?« (Hensen 2016).

Schnittstellen

Bei der angedeuteten Aufzählung von Interessengruppen wird deutlich, dass die Notaufnahme mit vielen unterschiedlichen Schnittstellen verknüpft ist. Damit diese Schnittstellen effizient und effektiv funktionieren können, sollte beschrieben sowie festgelegt werden, wer was an welcher Stelle durchführt oder benötigt, sei es z. B. die Notfallanmeldung von Blutuntersuchungen, die schnelle Durchführung von radiologischer Diagnostik, die Weiterverlegung auf eine (Intensiv-)Station oder der notwendige Eingriff im OP-Saal.

Damit die betroffenen Mitarbeiter an den beteiligten Schnittstellen über die jeweils benötigten Informationen verfügen, müssen diese zusammen mit dem ZNA-Personal besprochen und verbindlich festgelegt werden. Auch für die eigenen Mitarbeiter einer Notaufnahme kann es sinnvoll und wichtig sein, eher seltene Abläufe schriftlich und verbindlich festzuhalten. Für neue Mitarbeiter sind aber auch die sehr häufigen Abläufe und Prozesse in Arbeitsanweisungen, Prozessbeschreibungen, Standards, Algorithmen, Behandlungspfaden oder SOPs (Standard Operating Procedures) zu beschreiben und dadurch ebenfalls festzulegen. Es gibt unterschiedliche, teilweise historisch gewachsene Begrifflichkeiten zu den »Prozessbeschreibungen«, die in diesem Zusammenhang nicht näher erläutert werden. Sie sollen in jedem Fall ein Organisationsmittel an den zahlreichen externen und internen Schnittstellen einer Notaufnahme sein (Altrock 2011).

Qualitätsmanagement-Handbuch

Die schriftlich definierten Absprachen und Festlegungen können dann in einem »Qualitätsmanagement-Handbuch« zusammengefasst werden, das für alle beteiligten Mitarbeiterinnen und Mitarbeiter einsehbar sein muss. Dadurch kann erreicht werden, dass auch bei Mitarbeiterfluktuation, bei unterschiedlichen fachlichen Kenntnisständen der Ärzte, Pflegenden und weiteren Mitarbeiter, eine möglichst gleichbleibend hohe Qualität in der Versorgung und Behandlung gewährleistet werden kann. Dies wird zu einer höheren Mitarbeiterzufriedenheit und ebenso zu einer hohen Patientenzufriedenheit führen.

Es lohnt sich also, beim Aufbau einer Notaufnahme oder bei einer kritischen Analyse der bisherigen Gegebenheiten, geeignete Strukturen zu entwickeln, sodass die zukünftigen Prozesse stabil, d. h. in immer gleich ablaufenden Formen, schlank und effektiv gestaltet werden können, zum Wohle der Mitarbeiter, die mit vielen Schnittstellen zu tun haben, aber natürlich letztlich zum Wohle der Patienten, die davon profitieren.

»Qualität ist die Umsetzung von gesundem Menschenverstand«, wurde in einer Schulung ganz richtig festgestellt. Es geht nicht darum, ein hochkompliziertes und komplexes Qualitätsmanagement-System zu entwickeln, sondern sehr genau hinzuschauen, welche Mitarbeiter welches Wissen benötigen, um im Prozess innerhalb der Notaufnahme die Patienten je nach ihrem Zustand so gut wie möglich zufriedenstellen zu können.

Wenn man jedoch zu dem Schluss kommt, dass die eigenen Prozesse in der Notaufnahme bereits sehr gut laufen, dann lohnt es sich, einen Schritt weiter zu gehen und sich mögliche Zertifizierungen und die damit verbundenen, meist sinnvollen Anforderungen anzuschauen.

18.2 Die Qualitätsdimensionen nach Donabedian

Eine Hilfe, um systematisch und strukturiert »Qualitäten« bzw. Qualitätsdimensionen einer Notaufnahme analysieren zu können, sind die 1966 beschriebenen Qualitätsdimensionen von Avedis Donabedian. Er beschrieb: »Qualität der Gesundheitsversorgung ist das Ausmaß, in dem die tatsächliche Versorgung mit vorausgesetzten Kriterien für gute Versorgung übereinstimmt« (Böcker 2005). Er unterscheidet Qualität in 3 Qualitätsdimensionen: in Struktur-, Prozess- und Ergebnisqualität, die untereinander in wechselseitiger Beziehung und Einflussnahme stehen.

Strukturqualität

Unter *Strukturqualität* versteht man die gesamten strukturellen Voraussetzungen für die Versorgung in einer Einrichtung, wie beispielsweise sämtliche personelle Ressourcen (Art und Anzahl der Mitarbeiter, Ausbildung und Qualifikation), bauliche und apparative Ausstattung aber auch die finanziellen Ressourcen der Institution. Verantwortlich dafür ist in der

Regel der Träger/die Geschäftsführung einer Einrichtung bzw. eines Krankenhauses.

Prozessqualität

Prozessqualität betrachtet die Gesamtheit aller Prozesse, die im Laufe der Patientenversorgung durchgeführt werden. Dabei kann der gesamte Prozess wiederum in einzelne Teilprozesse untergliedert werden (z. B. Aufnahme eines Patienten, Diagnostik, Therapie usw.), die wiederum feiner untergliedert werden können. Dabei werden fachliche Vorgaben, Leitlinien, Standards, aber auch organisatorische Vorgaben berücksichtigt. Verantwortlich für die Prozessqualität sind alle am Prozess beteiligten Mitarbeiter.

Ergebnisqualität

Die *Ergebnisqualität* beschreibt das Resultat am Ende aller Prozesse, die Differenz zwischen der Eingangs- und der Ausgangssituation, z. B. eines Patienten. Ergebnisqualität kann anhand von objektiven (z. B. definierte Verbesserung des Gesundheitszustandes, messbare Stabilisierung des Kreislaufs) oder auch subjektiven Messungen (z. B. die Patientenzufriedenheit) dargestellt werden (vgl. Hensen 2016).

Konkrete Beispiele für Qualitätsdimensionen

Qualitätsdimensionen		
Strukturqualität	**Prozessqualität**	**Ergebnisqualität**
• Anzahl der Mitarbeiter • Qualifikation der Ärzte/der Pflegenden • Anzahl der Räume • Wegeleitsystem bzw. Ausschilderung zur Notaufnahme? • Sind Warteräume vorhanden? • Apparative Ausstattung der Notaufnahme (z. B. CT?)	• Liegen Pflegestandards vor? • Existieren ärztliche Leitlinien, Algorithmen? • Werden diese Vorgaben eingehalten? • Zusammenarbeit der Berufsgruppen • Information der Patienten zu den Abläufen	• Verbesserung des Befundes • Erfolgreicher Eingriff • Komplikationen nach Eingriffen • Stabilisierung der Kreislaufsituation (Messung von Puls und Blutdruck) • Schmerzreduktion bzw. -freiheit • Patientenzufriedenheit

Abb. 18.1: Übersicht Qualitätsdimensionen (angelehnt an Hensen 2016)

Auf den ersten Blick könnte man davon ausgehen, dass bei guter Struktur- und Prozessqualität folglich eine gute Ergebnisqualität resultiert. Allerdings sind die gegenseitigen Einflüsse mehrdimensional und hängen nicht zuletzt gerade in einer Notaufnahme unter sehr besonderen, sehr stressigen, emotional angespannten Bedingungen auch von weichen Faktoren, wie der Beziehung der Mitarbeiter untereinander sowie des einzelnen Mitarbeiters mit dem Patienten ab.

Dennoch helfen die genannten und im Gesundheitswesen etablierten Qualitätsdimensionen (▸ Abb. 18.1) bei der Betrachtung und Analyse von »Qualität«.

18.3 Der PDCA-Zyklus (Demingkreis)

Ein weiterer wesentlicher Baustein in der Betrachtung, Strukturierung und Verbesserung von Qualität, der Erhöhung von Patienten- und Mitarbeiterzufriedenheit unter Berücksichtigung effizienter Abläufe ist der sogenannte PDCA-Zyklus oder auch Demingkreis.

Edward Deming (1900-1993), ein amerikanischer Physiker und Mathematiker, beeinflusste unter anderem maßgeblich die Bedeutung des Qualitätsmanagements in der japanischen Industrie in den 1950er-Jahren sowie in der amerikanischen Autoindustrie.

Der PDCA-Zyklus (▸ Abb. 18.2) ist Grundlage in vielen internationalen Qualitätsmanagement-Normen, wie z. B. der DIN EN ISO 9001 aber auch sehr konkret in Zertifizierungsverfahren wie beispielsweise der Kooperation für Transparenz und Qualität im Gesundheitswesen (KTQ®).

Der Zyklus beinhaltet die folgenden 4 Phasen:

Abb. 18.2: PDCA-Zyklus

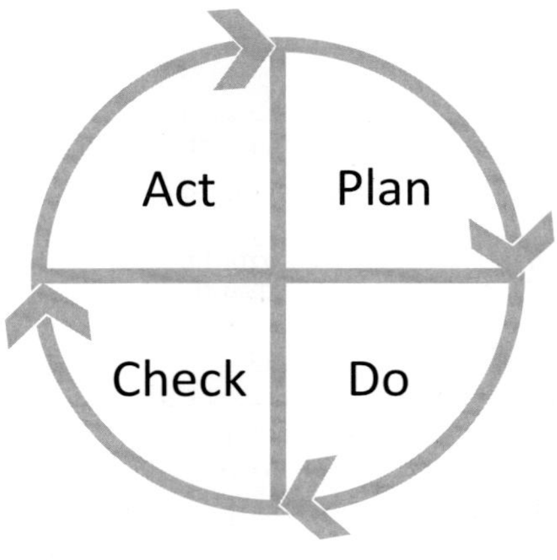

P - Plan (Planen): Planung des Prozesses vor seiner Umsetzung unter Nutzung von erkannten Verbesserungspotenzialen und Situationsanalysen. Dies können in der Praxis Pflegestandards oder Leitlinien von Fachgesellschaften sein.

D - Do (Durchführen): Umsetzung der Vorgaben und des in »Plan« definierten Prozesses oder Konzeptes.

C – Check (Prüfen): Überprüfung und Messung im Prozess. Es wird geprüft, inwieweit die Vorgaben geeignet sind, die gesetzten Vorgaben und Ziele zu erreichen.

A – Act (Handeln): Anpassung und ggf. Veränderung der Vorgaben oder des Konzeptes = »Plan«.

Diese Schritte wiederholen sich ständig und bilden die Grundlage für einen Kontinuierlichen Verbesserungsprozess (KVP) (▸ Abb. 18.3).

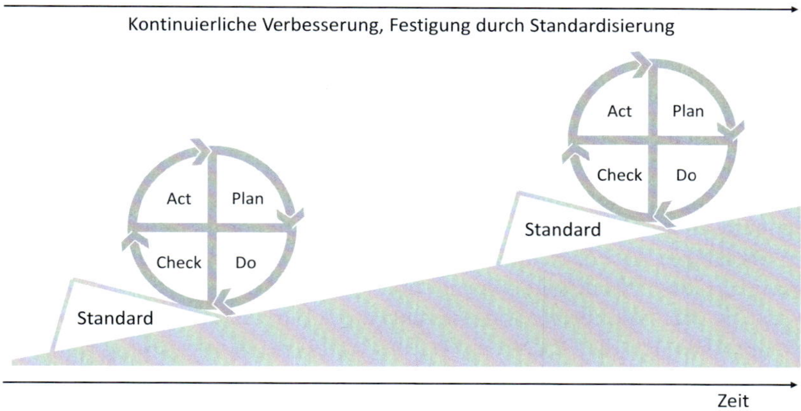

Abb. 18.3: Kontinuierliche Verbesserung

18.4 Zertifizierungen in der Notaufnahme

In den gängigen Zertifizierungen im Gesundheitswesen erhält die Notaufnahme leider keine hervorgehobene Bedeutung. Zertifizierungsverfahren, wie sie z. B. von der KTQ® durchgeführt werden oder auch die DIN EN ISO 9001, berücksichtigen zwar die Versorgung von Notfällen, die besonderen Anforderungen und notwendigen Gegebenheiten einer Notaufnahme werden jedoch nicht explizit und detailliert zertifiziert.

Ganz allgemein geht es bei einer Zertifizierung darum, dass ein oder mehrere unabhängige qualifizierte (Fach-)Auditoren die »Qualität« einer Einrichtung überprüfen. Grundlage können Normen wie die DIN EN ISO 9001 oder Anforderungskataloge von Fachgesellschaften sein. Dabei werden die zuvor geschilderten Prinzipien der Struktur-, Prozess und Ergebnisqualität zugrunde gelegt. Ebenso wird der PDCA-Zyklus in einer Begehung, einem Audit, umgesetzt: Die Grundlagen der Prozesse sowie deren Umsetzung werden überprüft und, sofern nötig, werden Hinweise oder Abweichungen formuliert, die zukünftig zu berücksichtigen und ggf. zu verändern sind.

So genutzt, können Zertifizierungen in der Notaufnahme Mittel zum Zweck sein: Man wird »gezwungen«, sich Gedanken über Strukturen, Abläufe und Prozesse zu machen und sie zu verschriftlichen. Damit schafft man Grundlagen für eine definierte, möglichst hohe Behandlungsqualität, die von den Patienten und Einweisern eingefordert wird.

Neben der DIN EN ISO 9001, nach der auch einzelne Abteilungen einer Einrichtung, wie z. B. eine Notaufnahme, zertifiziert werden können, haben sich zwei wesentliche relevante Zertifizierungsverfahren für Notaufnahmen etabliert, die hier kurz vorgestellt werden sollen: DGINA Zert und Traumanetzwerk DGU®.

DGINA Zert

Die Deutsche Gesellschaft Interdisziplinäre Notfall- und Akutmedizin e.V. (DGINA) hat sich die »Förderung des Aufbaus und Weiterentwicklung der interdisziplinären Notfallbehandlung an Kliniken und medizinischen Einrichtungen innerhalb der Europäischen Union, sowie die Förderung von Prozessorganisations- und Qualitätssicherungskonzepten im Schnittstellenbereich ambulanter und stationärer Versorgung« zur Aufgabe gemacht.

Sie hat ein Zertifizierungsverfahren etabliert und beschreibt die Zielsetzung auf ihrer Homepage folgendermaßen:

»Um den besonderen Anforderungen an Notfallaufnahmen besser zu entsprechen, hat die DGINA ein eigenes, an höchsten internationalen Standards ausgerichtetes Qualitätsmanagementsystem entwickelt. Damit können Abläufe und Prozesse in Notfallaufnahmen anhand der definierten Qualitätsanforderungen strukturiert und kontinuierlich optimiert werden. Die Zertifizierung nach DGINA Zert erfolgt durch die unabhängige Prüfinstanz der DIOcert GmbH (Mainz), die eine Empfehlung zur Verleihung des Zertifikats ausspricht« (http://www.dgina.de/pages/dgina-zert.php, 2016).

Die Kriterien für eine erfolgreiche Zertifizierung werden innerhalb der DGINA von der AG Qualitätsmanagement entwickelt und unter Berücksichtigung von Erfahrungen aus Zertifizierungen regelmäßig überprüft und weiterentwickelt.

Der Ablauf zum Zertifizierungsverfahren, der Anforderungskatalog mit Kriterien und die messbaren Qualitätsindikatoren sind öffentlich einsehbar und damit nachvollziehbar auf der Homepage der von DGINA akkreditierten Zertifizierungsgesellschaft DIOCert dargestellt (vgl. https://www.diocert.de/dgina-zert.html, DIOCert, 2016).

Dabei werden verpflichtende Anforderungen zu Beginn genannt, die Umsetzung der nachfolgenden verbindlichen »Empfehlungen« ist notwendige Voraussetzung für eine Rezertifizierung.

Der Ablauf einer Zertifizierung ist nachvollziehbar in einer Übersicht dargestellt.

Nach Vertragsunterzeichnung ist durch die Notaufnahme ein Selbstbewertungsbogen auszufüllen und an die Zertifizierungsgesellschaft zu schicken. Der Erhebungsbogen weist spezifische Sollmerkmale auf. Diese Sollmerkmale sind jeweils mit einem D (DGINA-Sollmerkmal) versehen. 30 von 33 Sollmerkmalen (90 %) müssen erfüllt sein.

Nach Prüfung der vorab an die Zertifizierungsstelle eingereichten Unterlagen erfolgt dann die Planung des Zertifizierungsaudits in der Notaufnahme vor Ort. Die eintägige Begehung der zu zertifizierenden Notaufnahme erfolgt durch 2 speziell geschulte Fachexperten, wovon mindestens ein Fachexperte Facharzt und aktiv in einer Notaufnahme tätig sein muss (Brachmann et al. 2016).

Auf Basis eines Auditberichtes erfolgt dann bei Erfüllung der notwendigen Kriterien die Zertifikatsvergabe für den Zeitraum von 3 Jahren.

Der Vorteil einer Zertifizierung nach DGINA besteht darin, dass die Kriterien sehr transparent und nachvollziehbar dargestellt werden. Somit können Sie auch bei einem Neuaufbau oder einer Umstrukturierung von Notaufnahmen wesentliche Impulse im Rahmen von Struktur, Prozess und Ergebnisqualität liefern. Während die durchaus prozessorientierten Ansätze und Anforderungen der DIN EN ISO 9001 in eine verständliche Sprache für Ärzte und Pflegepersonen übersetzt werden müssen, sind die Anforderungen der DGINA sehr konkret und in einer für die betroffenen Fachleute sofort verständlichen »Sprache« gestellt.

Als Beispiel mag ein kurzer Auszug aus den »Anforderungen und Empfehlungen zur Struktur und Organisation der Notfall- und Akutmedizin in deutschen Notaufnahmen« gelten:

»[...] **Ablauforganisation der Notaufnahme - DGINA Anforderung**

a. In der Notaufnahme ist ein strukturiertes und validiertes System zur Behandlungspriorisierung von Notfallpatienten mit mindestens vier Stufen vorhanden
b. Die Notaufnahme hat schriftliche Standards für den Umgang mit den häufigsten Symptomen
c. Die Patientenversorgung wird aussagekräftig dokumentiert (z. B. analog zum DIVI Notaufnahmeprotokoll zzgl. Medizinische und pflegerische Verlaufsdokumentation). Sie liegt spätestens bei Entlassung des Patienten vor...« (DGINA Zert 2016)

Auditierung & Zertifizierung im TraumaNetzwerk DGU®

Eine weitere Möglichkeit, eine Notaufnahme spezifisch zu zertifizieren, besteht in der Zusammenarbeit mit dem TraumaNetzwerk DGU®.

Die Initiative TraumaNetzwerk DGU® (TNW) wurde 2008 von der Deutschen Gesellschaft für Unfallchirurgie (DGU) ins Leben gerufen und stellt ein Modell der modernen Schwerverletztenversorgung dar.

Das Zertifizierungsverfahren ist auf der Homepage des Traumanetzwerkes DGU® ausführlich dargestellt (siehe http://www.traumanetzwerk-dgu.de/de/auditierung_zertifizierung.html).

Grundlage für eine Zertifizierung ist das sogenannte »Weißbuch Schwerverletztenversorgung«, in dem Qualitäts- und Versorgungsstandards beschrieben und festgelegt sind.

Die Fachgesellschaft meint: »Demnach verfügen Traumazentren neben hohen fachlichen Kompetenzen über besondere personelle, strukturelle und apparative Ressourcen für die Schwerverletztenversorgung« (Traumanetzwerk DGU®, 2016).

Bei den Traumazentren wird zwischen lokalen, regionalen und überregionalen Traumazentren unterschieden«.

Traumazentren können sich unter gewissen Bedingungen zu einem Traumanetzwerk zusammenschließen und kooperieren. »Traumanetzwerke sind regionale Verbünde von auditierten Traumazentren. Sie sichern und verbessern die flächendeckende Versorgung von Schwerverletzten durch enge Kooperation in den Bereichen Diagnostik, Therapie, Fort- und Weiterbildung, Qualitätssicherung und Forschung« (Traumanetzwerk DGU® 2016).

Auch in diesem Fall sind die Zertifizierungsanforderungen in einer für Mitarbeiter einer Notaufnahme verständlichen Sprache beschrieben:

»[...] **Aufgaben innerhalb des TNW – Lokales Traumazentrum (TZ)**

Grundvoraussetzungen für die erfolgreiche Erstversorgung Schwerverletzter im lokalen Traumazentrum in 24-Stunden-Bereitschaft sind die Fähigkeiten und Fertigkeiten zur Erkennung und Beherrschung lebensbedrohlicher Blutungen im Abdomen (Notfalllaparotomie), Thorax (Notfallthorakotomie) und Becken (durch Fixateur externe oder Beckenzwinge) sowie schwerer Extremitätenverletzungen.

Die Aufgabe des lokalen Traumazentrums besteht somit in der Akutbehandlung lebensbedrohender Verletzungszustände (Damage Control Strategie) und der Sicherung der Transportfähigkeit in das nächste regionale/überregionale Traumazentrum.

Die Aufgaben werden wie folgt spezifiziert:

- Sicherstellung der Behandlung Schwerverletzter im Rahmen der chirurgischen Notfallversorgung, insbesondere der Erkennung und Behandlung von Körperhöhlenverletzungen und schweren Stamm- und Extremitätenverletzungen,
- Verpflichtung zur Mit- und Weiterbehandlung im Verbund mit regionalen und überregionalen Traumazentren,
- optionale Teilnahme an klinischen Studien,
- Beteiligung an der fachspezifischen Aus-, Fort- und Weiterbildung,
- fortlaufende Sicherung und Verbesserung der Versorgungsqualität im Rahmen externer bzw. interner allgemeiner und spezieller unfallchirurgischer Qualitätssicherungsverfahren.

[...]

Personelle Ausstattung – Lokales TZ

Ärztliche Leitungsebene (Chefarzt/Ärztlicher Direktor/leitender Arzt) – Lokales TZ

- Facharzt für Orthopädie/Unfallchirurgie mit Zusatzqualifikation Spezielle Unfallchirurgie oder
- Facharzt für Chirurgie mit Schwerpunkt Unfallchirurgie

Basisteam im Schockraum – Lokales TZ

- 1 Facharzt für Orthopädie/Unfallchirurgie oder Viszeralchirurgie oder Allgemeinchirurgie bzw. Weiterbildungsassistent* (FA-Standard),
- 1 Facharzt für Anästhesiologie bzw. Weiterbildungsassistent (FA-Standard),
- 2 Pflegekräfte Chirurgie,
- 1 Pflegekraft Anästhesiologie,
- 1 medizinisch-technische Radiologiefachkraft (MTRA).

[...]« (Traumanetzwerk DGU®, 2016)

18.5 Fazit

Zusammenfassend kann gesagt werden, dass beide Verfahren gut und sinnvoll für die Zertifizierung einer Notaufnahme sind:

Die Zertifizierung eines Traumazentrums hat einen unfallchirurgischen Schwerpunkt. Sie ist nur in einem Zusammenschluss von mehreren Traumazentren zu einem Traumanetzwerk sinnvoll. Dies muss mit dem Träger bzw. der Krankenhausleitung vor Ort besprochen und abgestimmt werden.

Eine Zertifizierung nach DGINA Zert ist allgemeiner gehalten und kann ohne Kooperationen mit anderen Einrichtungen für sich stehen.

Sich mit den Anforderungen einer Zertifizierung auseinander zu setzen/vertraut zu machen, egal mit welchem Verfahren, lohnt sich in jedem Fall, da bereits über die jeweiligen Anforderungen wesentliche Qualitätsdimensionen sehr konkret benannt werden. So besteht die Möglichkeit zur detaillierten Analyse der Gegebenheiten bezüglich der geforderten Qualitätskriterien in der eignen Notaufnahme. Daraufhin können geeignete Ziele und Maßnahmen mit den jeweils verantwortlichen Mitarbeitern und/oder der Krankenhausleitung geplant werden.

Falls die Analyse ergibt, dass die Anforderungen erfüllt sind, dann besteht die Möglichkeit, nach erfolgreicher Zertifizierung die Qualität der Notaufnahme für Patienten, Angehörige, Besucher, Rettungsdienste und weitere Interessengruppen öffentlichkeitswirksam darzustellen.

18.6 Literatur

Altrock, G. (2011). Behandlungspfade in der Notaufnahme. In: von Eiff, Dodt, Brachmann, Fleischmann (Hrsg.). Management der Notaufnahme. Patientenorientierung und optimale Ressourcennutzung als strategischer Erfolgsfaktor. Stuttgart: Kohlhammer, S. 416-428

Böcker, P. (2005): Qualitätsmanagement im Krankenhaus - Ein praxisorientierter Vergleich von Qualitätsmanagementsystemen und Bewertungsverfahren. Norderstedt: GRIN

Brachmann, M./Lichtner, N./Niehues, C. (2011): Zertifizierung von Notaufnahmen. In: von Eiff, Dodt, Brachmann, Fleischmann (Hrsg.). Management der Notaufnahme. Patientenorientierung und optimale Ressourcennutzung als strategischer Erfolgsfaktor. Stuttgart: Kohlhammer, S. 416-428

Deutsche Gesellschaft für Unfallchirurgie e.V. (Hrsg.) (2012) Weißbuch Schwerverletztenversorgung, 2., erweiterte Auflage, Empfehlungen zur Struktur, Organisation, Ausstattung sowie Förderung von Qualität und Sicherheit in der Schwerverletztenversorgung in der Bundesrepublik Deutschland, Berlin: Thieme

Deutsche Gesellschaft interdisziplinäre Notfall- und Akutmedizin e.V. (Hrsg.) (2016): Anforderungen und Empfehlungen zur Struktur und Organisation der Notfall- und Akutmedizin in deutschen Notaufnahmen für eine Zertifizierung nach DGINAZert 2.0, Berlin, http://www.dgina.de/media/zert/DGINA_Anforderungen_150911.pdf, Abruf: 27.08.2016

Deutsche Gesellschaft interdisziplinäre Notfall- und Akutmedizin e.V. (Hrsg.) (2016): DGINA Zert, Berlin, http://www.dgina.de/pages/dgina-zert.php, Abruf: 27.08.2016

Deutsches Institut für Normung e. V. (Hrsg.) (2005): Qualitätsmanagementsysteme – Grundlagen und Begriffe (ISO 9000:2005), Berlin: Beuth

Deutsches Institut für Normung e. V. (Hrsg.) (2015): Qualitätsmanagementsysteme – Grundlagen und Begriffe (ISO 9000:2015), Berlin: Beuth

DIOCert GmbH (Hrsg) (2016): Zertifizierung Zentraler Notaufnahmen nach DGINA Zert https://www.diocert.de/dgina-zert.html, Abruf: 27.08.2016

Hensen, P. (2016) Qualitätsmanagement im Gesundheitswesen, Wiesbaden: Springer

Qualitäts- und Steuerungsindikatoren einer Notaufnahme als Ergänzung zu den Anforderungen und Empfehlungen zu Struktur und Organisation der Notfall- und Akutmedizin in Notaufnahmen für eine Zertifizierung nach DGINA Zert 2.0 (http://www.dgina.de/media/zert/qualitaetsindikatoren_DGINAzert_20160207.pdf, Zugriff am 27.08.2016)

The W. Edwards Deming Institute: https://deming.org/, Abruf: 27.08.2016

Traumanetzwerk DGU®, Auditierung und Zertifizierung im Traumanetzwerk DGU®, (2016): http://www.traumanetzwerk-dgu.de/de/auditierung_zertifizierung.html, Abruf: 27.08.2016

19 Crew Resource Management

Marcus Rall & Christina Murr

19.1 Einleitung

Ein Team der Notaufnahme versorgt einen Patienten, der von seiner Frau in die Klinik gebracht wird. Der Patient äußert starke Schmerzen in der Brust, die ganz plötzlich beim Fernsehen eingesetzt hätten, dazu Übelkeit und das Gefühl, als ob ihm jemand die Brust einschnüren würde. Die ersten gemessenen Vitalzeichen sind stabil. Der Arzt kommt in den Raum und ordnet sofort Aspirin, Heparin und Morphin an. Nach der Verabreichung von Aspirin entwickelt der Patient eine mittelschwere allergische Reaktion mit starker Verengung der Bronchien. Die kritische Situation kann durch hochdosierte Sauerstoffgabe und antiallergische Therapie behoben werden. Im Nachhinein stellte das Team fest, dass jeder Einzelne wusste, welche Nebenwirkungen Aspirin speziell bei Asthmatikern haben kann. Mehreren Teammitgliedern war aufgefallen, dass keine Anamnese in Bezug auf Vorerkrankungen und Allergien erhoben worden war. Weiter wird klar, dass der Teamleader in der Annahme war, dass die Anamnese schon durch eine andere Person erfolgt sei und ihn alle Teammitglieder auf wichtige sicherheitsrelevante Informationen hinweisen würden.

Bei der Analyse der Situation wird deutlich, dass das Team durchaus das Wissen und die Fähigkeiten hatte, den Schaden nicht nur vom Patienten abzuwenden, sondern ihn gar nicht erst entstehen zu lassen. Es wird erkannt, dass es Teammitglieder gab, welche die unerkannte Gefahr gesehen haben, aber – aus welchen Gründen auch immer – nicht darauf hingewiesen haben. Der Teamleader andererseits hatte Annahmen, die nicht bestätigt wurden (»Allergien sind keine bekannt, oder?«). Wegen des hohen subjektiven Zeitdrucks entstand beim Teamleader außerdem das Gefühl, überzeugt und konsequent auftreten zu müssen.«

Solche Beispiele sind keine Einzelfälle. Im Gegenteil, es stellt sich heraus, dass in 60 bis 70 Prozent aller Zwischenfälle in Krankenhäusern nicht mangelndes medizinisches Fachwissen die Ursache ist, sondern die Umsetzung dieses Wissens in der realen, oft nicht idealen Arbeitswelt. Eine effiziente Möglichkeit, diesen menschlichen Faktoren (Human Factors) zu begegnen, ist die Anwendung des sogenannten Crew Resource Managements (CRM) (Reason 1990, Rall et al. 2001, Rall & Gaba 2009, Rall & Lackner 2010, Rall 2013).

CRM wurde als Cockpit Resource Management in der Luftfahrt entwickelt (Wiener et al. 1993) und später als Crisis Resource Management von Professor Gaba in Stanford in die Medizin eingeführt (Gaba et al. 1994). Das daraus entstandene CRM-Konzept hat das Ziel, die Fehler und Gefahren im Bereich der menschlichen Faktoren zu reduzieren und die Teamarbeit zu optimieren. »Crew« steht hierbei für Teams, die dynamisch, aktiv und flexibel handeln müssen. Mit »Resource« sind alle Personen, Verfahren oder Geräte gemeint, die zum Schutz und Wohle des Patienten eingesetzt werden können. Das »Management« dieser Ressourcen bzw. die Bewältigung komplexer oder kritischer Situationen auf hoher kognitiver Ebene wird dann als CRM bezeichnet.

CRM beinhaltet Verhaltensprinzipien und Kommunikationstechniken, um in kritischen Situationen adäquat im Team agieren zu können. Es geht über die bloße Optimierung der Kommunikation hinaus, da auch die kognitiven Fähigkeiten jedes Einzelnen trainiert und optimiert werden. Bewusstes Lenken der Aufmerksamkeit, Erkennen von Fixierungsfehlern oder eine sinnvolle Verteilung der Arbeitsbelastung sind Aspekte, die hierbei geschult und gefördert werden.

Dabei hilft CRM nicht nur dem Team, sondern jedem einzelnen Teammitglied, die Rate an Zwischenfällen zu reduzieren (präventiver Ansatz), aber auch insbesondere beim Management von kritischen Situationen und Zwischenfällen (reaktiver Ansatz) effektiver und fehlerfreier handeln zu können.

Es wird angenommen, dass bei konsequenter Umsetzung der CRM-Leitsätze, die überwiegende Mehrzahl der durch Human Factors entstandenen

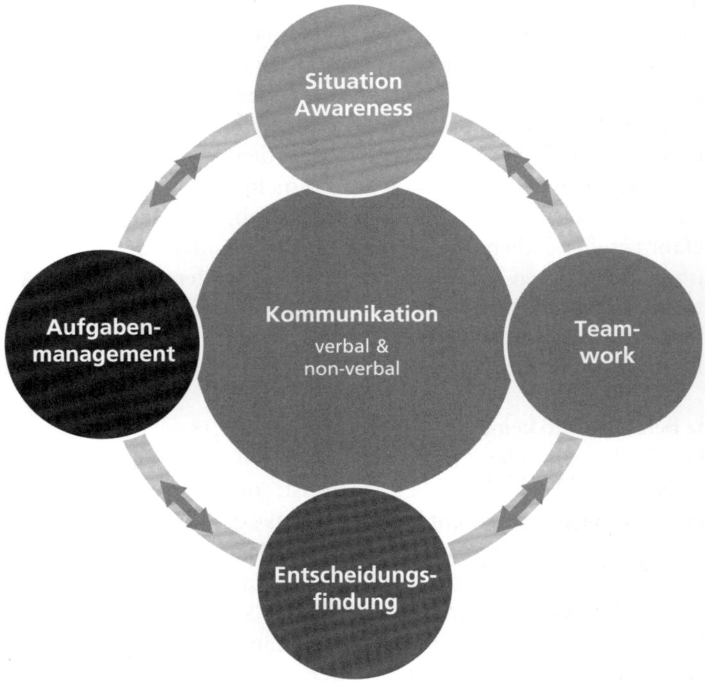

Abb. 19.1: Das CRM-Molekül. Die 5 gezeigten Faktoren der menschlichen Fertigkeiten sind für ca. 70 % der Zwischenfälle verantwortlich. Die Optimierung in diesen Bereichen wird durch CRM-Training erreicht.

Fehler oder Zwischenfälle vermieden oder zumindest in der Auswirkung abgeschwächt werden könnte.

19.2 Human Factors und das CRM-Molekül

CRM deckt alle wesentlichen Aspekte der »nicht-technischen, oder nicht-medizinischen Fähigkeiten«, also der menschlichen Faktoren (Human Factors), im Team ab (► Abb. 19.1). Hierzu gehören *Situationsaufmerksamkeit*, *Teamwork*, die *Entscheidungsfindung* und das *Aufgabenmanagement*, aber insbesondere auch die *Kommunikation*, die als Bindeglied für alle anderen Faktoren gesehen werden kann.

Kommunikation ist der »Klebstoff« zwischen den anderen Komponenten der Human Factors im Kontext von Handlungssicherheit in komplexen Situationen. Jedes einzelne »Atom« des »CRM-Moleküls« ist notwendig, aber alleine nicht wirksam. Und ohne suffiziente Kommunikation fällt das Molekül in seine Einzelelemente auseinander.

Tab. 19.1: Die 15 CRM-Leitsätze nach Rall & Gaba. Sie spannen ein Sicherheitsnetz für menschliche Fehler. Wenn Teams diese 15 Leitsätze regelmäßig anwenden, könnten über 60 % der Schäden vermieden werden (Rall & Gaba 2009)

LS-Nr.	CRM-Leitsätze
1	Kenne deine Arbeitsumgebung (Technik & Organisation)
2	Antizipiere und plane voraus
3	Fordere Hilfe an - lieber früh als spät
4	Übernimm die Führungsrolle oder sei ein gutes Teammitglied mit Beharrlichkeit
5	Verteile die Arbeitsbelastung (10-für10-Prinzip)
6	Mobilisiere alle verfügbaren Ressourcen (Personen & Technik)
7	Kommuniziere sicher und effektiv – sag, was Dich bewegt
8	Beachte und verwende alle vorhandenen Informationen
9	Verhindere und erkenne Fixierungsfehler
10	Habe Zweifel und überprüfe genau (double check/nie etwas annehmen!)
11	Verwende Merkhilfen und schlage nach
12	Reevaluiere die Situation immer wieder (10-für-10-Prinzip)
13	Achte auf gute Teamarbeit – andere unterstützen und sich koordinieren
14	Lenke deine Aufmerksamkeit bewusst (Situation Awareness)
15	Setze Prioritäten dynamisch

19.3 Die 15 CRM-Leitsätze, das FOR-DEC Entscheidungsmodell und das 10-für-10 Prinzip

Die 15 CRM-Leitsätze (Rall & Gaba 2009, Rall & Lackner 2010) spannen ein dichtes Netz der Sicherheit in Teams. Sie decken alle 5 Elemente des CRM-Moleküls (▶ Abb. 19.1) ab. Sie brauchen nicht auswendig gelernt, sondern durch Training Schritt für Schritt in das normale Handeln eingebaut werden, bis »CRM im Team gelebt wird« (▶ Abb. 19.2).

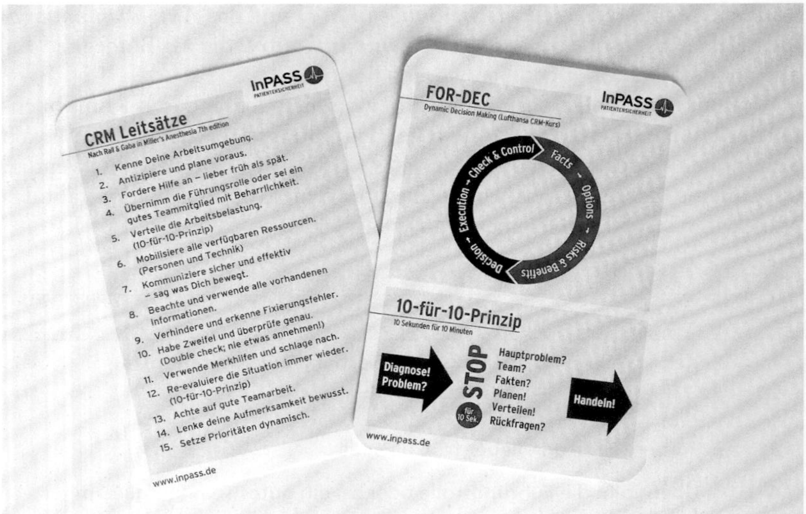

Abb. 19.2: InPASS CRM-Karte mit den 15 CRM-Leitsätzen, FOR-DEC und 10-für-10

15 CRM-Leitsätze nach Rall/Gaba: Vorderseite

Die Karte (▶ Abb. 19.2) gibt einen Überblick über 15 Leitsätze, die alle wichtigen CRM-Aspekte aufgreifen, auf die es bei gutem CRM ankommt. Sie wird bei Trainings und Workshops an jeden Teilnehmer ausgeteilt und jeder einzelne Punkt wird explizit besprochen und in Szenarien trainiert. Sie sind die Basis für die Struktur der Szenarien, Gedankenstütze für Instruktoren und Hilfsmittel für die Teilnehmer, um immer wieder auf entsprechende Merksätze aufmerksam zu machen, die einem in einer konkreten Situation wichtig erscheinen.

Oft wenden Mitarbeiter einzelne Sätze in der alltäglichen Arbeit schon unbewusst an. Doch erst durch intensive Reflexion erlebter Situationen oder durch das Training in simulierten Szenarien kommt es zur konkreten Bewertung der Relevanz von CRM. Die Überraschung ist oft groß, wenn im Nachhinein erkannt wird, dass die CRM-Leitsätze im Alltag schon erlebt wurden, sowohl im Negativen als auch im Positiven.

15 CRM-Leitsätze nach Rall/Gaba: Rückseite

FOR-DEC

FOR-DEC ist das beim Lufthansa-CRM-Kurs angewendete Modell für eine strukturierte und sichere Entscheidungsfindung. Es soll verhindern, dass von einzelnen Informationen sofort zur Umsetzung von Entscheidungen gesprungen wird. Der Ablauf ist so: Es beginnt mit dem Sammeln von möglichst allen verfügbaren Fakten. Dann folgt das Abwägen von möglichen Handlungsoptionen im Sinne eines sinnvollen Brainstormings, danach sollen die jeweiligen Risiken und Vorteile der Handlungsoptionen abgewogen werden, welche dann im Gesamtkontext zur Entscheidung führen. Die getroffene Maßnahme muss durchgeführt werden. Ganz wichtig ist, dass der Effekt der durchgeführten Maßnahme überprüft und die Maßnahme ggf. angepasst wird. Dann beginnt der Zyklus von vorne.

Im Fallbeispiel zu Beginn des Kapitels wurden vom Teamleader sofort nach seinem Eintreffen Medikamente angeordnet. Wie sich erst im Nachhinein herausstellte, fehlten wichtige Informationen, die dazu führten, dass es zu einem Zwischenfall kam. Durch eine kurze Verzögerung der Maßnahmen zugunsten der Sammlung aller vorhandenen Fakten im Team hätte dies verhindert werden können.

10-für-10-Prinzip

Das *»10-für-10-Prinzip«* (Rall et al. 2008): Beim Auftreten von Problemen oder Unklarheiten sollte das ganze Team im Sinne eines kurzen »Timeouts« dazu aufgefordert werden, für eine Teamabstimmung kurz mit seinen Tätigkeiten innezuhalten: Alle hören kurz zu, alle Fakten werden zusammengetragen, Ideen vorgebracht und etwaige Bedenken geäußert. Jedes Teammitglied wird dadurch auf den aktuellen Stand gebracht und darf, kann und soll sein Wissen einbringen. Dann wird ein Plan aufgestellt, die Ressourcen werden optimiert und die Aufgaben verteilt. Danach geht es (symbolisch nach 10 Sekunden) mit dem Handeln weiter (damit laufen dann »symbolisch« die nächsten 10 Min. besser und koordinierter ab). Ziel: Das ganze Wissen und Können aller Beteiligten erreicht den Patienten und jeder weiß, warum er wie zur Erhöhung der Patientensicherheit beiträgt.

Tab. 19.2: Entscheidungsmodell »FOR-DEC«

	Frage/Aussage	Bedeutung
Facts	Was ist das Problem?	Der Entscheidungsbedarf wird erkannt Es erfolgt eine Situationsanalyse und eine Sammlung von Fakten. Die Dringlichkeit wird bewertet: Wie viel Zeit steht zur Verfügung?
Options	Welche Möglichkeiten haben wir?	Realistische Handlungsmöglichkeiten werden von den Teammitgliedern zusammengetragen.

Tab. 19.2: Entscheidungsmodell »FOR-DEC« – Fortsetzung

	Frage/Aussage	Bedeutung
Risks/Benefits	Was spricht für welche Handlung? Jeweilige Vor- und Nachteile (Risiken und Vorteile)	Die Erfolgsaussichten der Handlungsmöglichkeiten und die Risiken der Handlungsmöglichkeiten und die Unsicherheitsfaktoren werden abgeschätzt.
Decision	Was tun wir also?	Es wird die Option mit den geringsten Risiken und besten Erfolgsaussichten ausgewählt. Zugleich wird ein »Plan B« festgelegt, falls die erste Wahl versagt. Vor der Ausführung erfolgt ein Re-Check: Ist die Situationsanalyse noch gültig?
Execution	Wer macht wann, was und wie?	Die Maßnahme wird konkret geplant und durchgeführt.
Check	Ist alles noch in Ordnung?	Die Handlung wird überprüft. Es erfolgt ein kritischer Vergleich der tatsächlichen und der erwarteten Wirkung. Ggf. kehrt man zurück zu »Facts«.

19.4 Die 15 Leitsätze kurz erklärt

Die folgende Erklärung und Kommentierung der CRM-Leitsätze wurde in Varianten schon mehrfach, auch international in Zusammenarbeit mit Peter Dieckmann, DIMS, Kopenhagen und David Gaba, Stanford, USA publiziert. Die hier vorliegende Version wurde insbesondere mit Peter Dieckmann bearbeitet (Rall & Dieckmann 2005, Rall & Gaba 2009, Rall 2013).

(1) »Kenne Deine Arbeitsumgebung«

Idealerweise beginnt das Management von Zwischenfällen vor dem Zwischenfall. Ein Schlüssel hierfür ist, seine Ressourcen, wie z. B. verfügbares Personal, Geräte, Monitore und Instrumente zu kennen. Sie müssen nicht alles selbst wissen und können, sollten aber immer wissen, wie Sie sich bei Problemen Hilfe organisieren können. In Bezug auf Geräte ist es wichtig zu wissen, was wo verfügbar ist und wie diese Dinge bedient werden – besonders im Notfall. Denken Sie dabei vor allem auch an die Ausrüstung, die Sie selten brauchen und bleiben Sie im Umgang damit vertraut, sodass Sie es im Notfall nicht erst ausprobieren müssen. Den Notfallkoffer das erste Mal in einer Reanimationssituation zu erkunden ist ungünstig, erhöht den eigenen Stress vermeidbar und führt unter Umständen zu negativen Ergebnissen.

Während eines Notfalls kann die Kenntnis der verfügbaren menschlichen, technischen und organisationalen Ressourcen sehr deutlich den Stress reduzieren und damit Ihre kognitive Leistungsfähigkeit und Besonnenheit erhöhen. Bei zeitkritischen Notfällen kann dieses Wissen für den Patienten entscheidend sein.

(2) »Antizipiere und plane voraus«

Antizipation – die gedankliche Vorwegnahme von Handlungsschritten – ist der Schlüssel für ein zielgerichtetes Handeln. Überlegen Sie vor der Situation, welche Schwierigkeiten auftreten könnten und planen Sie, wie sie gegebenenfalls damit umgehen könnten. Erwarten Sie das Unerwartete. Besprechen Sie Ihr geplantes Vorgehen mit allen Beteiligten. Denken Sie dabei auch an Komplikationen und Ausweichmöglichkeiten. Seien Sie vorbereitet und bleiben Sie Herr der Lage – agieren Sie aktiv, bevor Sie auf die Situation reagieren müssen. Arbeiten Sie nicht nur am aktuellen Problem, sondern denken Sie voraus. Piloten sagen: »Ein guter Pilot fliegt seinem Flugzeug (mental) immer 10 Meilen voraus«. Erfahrene Kollegen antizipieren und planen meist mehr, als nach außen dringt – dies macht unter anderem ihre besonnene Souveränität aus. Auch in einer stressigen Situation mit dem i. v.-Zugang erst anzufangen, wenn alles wirklich griffbereit ist, nimmt den Stress.

Antizipation hilft dabei, Überraschungen zu vermeiden. Während eines Zwischenfalls können Sie Überraschungen nicht gebrauchen. Das Vorausplanen nimmt viel Spannung aus diesen »heißen« Phasen.

(3) »Fordere Hilfe an – lieber früh als spät«

Das Kennen der eigenen Grenzen und das frühe Rufen nach Hilfe ist ein Zeichen eines starken Charakters, zeigt Verantwortungsbewusstsein und spricht für eine kompetente Person. Falsch verstandenes Heldentum geht immer auf Kosten der Patientensicherheit. Im Falle eines auch nur vermuteten Notfalles sollten Sie Hilfe anfordern – lieber zu früh als zu spät. Alle zusätzlichen Ressourcen, die Sie anfordern, werden eine bestimmte Vorlaufzeit haben, bevor sie verfügbar sind. Sehr schnell kann es während eines Zwischenfalls zu einer hohen Arbeitsbelastung kommen, die nicht mehr mit den normalen Ressourcen vor Ort bewältigt werden kann. Manchmal vergisst man auch, an Hilfe zu denken, weil man vom Zwischenfall geradezu »absorbiert« wird.

Früh Hilfe anzufordern ist kein Zeichen von Schwäche oder geringem Selbstvertrauen, sondern zeigt Verantwortungsbewusstsein und Respekt für den Patienten. Falsche »Helden« sind in einem auf Sicherheit ausgerichteten Betrieb ebenso deplatziert wie diejenigen, die einem Hilfesuchenden Inkompetenz und Unselbstständigkeit vorwerfen.

(4) »Übernimm die Führungsrolle oder sei ein gutes Teammitglied mit Beharrlichkeit«

Ein Team braucht einen Leiter. Jemand muss das Kommando übernehmen, die Aufgaben verteilen und alle Informationen sammeln und integrieren. Führung bedeutet nicht, mehr als alle anderen zu wissen, alles alleine machen zu können, besser zu sein als alle anderen oder andere Personen »herunterzumachen«. Führung bezieht sich auf Koordination und Planung des Vorgehens und auf die klare Kommunikation dieser Planungen.

Es gibt viel mehr Teammitglieder als Teamleiter, daher hängt der Erfolg der Patientenbehandlung insbesondere von den Teammitgliedern ab. Die Bedeutung der aktiven Teammitglieder wird häufig unterschätzt (Überbetonung der Führungsrolle). Gute und wichtige Teammitglieder folgen ihrem Teamleiter in kooperativer und partizipativer Weise. Achten Sie als Teammitglied darauf, was der Teamleiter sagt und tun Sie, was nötig ist. Das bedeutet aber keinesfalls, dass Sie nicht mitdenken sollen. Bringen Sie sich und Ihr Wissen ein. Setzen Sie durch, dass der Teamleiter Ihre Meinung wahrnimmt, wenn Sie der Meinung sind, dass er oder sie eine falsche Entscheidung trifft. Sie müssen nicht Ihre Meinung durchsetzen, aber Sie müssen sicherstellen, dass sie in die Überlegungen miteinbezogen werden. Sie sind dafür verantwortlich, dass ein Teamleiter Ihre Bedenken kennt (Beharrlichkeit oder »Assertiveness«). Oberstes Ziel ist die Patientensicherheit. Kämpfen Sie dafür. Das ist auch im Sinne des guten Teamleiters.

Gibt es ein grundsätzliches Problem mit der Rollenverteilung, dann diskutieren Sie es – aber nach dem Zwischenfall (»Concentrate on what is right – not who is right«).

Konzentrieren Sie sich darauf, was richtig (für den Patienten) ist und nicht wer Recht hat. Ein Team besteht aus einem Teamleiter und Teammitgliedern, die diesem Leiter folgen. Die Aufgabe des Leiters ist es, zu koordinieren und zu integrieren, aber alle Teammitglieder sind gleichermaßen für das Wohl des Patienten verantwortlich. Der Patient sollte nie unter Problemen des Teams leiden müssen.

(5) »Verteile die Arbeitsbelastung« (Nutze das 10-für-10-Prinzip)

Eine der Hauptaufgaben eines Teamleiters ist das Verteilen der anfallenden Aufgaben. Es braucht jemanden, der festlegt, was zu tun ist und der sich darum kümmert, dass die definierten Aufgaben erledigt werden. Alles muss zusammenpassen. Gerade das Delegieren von Aufgaben kann helfen, effektiv mit Zwischenfällen umzugehen, weil mehr kognitive Ressourcen für die Koordination verbleiben. Dabei verschafft die Delegation von ganzen Aufgaben mit Aktionsmöglichkeiten und Grenzen mehr Freiraum als nur die Delegation von Einzelmaßnahmen (Bei Verneblung von Salbutamol zu sagen »Schauen Sie nach der Herzfrequenz«, ist sicher weniger effektiv, als zu sagen »Sollte die Herzfrequenz während der Verneblertherapie über 150/Min. gehen, sofort den Vernebler abnehmen und mich dazuholen.«).

Oft wird die Zeit für die Delegation ganzer Aufgaben überschätzt und der Erfolg, die Luft, die man sich dadurch verschaffen könnte, unterschätzt. Teammitglieder sollten offene Augen für Aufgaben haben, die zu erledigen sind. Es ist keine gute Zusammenarbeit, wenn der Teamleiter alle Aufgaben einzeln vergeben muss, bevor sie erledigt werden. Da es im Bereich der Human Factors bekannt ist, dass während anspruchsvoller manueller Tätigkeiten nicht gut überlegt werden kann (und andersherum), sollte man schwierige manuelle Arbeiten und wichtige diagnostische, planerische Tätigkeiten trennen (der Mensch ist nicht gut im Multitasking).

Sie können nicht alles alleine machen und sollten es auch nicht. Besonders als Teamleiter sollten Sie Aufgaben und Arbeitsbelastung verteilen und koordinieren. Im Notfall ist eine einzige Minute für die Planung später durch koordiniertere Abläufe leicht wieder mehrfach wettgemacht.

Als Teammitglied sollten Sie versuchen, dem Leiter Zeit zum Nachdenken und koordinieren zu lassen. Seien Sie proaktiv, machen Sie was Sie können. Bringen Sie sich aktiv für den Patienten ein

(6) »Mobilisiere alle verfügbaren Ressourcen (Personen und Technik)«

Ihr eigenes Wissen, Ihr Können und Ihre Einstellung sind wichtige Ressourcen. Besonders das Wissen um Ihre Schwachpunkte ist sehr wichtig und hilfreich, wenn es um die Sicherheit des Patienten geht. Wie Sir Karl Popper (1996) sagte: »Ich weiß, dass ich nichts weiß (...) und kaum das«. Ressourcen sind da, um genutzt zu werden. Denken Sie an jeden und alles, das Ihnen helfen kann mit einem akuten Problem umzugehen. Dazu gehören Menschen, genauso wie Technik (Geräte, Monitore) und organisatorische Prozesse, die beides miteinander verbinden. Es ist doch fast tragisch, wenn Sie alleine mit einem Zwischenfall kämpfen und dabei eventuell Fehler machen, während andere Kollegen mit dem nötigen Wissen und den entsprechenden Ressourcen verfügbar wären (z. B. rechtzeitige Alarmierung des Notfallteams oder frühzeitige Information der Intensivstation über einen kritischen Patienten in der Notaufnahme). Leider kommt es immer wieder zu Komplikationen, die mit den eigentlich verfügbaren, mobilisierbaren Ressourcen hätten verhindert werden können.

> Oftmals merkt man erst nach einem Zwischenfall, welch wertvolle Ressourcen man nicht genutzt hat. Dies können Personen, Instrumente oder Geräte (auch Vitalparameter wie $etCO_2$) sein.
>
> Diese Ressourcen muss man einerseits kennen (► (1) Kenne Deine Arbeitsumgebung«) und andererseits dann auch aktivieren und optimal ausnutzen (► (5) Verteile die Arbeitsbelastung).

(7) »Kommuniziere sicher und effektiv – sag was Dich bewegt«

Kommunikation ist das Bindeglied für die meisten anderen CRM-Leitsätze (► Abb. 19.1 CRM-Molekül). Dennoch gibt es für die Kommunikation einige wichtige Regeln, die sich in Bereichen, wo richtige, sichere Verständigung essenziell ist, bewährt haben (► Tab. 19.3 iSBAR-Regel). Ebenso gibt es typische Fehler bei der erfolgskritischen Kommunikation, die im Alltag wegen mangelnder Konsequenz häufig »eingeübt« werden.

Leider führt auch das »cool sein« zu ungünstigen Kommunikationsarten. Gute Kommunikation umzusetzen ist gar nicht so einfach, weil es für jede Situation unendlich viele Wege gibt, richtig und effektiv zu kommunizieren: Kommunikation ist einer der Schlüssel für das Management kritischer Fälle. Die Verteilung von Aufgaben, das Berichten über den Status ihrer Erledigung, das Einholen einer zweiten Meinung usw. – alles dies hängt davon ab, dass Sie effektiv kommunizieren. Kommunikation ist das Mittel, dass es erlaubt, alle am Geschehen Beteiligten auf dem gleichen Stand zu halten. Jeder muss wissen, was gerade abläuft, um möglichst gut helfen zu können. Kommunikation ist nötig, um zu bestimmen, was noch getan werden muss und festzuhalten, was schon erledigt ist.

> Kommunikation ist sowohl für den Sender als auch für den Empfänger einer Nachricht wichtig. Nur weil der Sender in der Hierarchie höher ist, muss ihn der Empfänger nicht unbedingt verstehen. Sprechen Sie Personen direkt an und bestätigen Sie, dass Sie etwas gehört und was Sie verstanden haben. So können Missverständnisse vermieden oder schnell aufgedeckt werden.

(8) »Beachte und verwende alle vorhandenen Informationen«

Medizin ist komplex, weil sie die Integration von ganz unterschiedlichen Informationsquellen erforderlich macht. Außerdem liegen über den Patienten immer nur limitierte und manchmal indirekte Informationen (z. B. durch Angehörige) vor. Unter diesen Bedingungen kann jedes kleine Bausteinchen helfen, die Situation und den Zustand des Patienten besser zu verstehen und die Behandlung richtig auszurichten. Vervollständigen Sie Ihr gedankliches Modell vom Patienten, indem Sie alle verfügbaren Informationen integrieren und zusammenbringen. Versuchen Sie bewusst Ihr mentales Modell mit neuen oder veränderten Informationen als falsch zu erkennen. Etwas als richtig hinzunehmen macht unser Gehirn aus Bequemlichkeit von selbst und leider mit wechselndem Erfolg (z. B. Fixierungsfehler). Wenn Sie ein »komisches« Bauchgefühl haben (Gigerenzer 2007), wenn Sie einen gemessenen Wert oder Befund eigentlich nicht oder anders erwartet hätten, seien Sie besonders sorgfältig. Meist hat das »Gefühl von Profis« einen realen Grund, den man nur gerade nicht nennen kann.

Bei der Diagnose und Behandlung von Patienten ist es wichtig, alle verfügbaren Informationen mit einzubeziehen. Oft werden einzelne Vitalparameter (die man immer wissen sollte) gar nicht berücksichtigt oder vorliegende Befunde nicht mit ins Modell eingebaut. Sie sollten alle verfügbaren Informationen miteinander in Zusammenhang bringen und ggf. als falsch enttarnen und in Ihr mentales Modell des Patienten einpassen.

(9) »Verhindere und erkenne Fixierungsfehler«

Alle menschlichen Handlungen beruhen auf mentalen Modellen oder inneren Abbildern von Situationen (DeKeyser et al. 1988, DeAnda & Gaba 1990, DeKeyser et al. 1990, Rall & Gaba 2009). Wenn Ihr Modell nicht mit der Situation übereinstimmt, werden es Ihre darauf aufbauenden Handlungen auch nicht tun. Fixierungsfehler ergeben sich aus zunächst scheinbar klaren, aber dennoch falschen mentalen Modellen von Situationen. Ein Prinzip des Umgangs mit Fixierungsfehlern besteht darin, sich einen neuen Blick auf die Situation zu ermöglichen. Fixierungsfehler sind hochgradig ansteckend. Fragen Sie offen, wie eine andere Person die Situation einschätzt, ohne ihr Ihre eigene Einschätzung mitzuteilen. Wechseln Sie bewusst die Perspektive – mental und körperlich. Suchen Sie besonders nach all den Informationen, die Ihren bisherigen Annahmen widersprechen. Menschen neigen dazu, nur Informationen zu akzeptieren, die unterstützen, was sie sowieso schon meinen zu wissen. Eine andere Möglichkeit: Versuchen Sie sich vorzustellen, wie ein von Ihnen fachlich geschätzter Kollege in dieser Situation vorgehen würde.

> Mit einem Fixierungsfehler als Ursache, können auch hochintelligente erfahrene Kollegen unglaubliche Fehler machen (weil man denkt, man sei richtig). Fixierungsfehler betreffen Ihr gedankliches Modell des Patienten und der Situation. Weil man immer froh ist, ein solches gefunden zu haben, sind Fixierungsfehler schwierig zu erkennen und hartnäckig. Das Wissen um das Problem der Fixierung ist schon ein wichtiger Schritt zur Prävention (Gefahr erkannt, Gefahr gebannt). Schließen Sie immer die schwerwiegendsten Diagnosen aktiv aus. Versuchen Sie sich aktiv davon zu überzeugen, dass Sie falsch liegen. Fordern Sie auch Ihr Umfeld dazu auf. Widersprechen ist nicht frech, sondern erhöht die Patientensicherheit.

(10) »Habe Zweifel und überprüfe genau« (double check; nie etwas annehmen)

»Double check« oder auch »cross check« meint das sichere, sorgfältige Überprüfen auf mehreren Kanälen von angenommenen, vermuteten oder in Wirklichkeit unsicheren, aber sicher geglaubten Informationen. Unser Erinnerungsvermögen spielt uns manchmal Streiche und versucht, Dinge passend zu machen, die vielleicht gar nicht passend waren oder sind. Das erneute Prüfen von sicher geglaubten Informationen zeigt erstaunlich oft doch noch, dass es anders war, als wir dachten.

Manchmal ist man der Meinung, etwas tatsächlich getan zu haben, was man nur gedacht hat. Oder man erinnert sich daran, dass man etwas gemacht hat, erinnert sich aber falsch, was es war. Wenn es sich um Geräte handelt (z. B. Überwachungsmonitore) sollte man sie anfassen, um den eingestellten Funktionszustand, z. B. die Alarmgrenzen, zu überprüfen. »Blicke sind zu schnell für eine sichere Kontrolle«.

Auch die Korrelation von Informationen, Befunden oder gemessenen Werten kann helfen, Flüchtigkeitsfehler zu vermeiden. Überprüfen Sie sich selbst und andere, lassen Sie sich gerne von anderen kontrollieren – das hat nichts mit Misstrauen zu tun, sondern mit professioneller Erhöhung der Patientensicherheit. Es gibt in der Medizin immer noch zu viele Gelegenheiten, bei denen ohne Netz und doppelten Boden gearbeitet wird.

Das Vorbereiten und Verabreichen von Medikamenten auf Zuruf ist hierfür ein gutes Beispiel. Beim Patienten- oder Medikamentennamen und auch bei der Dosierung kommt es durch Faktoren wie Ablenkung, Stress, laute Umgebung oder ähnliches zu Medikationsfehlern, sowohl auf der Seite des verordnenden Arztes als auch auf der durchführenden Seite der Pflege. Eine kurze Überprüfung vor der Verabreichung nach der R-Regel (richtiger Patient, richtiges Medikament, richtige Dosierung, usw.) dauert nur kurz und kann eine ggf. kritische Situation vermeiden.

»Nie etwas annehmen« soll helfen, Dinge, die wichtig sind, positiv zu bestätigen und nicht einfach davon auszugehen, dass sie so sind (Beispiele: »Ich bin davon ausgegangen, dass...«; »Ich dachte, es war klar, dass...«; »Dann hätte doch jemand was gesagt...«). Wie im Fallbeispiel am Kapitelanfang, wo der Arzt davon ausging, dass der Patient keine Allergien hat bzw., dass jemand gesagt hätte, falls es so gewesen wäre. Das sind alles »Annahmen«, die sich nicht bestätigt haben.

Rechnen Sie immer mit Ihren eigenen Fehlern und den Fehlern anderer (Irren ist menschlich). Das sorgfältige Prüfen kann helfen, Fehler so rechtzeitig zu entdecken, dass sie noch keinen Schaden anrichten. Achten Sie auf den Monitor, lesen Sie ihn langsam ab und interpretieren Sie die Daten. Ein schneller Blick zum Monitor erfasst oft nur eine Zahl. Haben Sie Zweifel, verifizieren Sie sorgfältig.

(11) »Verwende Merkhilfen und schlage nach«

Gedächtnisstützen aller Art sind eine in der Medizin zu wenig genutzte Ressource. Checklisten führen ein unberechtigtes Schattendasein, weil Mediziner glauben, alles im Kopf zu haben oder haben zu müssen. Wenn es jedoch darum geht, dass bestimmte Handlungen in festgelegten Reihenfolgen durchgeführt werden müssen und dabei keine Auslassungsfehler passieren dürfen, stößt der Mensch an seine Grenzen. Auch Erfahrene werden immer mal wieder einzelne Elemente vergessen. Checklisten, wie sie in vielen anderen Industriezweigen regelmäßig eingesetzt werden, könnten auch in der Medizin helfen, wichtige Dinge zuverlässig nicht zu vergessen.

Aber auch das Nachschlagen von Zusammenhängen, Diagnosen, Dosierungen und Techniken, erhöht die Sicherheit. Man muss nicht alles im Kopf haben und manchmal ist es dann auch noch falsch gespeichert oder falsch abgerufen.

Fühlen Sie sich nicht schlecht, wenn Sie etwas nachschlagen – selbst wenn Sie es vorher schon hätten wissen können, müssen oder sollen. Zuverlässigkeit hat mit Überprüfen zu tun. Schreiben Sie sich wichtige Dinge auf, prüfen Sie sich selbst. Errechnen Sie Medikamentendosierungen u. ä. nicht »mal so« im Kopf. Man hat sich schnell um eine Kommastelle vertan. »Coole« Kollegen, die immer alles spontan wissen, täuschen sich manchmal ganz überzeugt und müssen dann wirklich cool bleiben. Seien Sie nicht cool, sondern gut und sicher.

(12) »Reevaluiere die Situation immer wieder« (Nutze das 10-für-10-Prinzip)

Besonders die Akutmedizin ist sehr dynamisch. Was jetzt gerade richtig ist, ist in der nächsten Minute falsch oder nicht mehr das Wichtigste. Jede Information kann die Situation gänzlich verändern. Andere Parameter ändern sich vielleicht nur so langsam, dass ihre Änderung gar nicht klar wird (langsame Trends werden oft nicht bemerkt). Scheuen Sie sich also nicht, einer dynamischen Situation mit dynamischen Entscheidungen zu folgen. Hängen Sie nicht an einmal getroffenen Entscheidungen. (Das normalerweise positive »Ich bleibe meiner Meinung treu« kann in dynamischen Situationen für den Patienten fatal sein.) Überlegen Sie immer wieder mal, ob alles noch gültig ist und ob Sie am Wichtigsten dran sind.

> Seien Sie sich der dynamischen Charakteristik von akuten Krankheitsbildern bewusst. Ändern Sie Ihre Meinung oder Diagnose gern und jederzeit. Fragen Sie sich immer wieder von neuem: Was ist das Hauptproblem des Patienten und was gefährdet ihn in diesem Moment am meisten? Bleiben Sie an diesem Problem dran. Wiederholen Sie diesen Check häufiger.

(13) »Achte auf gute Teamarbeit«

Nicht immer ist Teamwork gut – aber auf jeden Fall ist es harte Arbeit. Die Koordination eines Teams beginnt schon, bevor das Team zu arbeiten beginnt. Wenn alle Teammitglieder ihre Aufgaben kennen und wissen, welche Rolle sie im akuten Fall übernehmen sollen, ist die Koordination leichter. Kurze Besprechungen (Briefings) zur Koordination von Gruppen zu Beginn eines Falls sind in der Luftfahrt etabliert und finden auch zunehmend ihren Weg in die Medizin. Die Zeit, die man dafür braucht, wird später durch effektivere Arbeit meist mehr als aufgeholt (10-für-10-Prinzip, Rall et al. 2008). Während Zwischenfällen herrscht oftmals sehr große Anspannung im Team. Daher sind Nachbesprechungen von kritischen Fällen (Debriefing) ideal geeignet, um zu sehen, was gut lief und was beim nächsten Mal anders gemacht werden soll. Teamführung und Teamplayer sind gleichermaßen wichtig. Oft denken die Teammitglieder, sie müssten nur warten und tun was der Teamleader sagt. Aber auch als Teammitglied hat man einen proaktiven Job.

Teamness

Tun Sie, was wichtig ist, seien sie flexibel, helfen Sie da, wo Sie gerade am meisten gebraucht werden. Wenn andere Fehler machen, gleichen Sie sie aus, vermeiden Sie Schaden. Es geht um den Patienten. Es zählt der Erfolg des Teams (»Teamness«), nicht, wer was besser konnte. Probleme sollten nach dem Fall im Debriefing besprochen werden.

Ein Beispiel hierfür ist der Ablauf in gut organisierten und trainierten Schockraumteams. Bei polytraumatisierten Patienten kommt es ganz besonders darauf an, dass keine unnötige Zeit vergeudet wird, Informationen schnell zusammengetragen werden, Entscheidungen getroffen und Maßnahmen eingeleitet werden. Hierfür ist jedes Teammitglied entscheidend und für den Patienten ggf. lebensrettend.

Ein gutes Team zu sein, bedeutet Arbeit (»Dream teams are made, not born!«). Die Teammitglieder sollten sich gegenseitig in ihren Stärken und Schwächen respektieren. Arbeiten Sie Hand in Hand zusammen und nicht erst auf Anforderung. Wenn jeder den anderen unterstützt und Schwächen ausgleicht, auf Fehlern nicht rumgehackt wird und man dadurch immer besser wird, kann Teamwork wunderbar sein. Und für den Patienten bedeutet es maximale Sicherheit, weil jeder auf jeden aufpasst.

(14) »Lenke Deine Aufmerksamkeit bewusst«

Da die Aufmerksamkeit beschränkt und Menschen ganz schlecht im Multitasking sind, müssen Sie Ihre Aufmerksamkeit bewusst und wohlüberlegt lenken. Zwei Prinzipien sind dabei hilfreich. Zunächst ist es gut, sich feste Wechsel zu etablieren, in denen Sie ihre Aufmerksamkeit auf bestimmte Aspekte eines Notfalles lenken. So können Sie wahrscheinlicher verhindern, dass Sie wichtige Schritte bei einer Handlung vergessen. Das zweite Prinzip betont einen bewussten Wechsel zwischen der Fokussierung auf Details und dem Gewinnen eines Überblicks über die Situation. Wenn Sie sich auf ein bestimmtes Detail haben fokussieren müssen, verschaffen Sie sich danach wieder einen Überblick über die Gesamtsituation. Außerdem sollten Sie beachten, dass Sie zwei anspruchsvolle Dinge nicht gleichzeitig gut ausführen können (Multitasking-Falle).

Sie können sich nicht auf zwei Dinge gleichzeitig konzentrieren. Konzentrieren Sie sich auf das Wichtigste. Bitten Sie andere, den Überblick zu behalten, wenn Sie sich auf Details konzentrieren müssen. Arbeiten Sie, wenn gar nicht anders möglich, abwechselnd an Problemen, nicht gleichzeitig. Benutzen Sie Ihre Aufmerksamkeit bewusst, um zu entscheiden, was Sie tun und was Sie lassen (Situationsaufmerksamkeit) sollten.

(15) »Setze Prioritäten dynamisch«

Dynamische Situationen erfordern dynamisches Vorgehen. Kleben Sie nicht an Entscheidungen, die Sie getroffen haben (Fixierungsfehler). Sie waren ja oftmals auf unsichere oder unvollständige Informationen gegründet. Treffen Sie absichtlich nur vorläufige Entscheidungen. Eine Lösung für ein bestimmtes (Teil-)Problem zu haben, heißt nicht, dass es nicht noch eine bessere Lösung geben könnte – es heißt auch nicht, überhaupt schon alle Probleme zu kennen. So haben zum Beispiel die Vitalfunktionen des Patienten immer Vorrang. Diese sollten nie vernachlässigt werden, schon gar nicht auf Kosten weiterer Diagnostik oder anderer Maßnahmen. Im Zweifel müssen die Vitalfunktionen auch ohne Diagnose stabilisiert werden. Auch hier muss man dynamisch vorgehen: Wenn gerade noch der Kreislauf im Vordergrund stand und der Patient dann ateminsuffizient wird, steht plötzlich der Atemweg vorne.

Im anfänglich geschilderten Fall steht primär die Versorgung des vermuteten Myokardinfarktes im Vordergrund. Durch die allergische Reaktion auf das Aspirin wurde die Belüftung der Lunge insuffizient, wodurch sofort die Priorität verschoben wurde.

In dynamischen Arbeitsumgebungen muss man die Prioritäten ständig anpassen. Wenn außerdem, wie in der Medizin häufig, die vorhandenen Informationen unvollständig oder indirekt sind, kann auch das Auftauchen neuer oder besserer Informationen ein Umschwenken nötig machen. Wenn man die Prioritäten bewusst dynamisch setzt und dies dem Team so vermittelt, macht es auch Spaß. Man hat ja bewusst ein Feld der Akutmedizin gewählt.

STOP-Injekt-Check!-Regel

Die STOP-Injekt-Check!-Regel ist, wie der Name vermuten lässt, speziell für Medikamentengaben wichtig. Bei vielen Medikamentengaben wird der Fehler dem Betroffenen kurz nach der falschen Injektion bewusst. Das heißt, das Wissen, was falsch war, ist eigentlich da, aber kommt zu spät. Die »STOP-Injekt-Check!-Regel« soll dieses Wissen vor der Injektion zur Wirkung bringen:

Direkt bevor ein Medikament verabreicht wird, nimmt der Verabreichende sich bewusst ein paar Sekunden Zeit, um erneut zu überprüfen, ob es sich unter anderem um den richtigen Patienten, das richtige Medikament und die richtige Dosierung des Medikaments und den richtigen Injektionsort handelt. Darüber hinaus werden noch einmal mögliche Allergien, Wechselwirkungen oder Kontraindikationen abgeklärt. Aus einer Studie von Susan Moffat-Bruce am University Wexner Medical Center in Ohio geht hervor, dass die kritischen Medikamentenfehler nach einer umfangreichen Schulung aller Mitarbeiter in CRM um 80 % zurückgingen (Moffatt-Bruce et al. 2016).

i-SBAR-Kommunikationstechnik	
i	**Introduction:** Kurze Vorstellung der Person/Funktion des Sprechers. (optional)
S	**Situation:** Hier soll die aktuelle Situation in kurzen Worten dargestellt werden.
B	**Background** – Also bisheriges oder Anamnese: Wichtige Informationen zum Patienten, der Anamnese oder des bisher stattgefundenen Geschehens.
A	**Assessment** – Also die eigene Einschätzung der Lage: Hier soll dargestellt werden, wie man die Situation momentan einschätzt, wie die Lage ist, welche Gefahren bestehen.
R	**Recommendation/Empfehlung oder Wunsch:** Hier soll in klaren Worten gesagt werden, was man sich vom Gesprächspartner wünscht, empfiehlt oder einfordert.

Tab. 19.3: Sichere Informationsvermittlung mit Hilfe von i-SBAR: Der Gesprächspartner soll auf denselben Wissenstand gebracht werden, wie der »Sender« – nichts annehmen, sagen!

19.5 Wie kann man die 15 Leitsätze des CRM in der Praxis umsetzen?

In Teams, die sich flexibel und dynamisch an neue Situationen anpassen müssen, spielt das Bewusstsein für die Fehlerentstehung aufgrund menschlicher Faktoren und das Kennen von CRM eine große Rolle. Die wirkungsvolle Anwendung von CRM erfolgt jedoch nicht durch einfaches Lernen der Leitsätze. Es erfordert ein Arbeitsumfeld, in dem allen Mitarbeitern die Grundsätze vertraut sind und eine offene Fehlerkultur gelebt wird.

Um CRM aktiv in den Arbeitsalltag zu übertragen sind Schulungen und vor allem das Training simulierter Szenarien in realistischer Arbeitsumgebung nötig. Dies führt zu einer tiefen Verwurzelung des CRM-Gedankens im Team und später auch im Gesamtunternehmen, zu einer positiv erlebten und gelebten Unternehmenskultur und erhöht nicht zuletzt die Patientensicherheit.

In der Präklinik wird dies bereits mit Erfolg seit 2009 in der Rettungsdienst-Kooperation in Schleswig-Holstein (RKiSH) praktiziert. Dort werden pro Jahr ca. 250 Crew-Ressource-Management-Trainings, sowohl für fertig ausgebildete Mitarbeiter als auch für Auszubildende, durchgeführt, die auf den 15 CRM-Leitsätzen aufbauen. Simuliert wird hierbei in speziell dafür eingerichteten Simulationsräumen, umgebauten Rettungswagen oder anderen realistisch erscheinenden Orten (Treppenhaus, Badezimmer, …).

Am Universitätsspital Zürich wurde das 10-für-10-Prinzip auf den Boden der zentralen Notaufnahme laminiert (▶ Abb. 19.3) um die Teams im Schockraum immer wieder daran zu erinnern.

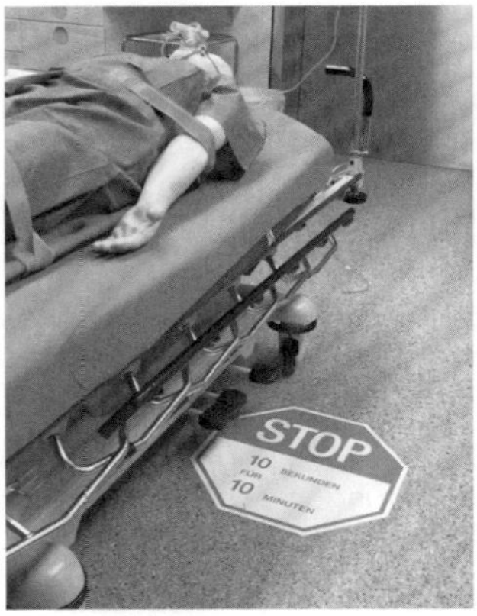

Abb. 19.3: Auf den Boden laminiertes 10-für-10-STOP-Schild im Schockraum des Universitätsspitals Zürich, wo seit vielen Jahren Simulations-Teamtraining durchgeführt werden. Auch im Schockraum hat man 10 Sekunden, um wichtige Abstimmungen zu treffen! (Foto: Alfons Scherrer, USZ)

Auch Krankenhäuser und andere Rettungsdienste haben bereits eigene Simulationszentren oder Trainingsräume eingerichtet und geeignete CRM-Instruktoren ausbilden lassen, damit direkt vor Ort mit den eigenen Mitarbeitern trainiert werden kann. Beispiele hierfür sind unter anderem Kliniken in Krefeld, Hildesheim und Erfurt, das Klinikum Itzehoe, Münster oder das Bildungszentrum des Rettungsdienstes Mittelhessen.

Aus Beobachtungen und den Rückmeldungen aus Kliniken und von Patienten kann abgeleitet werden, dass der konsequente Einsatz von szenarienbasierten Trainings mit dem Fokus auf CRM zu einem besseren Umgang untereinander und zu einer täglich zu beobachtenden veränderten Sicherheits- und Achtsamkeitskultur führt.

CRM in der Ausbildung und im Studium

Um Mitarbeiter frühestmöglich auf die Bedeutung von Human Factors und Crew Resource Management aufmerksam zu machen, bietet es sich an, dies bereits in die Ausbildung bzw. in das Studium zu integrieren. CRM kann man auch schon lernen, bevor man Medizin kann. Idealerweise finden die CRM-Trainings mit allen beteiligten Berufsgruppen gemeinsam statt.

Besonders wichtig ist dabei die Qualifikation der Instruktoren in Bezug auf CRM und selbstreflektivem Lernen.

19.6 Fazit für die Praxis

Es ist höchste Zeit, dass in allen Bereichen der medizinischen Berufe Human Factors und CRM-Konzepte (aber auch Aspekte von Systemsicherheit, Fallanalysen, High Reliability Organization (HRO) etc.) in die Ausbildung integriert werden: Patientensicherheit und CRM-gestützte sichere Handlungen gehören als Basiswissen in jede medizinische Ausbildung, egal ob Arzt, Pflege oder Notfallsanitäter. Teamtraining mit und ohne Simulatoren mit einem Schwerpunkt auf CRM/Human Factors muss regelmäßig praktisch geübt und im Laufe der Ausbildung vertieft und letztlich überprüft werden. »Fehler in der Medizin« gehören zu den 10 häufigsten Todesursachen, Human Factors haben daran einen Anteil von bis zu 70 %. »CRM für alle« könnte einen Großteil davon verhindern. Das müssen wir ernst nehmen und darauf reagieren: Human Factors und CRM sind ein Hauptfach und gehören als Teilaspekt in jede Unterrichtseinheit mit dazu. Möglichst schon morgen!

19.7 Literatur

DeAnda, A./ Gaba, D.M. (1990): Unplanned incidents during comprehensive anesthesia simulation. Anesthesia and Analgesia 71(1): 77–82.

DeKeyser, V./ Woods, D.D., Colombo, A.G. et al. (1990): Fixation errors: failures to revise situation assessment in dynamic and risky systems. Systems Reliability Assessment. Dordrecht, Germany, Kluwer Academic: 231.

DeKeyser, V./Woods, D.D./Masson, M. et al. (1988): Fixation errors in dynamic and complex systems: descriptive forms, psychological mechanisms, potential countermeasures. Brussels, Belgium.

Gaba, D.M./ Fish, K.J./Howard, S.K. (1994): Crisis management in anesthesiology. New York, Churchill Livingstone.

Gigerenzer, G. (2007): Bauchentscheidungen – Die Intelligenz des Unbewussten und die Macht der Intuition, Bertelsmann.

Moffatt-Bruce, S.D./Hefner, J.L./Mekhjian, H. et al. (2016): What Is the Return on Investment for Implementation of a Crew Resource Management Program at an Academic Medical Center? Am J Med Qual 2017; 32(1): 5-11

Neily, J./Mills P.D./Young-Xu, Y. et al. (2010): Association between implementation of a medical team training program and surgical mortality. JAMA 304(15): 1693–1700.

Rall, M. (2010): Notfallsimulation für die Praxis. Notfallmedizin Up2date (5): 1–24.

Rall, M. (2013). Human Factors und CRM: Eine Einführung. Simulation in der Medizin – Grundlegende Konzepte – Klinische Anwendung. M. St.Pierre and G. Breuer. Berlin Heidelberg, Springer: 135–153.

Rall, M./Dieckmann, P. (2005): Prävention und Management von kritischen Ereignissen durch Crisis Resource Management (CRM). Minimal Invasive Chirurgie 14(1): 31–38.

Rall, M./Dieckmann, P. (2005): Safety culture and crisis resource management in airway management: general principles to enhance patient safety in critical airway situations. Best Pract Res Clin Anaesthesiol 19(4): 539–557.

Rall, M./Gaba, D.M. (2009): Human performance and patient safety. Miller's Anesthesia. R. D. Miller. Philadelphia, PA, Elsevier, Churchhill Livingstone: 93–150.

Rall, M./Gaba, D.M. (2009): Patient Simulation. Miller's Anesthesia 7th Ed. R. D. Miller. Philadelphia, PA, Elsevier, Churchhill Livingstone: 151–192.

Rall, M./Glavin, R./Flin, R. (2008): The ›10-seconds-for-10-minutes principle‹ – Why things go wrong and stopping them getting worse. Bulletin of The Royal College of Anaesthetists – Special human factors issue (51): 2614–2616.

Rall, M./Lackner, C. (2010): Crisis Resource Management (CRM – Der Faktor Mensch in der Akutmedizin. Notfall Rettungsmed 13: 349–356.
Rall, M./Lackner, C.K. (2010): Crisis Resource Management (CRM – Der Faktor Mensch in der Akutmedizin (Leitthema). Notfall & Rettungsmedizin (13): 249–256.
Rall, M./Manser, T./Guggenberger, H. et al. (2001): Patientensicherheit und Fehler in der Medizin. Entstehung, Prävention und Analyse von Zwischenfällen. Anästhesiologie, Intensivmedizin, Notfallmedizin und Schmerztherapie 36: 321–330.
Reason, J.T. (1990): Human Error. Cambridge, Cambridge University Press.
Wiener, E./Kanki, B./Helmreich, R. (1993): Cockpit Resource Management. San Diego, Academic Press.

20 Ärztliche Qualifikation in der Klinischen Notfall- und Akutmedizin

Michael Christ

20.1 Hintergrund

Aktuelle Berichte in deutschen Tageszeitungen, Magazinen und in einschlägigen Filmserien zeigen, dass medizinische Laien, Rettungsdienstpersonal, Pflegende und Ärzte das Aufgabengebiet eines Notfallmediziners vor allem in der prähospitalen Notfallversorgung sehen: Das Berufsfeld des Rettungsmediziners ist durch die notärztliche Tätigkeit im prähospitalen Umfeld geprägt. Diese Tätigkeit wird in Deutschland von Ärzten ausgeübt, die in einer speziellen Weiterbildung (Zusatzweiterbildung Notfallmedizin) fachlich qualifiziert werden. Diese Qualifikation unterstützt dabei, die prähospitale Versorgungsqualität bei der Behandlung von Patienten mit zeitkritischem Handlungsdruck auf hohem Niveau zu gewährleisten. Das Prinzip, ärztliche Kompetenz an den Ort der Erkrankung oder des Unfalls zu bringen, ist relativ neu und wurde in Deutschland von Kirschner bereits Ende der 1930er-Jahre gefordert und ab den 1970er-Jahren schrittweise realisiert. Zwischenzeitlich ist in Deutschland flächendeckend ein hohes Maß an notärztlicher Kompetenz in der prähospitalen Notfallversorgung vorgehalten und ermöglicht dadurch, dass in meist weniger als 20 Min. ein fachlich qualifizierter Arzt für die Klärung der Notfallsituation am Einsatzort ist.

Somit kommt in Deutschland, anders als in vielen anderen europäischen Ländern, der Arzt in einer vital bedrohlichen Situation zum Patienten und nicht umgekehrt. Die zentrale Aufgabe des verantwortlichen Notarztes ist es, diese vital bedrohlichen Situationen zu erkennen und lebenswichtige Funktionen des Patienten wiederherzustellen und/oder aufrecht zu erhalten. Gleichzeitig sollen Folgeschäden der Erkrankung oder Verletzung vermieden werden und der Patient unter möglichst sicheren Bedingungen in das nächstgelegene und nächstgeeignete Krankenhaus – meist unter Begleitung des Notarztes – verbracht werden. In angelsächsischen Ländern, wie z. B. in den Vereinigten Staaten oder in Australien, sorgen speziell ausgebildete Notfallsanitäter (»Paramedics«) dafür, dass lebensbedrohlich Erkrankte zunächst nichtärztlich nach vorgegebenen Standards versorgt und möglichst schnell zur weiteren ärztlichen Versorgung in Kliniken verbracht werden. In einigen europäischen Ländern, wie z. B. der Schweiz, wird die prähospitale Notfallversorgung in einem Mischsystem aus Notfallsanitätern/Paramedics und Notärzten gewährleistet.

Die ärztliche Tätigkeit in Notaufnahmen von Krankenhäusern wird in Deutschland bisher kaum von medizinischen Laien und professionellen Helfern als eigenes ärztliches Betätigungsfeld wahrgenommen. Einige amerikanische Fernsehserien, wie z. B. »Emergency Room«, ermöglichen einen Einblick in die Organisationsformen einer modernen, klinischen Notfallversorgung. Die Notfallmedizin konzentriert sich in angelsächsischen und einigen europäischen Ländern auf die Notfallabteilungen der Krankenhäuser. Das Aufgabenspektrum dieser notfallmedizinischen Abteilungen ist fachlich erheblich breiter als das Aufgabenspektrum der rettungsmedizinisch tätigen Notfallmediziner in Deutschland. Neben den lebensrettenden und stabilisierenden Maßnahmen werden eine risikoadaptierte Diagnostik und die fokussierte Primärversorgung umgesetzt.

In Deutschland wird an vielen Kliniken die Notfallversorgung durch ärztliche Mitarbeiter verschiedener Fachlichkeiten realisiert. Häufig befinden sich die dort Tätigen in späteren Abschnitten ihrer fachlichen Weiterbildung. In den folgenden Abschnitten sollen verschiedene Überlegungen zur ärztlichen Qualifikation in der klinischen Notfallmedizin vorgestellt werden. Gleichzeitig soll aufgezeigt werden, welche fachlichen Inhalte für eine professionelle Notfallversorgung in Kliniken erforderlich sind, und nachfolgend abgeleitet werden, welche ärztlichen Qualifikationen für die klinische Notfall- und Akutmedizin benötigt werden. Dazu werden kurz Vorschläge europäischer Fachorganisationen vorgestellt.

20.2 Ärztliche Kompetenz in Notaufnahmen – Status quo

Jedes Aufgabenfeld der modernen Medizin stellt für einen Arzt eine spezielle Herausforderung dar und ist mit einem hohen Maß an Verantwortlichkeit verbunden. Die Tätigkeit in der Notaufnahme erfordert vom diensthabenden Arzt, dass er zeitnah und exakt den Schweregrad einer Verletzung oder einer Erkrankung ohne eine umfangreiche technische Diagnostik erfasst und hierbei eine Kategorisierung und Priorisierung der Behandlungsdringlichkeit durchführt (»Triage«). Nachfolgend muss er unter meist zeitkritischen Rahmenbedingungen die korrekte Diagnose stellen und – aufgrund der Behandlungsdringlichkeit – gleichzeitig die ersten therapeutischen Schritte einleiten. Die Besonderheit der ärztlichen Tätigkeit in Notaufnahmen ist, dass das Arbeitsumfeld sehr betriebsam, gelegentlich hektisch oder sogar chaotisch sein kann und damit zusätzliche Stressoren auf die Handelnden einwirken. Diese führen zu einer Rückwirkung auf die Handlungsfähigkeit des interprofessionell arbeitenden Teams.

Priorisierung

Die gleichzeitige Betreuung mehrerer Patienten unter Zeitdruck macht ein fokussiertes und konzentriertes Vorgehen erforderlich. Wegen des parallelen Abarbeitens verschiedener Aufgaben muss immer wieder eine Priorisierung der einzelnen Arbeitspakete durchgeführt werden. Häufig ist es notwendig, diese Entscheidungen unter akutem Entscheidungsdruck und einer hohen Erwartungshaltung von Angehörigen, Patienten aber auch dem anwesenden Personal zu treffen. Um diese Anforderungen erfüllen zu können, ist es notwendig, dass die in der Notaufnahme tätigen Ärzte eine umfassende theoretische und praktische Ausbildung erhalten und auch im Bereich Kommunikation, Teamarbeit und Teamführung (»Leadership«) ausgebildet sind. Die Ausbildung macht auch Elemente erforderlich, die organisatorische Aspekte des Arbeitsumfeldes berücksichtigen und auch den eigenen, persönlichen Umgang mit diesen Stressoren berücksichtigen (»coping«-Strategien).

Derzeit ist in der ärztlichen Weiterbildungsordnung einiger chirurgischer Fächer eine mindestens 6 Monate dauernde Tätigkeit in der klinischen Notfallversorgung vorgesehen, während in anderen Fächern, einschließlich der Anästhesie, Neurologie und auch der Inneren Medizin, eine entsprechende obligate Tätigkeit in der klinischen Notfall- und Akutmedizin in den entsprechenden Ausbildungscurricula keine Berücksichtigung finden.

20.3 Ärztliche Qualifikation »Klinische Notfall- und Akutmedizin« in Deutschland

Anforderungen an die ärztliche Fachkompetenz in der Notaufnahme

Die fachlichen Anforderungen an eine kompetente Notfallversorgung von akut erkrankten Patienten sind vielfältig und sehr heterogen. Die erwarteten Anforderungen sind – trotz aller Unterschiedlichkeit – mit den Herausforderungen vergleichbar, die ein Allgemeinmediziner in seinem Arbeitsalltag zu bewältigen hat: Es ist ein breites Wissen in der Diagnostik und Therapie von unterschiedlichsten Erkrankungen notwendig. Die Diagnostik und Behandlung von häufigen Fragestellungen wie akute Atemnot, Brustschmerz, Trauma, Schwindel etc. sind häufig und leicht erlernbar. Deshalb können hier Standards unterstützen. Es stellen sich jedoch auch immer wieder Patienten vor, deren Krankheitsbild selten ist oder bei denen sich Erkrankungen atypisch präsentieren und eine vitale Bedrohung darstellen. Diese zu erkennen, benötigt einen breiten praktischen Erfahrungsschatz mit einem fundierten, theoretischen Wissen.

> Zur besseren Verständlichkeit möchte ich von einem Fall berichten, mit dem ich vor kurzem als Gutachter konfrontiert war: Eine Anfang 40-jährige Patientin mit langjährigen Beschwerden von rezidivierend auftretenden Spannungskopfschmerzen stellt sich in einer internistischen Notfallambulanz vor. Die Patientin gibt Kopfschmerzen an, die seit einigen Stunden andauern und sich von der Qualität und Stärke nicht von den ihr bekannten Kopfschmerzen unterscheiden. Diese schmerzhaften Episoden habe sie seit Jahren. Sie würde deswegen immer wieder einen Arzt aufsuchen. Der diensthabende Kollege mit Facharztreife Innere Medizin untersucht die Patientin, führt eine fokussierte neurologische Untersuchung durch und bestätigt in seiner Arbeitsdiagnose die von der Patientin selbst vorgebrachte Vermutung: Es wird die Arbeitsdiagnose »Spannungskopfschmerzen« gestellt. Auf eine bildgebende Diagnostik mit Schnittbilddiagnostik wurde bei fehlenden »Alarmzeichen« verzichtet. Die Patientin erhält ein nicht-steroidales Antiphlogistikum und wird mit deutlicher Linderung ihrer Beschwerden nach Hause entlassen. Zehn Stunden später alarmiert eine Angehörige den prähospital tätigen Notarzt, da die Patientin zu Haus nicht ansprechbar ist und am Boden liegt. Es wird in der Klinik die Diagnose einer Subarachnoidalblutung gestellt. Die Patientin überlebt mit einer schweren Behinderung und ist seitdem pflegebedürftig. Im Rahmen einer rechtlichen Auseinandersetzung sollte nun geklärt werden, ob eine fachspezifische Behandlung notwendig und eine Schnittbilddiagnostik indiziert gewesen wäre.

Dieser Fall zeigt anschaulich, welche Herausforderungen an den erstversorgenden Arzt im Primärkontakt mit einem Notfallpatienten in der Klinik gestellt werden: Er hat zahlreiche Patienten mit allgemeinen Beschwerden und Symptomen zu versorgen, die üblicherweise kein sofortiges Handeln erforderlich machen. Unter diesen ist eine einzelne Patientin, die sich mit Beschwerden vorstellt, die primär als gutartig eingeschätzt werden. Erst im Verlauf stellen sich die Beschwerden als erste Hinweise für eine schwere, vital bedrohliche Erkrankung heraus. Gleichzeitig zeigt dieser Fall, dass auch für relativ häufige Beschwerdebilder wie »Kopfschmerzen« keine flächendeckende Erstdiagnostik rund um die Uhr und sieben Tage in der Woche durch einen spezialisierten Facharzt (in diesem Fall ein Facharzt für Neurologie) möglich ist bzw. erfolgen kann. Jeder sollte sich selbst hinterfragen, welche Lösungsoptionen bestehen, um flächendeckend in Notaufnahmen die ärztliche Kompetenz für eine Vielzahl derartiger medizinischer Herausforderungen vorzuhalten und dabei die wirtschaftlichen Rahmenbedingungen zu berücksichtigen.

Aktuelle Herausforderungen

Die Anzahl der Patienten, die sich in Notaufnahmen von Kliniken vorstellen, steigen seit vielen Jahren um 5–10 % pro Jahr an (► Abb. 20.1).

Viele dieser Patienten präsentieren sich mit gesundheitlichen Beschwerden und Krankheitssymptomen, die nicht primär einer Fachrichtung zuzuordnen sind und oft eine komplexe diagnostische Aufarbeitung benötigen. Gleichzeitig können in kleineren oder spezialisierten Krankenhäusern, die an der Notfallversorgung teilnehmen, nicht alle notwendigen Fachdisziplinen 24 h am Tag und sieben Tage in der Woche vorgehalten werden. Zudem sind die fachlichen und organisatorischen Herausforderungen an die Patientenversorgung in Notaufnahmen komplex. Deshalb ist es eine große Herausforderung, parallel zu den notfallmedizinischen Herausforderungen noch andere Aufgaben im Klinikbetrieb zu bewältigen.

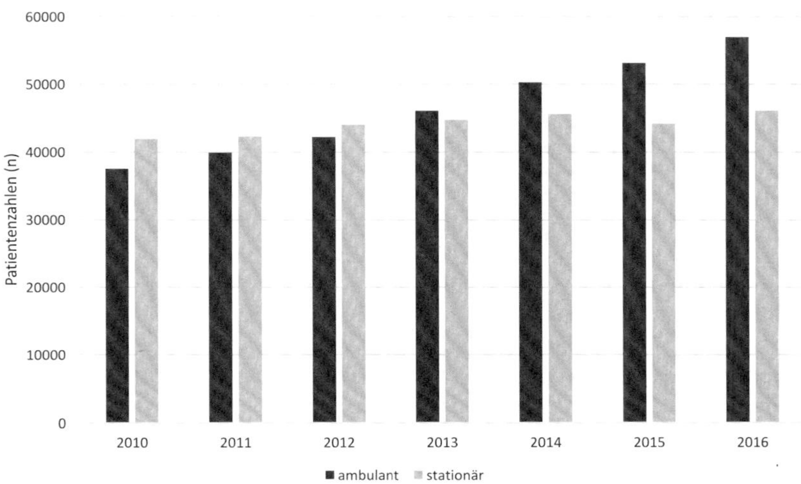

Abb. 20.1: Jährliche Zahl der Patienten, die seit 2011 wegen akuter gesundheitlicher Beschwerden die Notaufnahmen des Klinikums Nürnberg aufgesucht haben. Dargestellt sind die Notfallpatienten, die stationär bzw. ambulant weiterbehandelt wurden. (HR, Hochrechnung)

Europäisches Curriculum für klinische Notfall- und Akutmedizin

Die Definition von Notfallmedizin der Europäischen Gesellschaft für Notfallmedizin, die auch von der Deutschen Gesellschaft Interdisziplinäre Notfall- und Akutmedizin konsentiert ist, umfasst das Fachgebiet der Rettungsmedizin/Notarztwesen, der klinischen Notfall- und Akutmedizin und Aspekte der Katastrophenmedizin. In Deutschland liegt momentan keine strukturierte Ausbildung vor, die alle Aspekte dieser Fachlichkeiten zusammengefasst beinhaltet. Gleichzeitig wird die Breite der notfallmedizinischen Kompetenz von keiner derzeit existierenden Fachdisziplin in Deutschland in allen Facetten umfassend abgedeckt. Neben der Breite der notfallmedizinischen Kompetenz ist zudem eine starke Orientierung auf organisatorische Herausforderungen gefordert, die zur Beherrschung notfallmedizinischer Fragestellungen erforderlich ist. Notfallpatienten stellen sich nicht mit klar definierten Erkrankungen oder Problemstellungen vor. Die zur Vorstellung beitragenden Symptome sind häufig unklar und unspezifisch, zudem nehmen Multimorbidität und komplexe Erkrankungssituationen zu. Ziel der weiteren Professionalisierung in der Klinischen Notfall- und Akutmedizin ist deshalb, die für die Diagnostik und Behandlung notwendigen Ressourcen in Zusammenarbeit mit den etablierten Fachdisziplinen gezielt zu koordinieren und umzusetzen. Die bereits oben beschriebene zunehmende Spezialisierung in der Medizin hat auch zu einer Fokussierung der Spezialisten geführt, die vor allem organspezifische Probleme adressiert. Die prozedurale Spezialisierung ist zudem auf die Fragestellungen der eigenen Fachlichkeit fokussiert und deckt nicht den Bedarf einer breiten methodischen Expertise für die Beherrschung verschiedener notfallmedizinischen Herausforderungen ab.

In 2009 wurde in einer Plenarversammlung der Europäischen Union ein Europäisches Curriculum für Notfallmedizin verabschiedet und vom Council der UEMS (Union Européenne des Médicins Spécialistes), der europäischen Vereinigung verschiedener medizinischen Fachspezialitäten, bestätigt. Ziel dieses Katalogs ist es, einen notfallmedizinischen Standard in allen europäischen Ländern zu erreichen. Deshalb wurde von Vertretern der nationalen notfallmedizinischen Gesellschaften der Europäischen Gesellschaft für Notfallmedizin (European Society for Emergency Medicine) und Vertretern des Rats der UEMS das oben genannte Curriculum entwickelt und in Deutschland durch notfallmedizinische Fachgesellschaften bestätigt (Deutsche Gesellschaft Interdisziplinäre Notfall- und Akutmedizin DGINA; Deutsche Interdisziplinäre Vereinigung für Intensiv- und Notfallmedizin DIVI). Durch die Entwicklung des Curriculums und dessen Umsetzung auf Länderebene soll die Voraussetzung geschaffen werden, dass das Erkennen und das Management aller vital bedrohlichen Erkrankungen in hoher Qualität europaweit ermöglicht wird. Notfallmedizin wird hierbei als spezialisierte Fachlichkeit definiert. Die Fertigkeiten und das Wissen dieser Fachlichkeit ist notwendig, um vital gefährdende bzw. dringende Erkrankungen oder Verletzungen

a. abzuwenden (Prävention)
b. zu erkennen (Diagnose) bzw.
c. zu behandeln (therapeutisches Management).

Zusammenfassend soll das theoretische und praktische Know-how vorhanden sein, um Erkrankungen mit zeitkritischem Handlungsbedarf optimal behandeln zu können.

Notwendige Qualifikationsinhalte in Klinischer Notfall- und Akutmedizin

Die Expertengruppe der UEMS und der EUSEM legen im Curriculum »Notfallmedizin« die Ziele und den Inhalt eines fachlichen Qualifizierungskatalogs fest. Gleichzeitig werden Standards der Qualifizierung und die Abläufe eines begleitenden Schulungsprogramms gefordert (► Tab. 20.1).

1. Wesentliches Kernelement in der direkten Versorgung von Notfallpatienten ist, dass sich Patienten aller Altersgruppen mit unterschiedlichen Dringlichkeiten verschiedener Erkrankungen/Verletzungen vorstellen. Diese Erkrankungen umfassen körperliche, soziale und psychische Aspekte. Wesentliche Merkmale der notfallmedizinischen Handlungskompetenz umfassen
   a. »Triage« (Der richtige Patient zum richtigen Zeitpunkt am richtigen Behandlungsort),
   b. die primäre Einschätzung und Stabilisierung von lebensbedrohlichen Erkrankungen,
   c. die fokussierte Erhebung der Patientengeschichte (orientiert an den vorliegenden Zeichen und Symptomen der Gesundheitsstörung),
   d. die sekundäre Erfassung der Krankheitsmerkmale und das notfallmedizinische Management und die
   e. klinische Entscheidungsfindung (wiederholte Triage, Planung der weiteren Versorgung inkl. stationäre Aufnahme oder ambulante Weiterbehandlung) sowie die Dokumentation dieser Arbeitsschritte.
2. Die in der Notfallversorgung tätigen Ärzte benötigen das praktische und theoretische Wissen, um die verschiedenen Kategorien von notfallmedizinischen Herausforderungen in der praktischen Arbeit zu beherrschen. Das erforderliche Wissen über die verschiedenen Systeme ist in Tabelle 20.1 aufgeführt. Dieses systembasierte Wissen der Krankheitslehre wird durch Wissen im Herangehen an wichtige Leitsymptome und der praktischen Handlungskompetenz für bestimmte Eingriffe und Interventionen ergänzt.
3. Neben dem fachlichen Faktenwissen ist es notwendig, auch »weiche Faktoren« der Patientenversorgung zu erlernen und praktisch anwenden zu können. Hierzu gehört eine professionelle Kommunikation mit Patienten, Angehörigen, Mitgliedern des Behandlungsteams aber auch anderen Kollegen bzw. anderen in der Versorgung tätigen Berufsfeldern. Diese umfassen die Kontakte zu Polizei, Feuerwehr, Sozialdiensten etc., aber auch gegenüber Presse, Medien und Öffentlichkeit.
4. Es wird erwartet, dass der notfallmedizinisch tätige Arzt sich professionell gegenüber anderen verhält und auch den rechtlichen Rahmen seines Handelns beherrscht. Dies umfasst u. a. vertiefte Kenntnisse der entsprechenden Gesetzgebung bei der Aufklärung zu Eingriffen (»informed consent«), bei Opfern von Gewalt oder auch Patienten, die nicht geschäftsfähig sind. Grundlage bei letzteren Punkten ist der gesetzliche Rahmen des jeweiligen Landes, in dem der Notfallmediziner tätig ist. Auch Aspekte ethischen Handelns und der Abwägung von Situationen am Ende des Lebens bilden einen wichtigen Schwerpunkt.
5. Neben den für die tägliche Arbeit wichtigen Punkten ist ein wesentlicher Inhalt des Curriculums, die Lehre und Forschung zu stärken.

Kasten 20.1: Kerninhalte des Europäischen Curriculums für Notfallmedizin

Kompetenzen, Kenntnisse und Fähigkeiten

- Patientenversorgung
- Medizinische Kenntnisse und klinische Fähigkeiten
- Kommunikation, Zusammenarbeit und soziale Kompetenz
- Professionalität und andere ethische und rechtliche Fragen
- Organisatorische Planung und Patientenmanagement
- Schulung und Forschung

Kernwissen zu Erkrankungen einzelner Organsysteme

- Kardiovaskuläre Notfälle bei Erwachsenen und Kindern
- Dermatologische Notfälle bei Erwachsenen und Kindern
- Endokrine und metabolische Notfälle bei Erwachsenen und Kindern
- Flüssigkeits- und Elektrolytstörungen
- Notfälle im Hals-, Nasen-, Ohren-, Mund- und Nackenbereich bei Erwachsenen und Kindern
- Gastrointestinale Notfälle bei Erwachsenen und Kindern
- Gynäkologische und geburtshilfliche Notfälle
- Hämatologische und onkologische Notfälle bei Erwachsenen und Kindern
- Immunologische Notfälle bei Erwachsenen und Kindern
- Infektionskrankheiten und Sepsis bei Erwachsenen und Kindern
- Muskuloskelettale Notfälle
- Neurologische Notfälle bei Erwachsenen und Kindern
- Ophthalmologische Notfälle bei Erwachsenen und Kindern
- Pulmonale Notfälle bei Erwachsenen und Kindern
- Psychiatrische Erkrankungen und Verhaltensstörungen
- Renale und urologische Notfälle bei Erwachsenen und Kindern
- Traumata bei Erwachsenen und Kindern

Häufig auftretende Symptome

- Akute Bauchschmerzen
- Verhaltensstörungen und Agitiertheit
- Bewusstseinsveränderungen bei Erwachsenen und Kindern
- Rückenschmerzen
- Nicht verletzungsbedingte Blutung
- Herzstillstand
- Brustschmerzen
- Schreiendes Baby
- Diarrhoe
- Dyspnoe
- Anstieg der Körpertemperatur
- Kopfschmerzen bei Erwachsenen und Kindern
- Ikterus

- Schmerzen in den Armen
- Schmerzen in den Beinen
- Palpitationen
- Krampfanfälle bei Erwachsenen und Kindern
- Schock bei Erwachsenen und Kindern
- Hauterscheinungen bei Erwachsenen und Kindern
- Synkope
- Harnwegssymptome (Dysurie, Oligorie/Anurie, Polyurie)
- Vertigo und Schwindel
- Erbrechen

Spezifische Aspekte der Notfallmedizin

- Missbrauch und Misshandlung von Erwachsenen und Kindern
- Analgesie und Sedierung bei Erwachsenen und Kindern
- Katastrophenmedizin
- Umweltbedingte Unfälle bei Erwachsenen und Kindern
- Forensische Fragen
- Verletzungsprävention und Gesundheitsförderung
- Fragen zum Patientenmanagement in der Notfallmedizin
- Probleme bei älteren Menschen
- Toxikologie bei Erwachsenen und Kindern
- Präklinische Versorgung
- Psychosoziale Probleme

Zentrale klinische Maßnahmen und Kompetenzen

- Kompetenzen zur kardiopulmonalen Reanimation (CPR)
- Kompetenzen zur notfallmäßigen Sicherung der Atemwege
- Kompetenzen zur Analgesierung und Sedierung
- Kompetenzen zum Management von Atmung und Beatmung
- Kompetenzen zur Herz-Kreislauf-Unterstützung und Durchführung von kardialen Maßnahmen
- Diagnostische Fähigkeiten und Maßnahmen
- Kompetenzen und Maßnahmen im Hals-Nasen-Ohren-Bereich
- Maßnahmen im Gastrointestinaltrakt
- Maßnahmen im Urogenitaltrakt
- Kompetenzen und Maßnahmen im Bereich Hygiene
- Techniken im Bereich Muskel-Skelett-System
- Kompetenzen und Maßnahmen im Bereich Neurologie
- Kompetenzen und Maßnahmen im Bereich Geburtshilfe und Gynäkologie
- Kompetenzen und Maßnahmen im Bereich Ophthalmologie
- Verfahren zur Temperaturkontrolle
- Transport von Schwerstkranken
- Wundmanagement

Aktuelle Entwicklung in Deutschland

In Deutschland wurde ein Optimierungspotential in der fachlichen Qualifikation von Ärzten, die in der klinischen Notfallversorgung tätig sind, identifiziert und von den notfallmedizinischen Fachorganisationen in Deutschland (DGINA; DIVI) dargelegt. Unabhängig von diesen Fachgesellschaften wurde in einem Konzeptpapier einer Expertengruppe in Berlin eine derartige Qualifikation durch die Ärztekammer empfohlen und ist auf Landesebene zwischenzeitlich beschlossen. Die Fachorganisationen, die sich in Deutschland konkret für die Weiterentwicklung der klinischen Notfall- und Akutmedizin einsetzen, konnten sich Anfang 2016 einigen, gemeinsam mit der Bundesärztekammer eine Zusatzweiterbildung »Klinische Notfall- und Akutmedizin« zu projektieren. Eine Einführung dieser Qualifikation setzt eine Facharztqualifikation eines in der Notfallmedizin tätigen Fachs voraus, und beinhaltet neben der theoretischen Qualifikation eine über mehrere Jahre laufende praktische Tätigkeit in einer Notaufnahme mit einem weiterbildungsbefugten ärztlichen Leiter. Die Konzeption einer modular aufgebauten, ärztlichen Zusatzweiterbildung wurde bereits vor einiger Zeit vorgeschlagen und soll in weiterentwickelter Version umgesetzt werden. Neben der erwarteten Erhöhung der Patientensicherheit und einer höheren Patientenzufriedenheit wird durch diese Zusatzweiterbildung ein erster Schritt in die weitere Harmonisierung der Ausbildung und Berufsausübung als Notfallmediziner in Europa gemacht.

Zusatzweiterbildung Klinische Notfall- und Akutmedizin

Tab. 20.1: Vorschläge für die Ärztliche Qualifikation in Klinischer Notfall- und Akutmedizin (in Anlehnung an Dodt et al. 2015). In einem Abstimmungsprozess wird derzeit die zukünftige Zusatzweiterbildung »Klinische Notfall- und Akutmedizin« konsentiert.

	Vorschläge Zusatzweiterbildung »Klinische Notfall- und Akutmedizin«		
	Klinische Notfall- und Akutmedizin, Ärztekammer Berlin	Klinische Notfall- und Akutmedizin, Vorschlag DGINA	Interdisziplinäre Notaufnahme, Vorschlag DIVI
Voraussetzung für den Erwerb der Zusatzweiterbildung	Facharztanerkennung in einem Gebiet der unmittelbaren Patientenversorgung	Allgemeinmedizin Anästhesiologie Chirurgie Innere Medizin Neurologie Pädiatrie	Allgemeinmedizin Anästhesiologie Chirurgie Innere Medizin Neurochirurgie Neurologie Pädiatrie
Dauer der Weiterbildung	36 Monate	36 Monate	24 Monate
Integration in die Facharztweiterbildung möglich für	12 Monate	12 Monate	12 Monate
Intensivmedizin	Mindestens 6 Monate	6-12 Monate	Bis zu 6 Monaten

	Vorschläge Zusatzweiterbildung »Klinische Notfall- und Akutmedizin«		
	Klinische Notfall- und Akutmedizin, Ärztekammer Berlin	Klinische Notfall- und Akutmedizin, Vorschlag DGINA	Interdisziplinäre Notaufnahme, Vorschlag DIVI
Zusatzweiterbildung präklinische Notfallmedizin	Nicht erforderlich	Nicht erforderlich	Erforderlich
Pädiatrische Ausbildungsinhalte	Pädiatrie 6 Monate oder EPLS Kurs, Kurs zum Erwerb pädiatrischer notfallmedizinischer Kenntnisse, 4-wöchige Hospitation in einer pädiatrischen Notaufnahme.	Innerhalb der curriculären Weiterbildung	Innerhalb der curriculären Weiterbildung
Begleitender Kurs	80 h	Nein	160 h
Konformität zum EUSEM Curriculum	Ja	Ja	Nein

Tab. 20.1: Vorschläge für die Ärztliche Qualifikation in Klinischer Notfall- und Akutmedizin (in Anlehnung an Dodt et al. 2015). In einem Abstimmungsprozess wird derzeit die zukünftige Zusatzweiterbildung »Klinische Notfall- und Akutmedizin« konsentiert.
– Fortsetzung

20.4 Zusammenfassung und Ausblick

Die Qualifikation ärztlicher Tätigkeit in Notaufnahmen von Krankenhäusern muss als Antwort auf gestiegene Patientenzahlen und komplexe medizinische Herausforderungen weiter gesteigert werden. Die notfallmedizinischen Fachgesellschaften haben diesen Optimierungsbedarf in der ärztlichen Qualifikation erkannt und schlagen deshalb eine strukturierte Zusatzweiterbildung vor, die sich an einem Europäischen Curriculum orientiert. In der Ärztekammer Berlin wurde diese spezielle Qualifikation zwischenzeitlich realisiert und soll die Patientensicherheit und Patientenzufriedenheit erhöhen. Auf Bundesebene wird diese Zusatzweiterbildung derzeit entwickelt, eine Umsetzung ist in den nächsten Jahren zu erwarten. Diese konzertierten Initiativen sind wichtige Schritte für die weitere Harmonisierung der Ausbildung als Notfallmediziner und der Berufsausübung in Europa und werden zur weiteren Steigerung der Patientensicherheit beitragen.

20.5 Literatur

Behringer, W./Buergi, U./Christ, M. et al. (2013): Fünf Thesen zur Weiterentwicklung der Notfallmedizin in Deutschland, Österreich und der Schweiz. Notfall Rettungsmed 16, S. 625–626

Christ, M./Dodt, C./Geldner, G. et al. (2010): Professionalisierung der klinischen Notfallmedizin. Gegenwart und Zukunft. Anästhesiol Intensivmed Notfallmed Schmerzther 45, S. 666–671

Dodt, C./Behringer, W./Bürgi, U. et al. (2015) Notfallmedizin im Jahr 2015 in Deutschland, Österreich und der Schweiz. Der aktuelle Stand und zukünftige Perspektiven der Weiterbildung. Notfall Rettungsmed 18, S. 87–93

Kumle, B./Dauber, A./Zimmermann, M. et al. (2012): Ärztliche Qualifikation in der Notaufnahme – ein Update. Notfall Rettungsmed 15, S. 213–217

Petrino, R./Ohlen, G./Williams, D. (2009): Europäisches Curriculum für Notfallmedizin. Vom Council and Federation National Societies der European Society for Emergency Medicine und vom UEMS Multidisciplinary Joint Committee on Emergency Medicine genehmigt und vom Council of UEMS in der Plenarsitzung am 25. April 2009 in Brüssel befürwortet. http://www.eusem.org/cms/assets/1/pdf/curriculumgerman.pdf, Abruf: 01.07.2016

Riessen, R./Gries, A./Seekamp, A. et al. (2015): Positionspapier für eine Reform der medizinischen Notfallversorgung in deutschen Notaufnahmen. Notfall Rettungsmed. 18:174–185

Wrede, C./Wyrwich, W./Gries, A. (2016): Fort- und Weiterbildungskonzepte in der klinischen Notfallmedizin. Notfall Rettunsmedizin 19, S. 533-539

Wyrwich, W./Schwalbe, B./Somasundaram, R. et al. (2011): Nachhaltige und dauerhafte Verbesserung der Qualifikation der in der Notfallversorgung in Berlin tätigen Ärztinnen und Ärzte. Konzeptpapier des Arbeitskreises Interdisziplinäre Notaufnahmen und Notfallmedizin im Auftrag des Vorstands der Ärztekammer Berlin, https://www.aerztekammer-berlin.de/10arzt/15_Weiterbildung/18Notfallmedizin/AEK_Berlin_Konzept_Notfall_Stand_12_12_2011.pdf, Abruf: 01.07.2016

Zimmermann, M./Brokmann, J.C./Gräff, I. et al. (2016): Zentrale Notaufnahme – Update 2016. Anästhesist 65: 243–249

21 Anforderungen an die Qualifikation von Notaufnahmen-Personal – pflegerisches und nicht-pflegerisches Personal

Klaus Notz

21.1 Ausgangslage

Das Gesundheitssystem in Deutschland befindet sich im ständigen Wandel durch grundlegende Strukturveränderungen, demografische Entwicklungen, die sich verändernden Erwartungshaltungen der Nutzer und eben auch durch einen Ökonomisierungsdruck auf die Institutionen. Dies fordert von den Klinken und von deren Personal ein breites Maß an Leistungsbereitschaft und Qualität bei der Patientenversorgung. Durch die rasante Entwicklung der Medizin und ihrer diagnostischen und therapeutischen Möglichkeiten ist das Personal insbesondere in den Notaufnahmen vielfältig gefordert und eben nicht immer ausreichend für diese Aufgaben im Rahmen der durchlaufenen grundständigen Ausbildung qualifiziert. Diese Tatsache erfordert eine umfangreiche Erweiterung notfallmedizinischer Kompetenz, wie dies eben nur von einer strukturierten Weiterbildung geleistet werden kann.

21.2 Entwicklung der Qualifizierung von Pflegepersonal in Deutschland

Bereits in den 1950er-Jahren forderte die WHO die Qualifizierung von Pflegepersonal. Hintergrund war die bereits damals erkennbare und sich rasch entwickelnde Medizin mit den immer spezielleren Anforderungen an Diagnostik und Therapie. In vielen Ländern entwickelten sich durch diesen Impuls standardisierte Weiterbildungsangebote für Pflegekräfte. In Deutschland reagierten die für die pflegerische Ausbildung zuständigen Institutionen nicht. Als erste erkannten diesen Qualifizierungsmangel die Universitätskliniken und entwickelten strukturierte Weiterbildungen für die Anästhesie und die Intensivpflege. 1964 wurde die erste Fachweiterbildung in Mainz unter der Leitung von Therese Valerius durchgeführt. Diese mündete 1976 in die erste bundeseinheitliche Weiterbildung, die durch die Deutsche Krankenhausgesellschaft (DKG) anerkannt wurde. Im selben Jahr erfolgte dann auch die erste landesrechtliche staatliche Anerkennung dieser pflegerischen Weiterbildung durch das Land Rheinland-Pfalz. Eine

Novellierung des Bundesangestellten Tarifvertrages (BAT) regelte ab 1991 die Eingruppierung durch die Schaffung einer eigenen Fallgruppe für Fachpflegekräfte. Heute gibt es in allen Bundesländern staatlich geregelte Fachweiterbildungen für spezielle Einsatz- und Tätigkeitsbereiche, wie z. B. für Dialyse, Management, Intensivpflege- und Anästhesie, Pädiatrie, Geriatrie, Operationsdienst, Onkologie, Psychiatrie, Hygiene und viele mehr. Eine Fachweiterbildung zur Qualifizierung für die Arbeit in der Notaufnahme ist die logische Folge für das Pflegepersonal und für die weiteren Berufsgruppen, die in Notaufnahmen arbeiten. Nur so können die qualitativen Anforderungen bewältigt werden. Die Herausforderung bei der Gestaltung einer Fachweiterbildung wird die Abgrenzung der Aufgaben und Tätigkeiten der verschiedenen Berufsgruppen darstellen. Auf jeden Fall sollte allen Berufsgruppen die Möglichkeit einer Weiterbildung für die Aufgaben und Anforderungen in der Notaufnahme offenstehen.

Weiterbildung Notfallpflege

Im Dezember 2016 hat die Deutsche Krankenhausgesellschaft (DKG) eine Empfehlung für die Weiterbildung Notfallpflege verabschiedet (vgl. DKG 2016). An dieser Empfehlung können sich nun alle Kliniken und Weiterbildungseinrichtungen orientieren. Leider ist die Zulassung zur Teilnahme auf die Berufsgruppen Gesundheits- und Krankenpflege, Gesundheits- und Kinderkrankenpflege begrenzt.

21.3 Personalmix in der Notaufnahme

Aktuell arbeiten in Notaufnahmen unterschiedliche Berufsgruppen mit unterschiedlichen Qualifikationen. Die größte Berufsgruppe bildet dabei die Pflege. Es werden aber auch medizinische Fachangestellte, Rettungsdienstpersonal und Operationstechnische bzw. Anästhesietechnische Assistenten beschäftigt. Dieser Personalmix in den Notaufnahmen kann bei exakter Aufgaben- und Tätigkeitsabgrenzung der Professionen durchaus sinnvoll sein, schafft aber in der Regel viele Probleme bei der Diensteinteilung und der Verteilung der Aufgaben. Hintergrund sind die sehr unterschiedlichen Ausbildungsinhalte. Eine gemeinsame, auf die jeweilige Grundausbildung aufbauende Qualifizierung für die Mitarbeit in der Notaufnahme ist ein möglicher Lösungsweg.

Alle Berufe erhalten während der Ausbildung notfallmedizinische Kompetenzen vermittelt, immer auf das jeweilige berufliche Handlungsfeld begrenzt. Die Arbeit in der Notaufnahme erfordert aber besonders im notfallmedizinischen Bereich eine Kompetenz für das berufliche Handlungsfeld Notfallaufnahme, die bisher bei keinem der Berufe vorhanden ist. Derzeit wird dies durch Berufserfahrung in der Notaufnahme und durch »Training-on-the-Job« kompensiert. Eine Zusatzqualifikation Notfallpflege im Rahmen einer modularen Weiterbildung könnte eine Lösung darstellen. Diese Meinung wird auch von den Berufsverbänden so vertreten. Aber auf

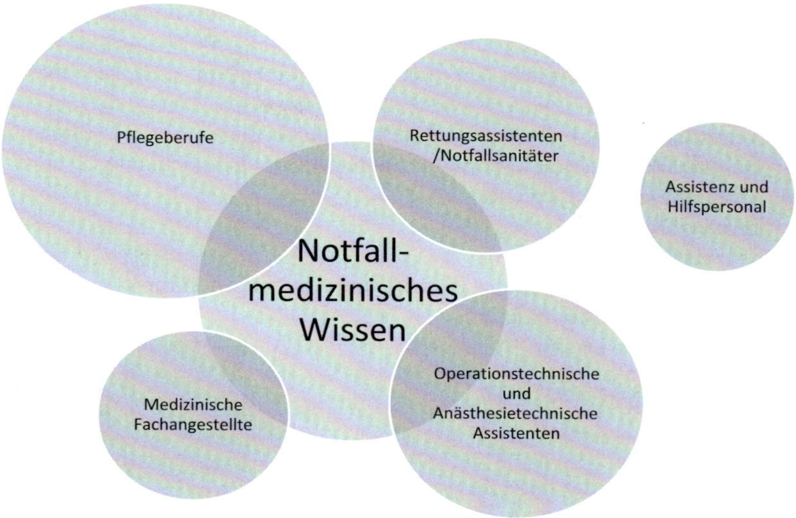

Abb. 21.1: Schnittmengen notfallmedizinischer Inhalte verschiedener Berufe

keinen Fall sollten einzelne nicht-pflegerische Berufsgruppen, die in der Notaufnahme arbeiten, von einer möglichen Weiterbildung ausgeschlossen werden.

21.4 Notwendige Kompetenzen für Pflegepersonal und nicht-pflegerische Berufsgruppen in der Notaufnahme

Ziel der Qualifizierung in der Notaufnahme für Pflegepersonal und nicht-pflegerische Berufsgruppen ist es, im jeweiligen beruflichen Handlungsfeld zusätzlich für die Notaufnahme befähigt zu werden und als Spezialist in den verschiedenen Settings die Gesundheitsziele in größtmöglicher Selbständigkeit zu erreichen. Hierzu werden nachfolgend die erforderlichen Fach-, Methoden-, Sozial- und Selbstkompetenzen entsprechend der Empfehlung der Fachgruppe Notfallpflege der Deutschen Gesellschaft für Fachkrankenpflege und Funktionsdienste e.V. (DGF) von 2014 dargestellt:

Fachkompetenz

- Patientenbeobachtung
- Spezielle Grund- und Behandlungspflege bei Notfallpatienten
- Ganzheitliche Betrachtung des Patienten/der Patientengruppen
- Pathophysiologie

- Symptombezogene Akutversorgung allgemeiner und komplexer Krankheitsbilder
- Kenntnis und Handeln im Sinne der Prävention und spezifischer Prophylaxen
- Kenntnis von und handeln nach Leitlinien/Standards
- Qualifizierte Ersteinschätzung der Behandlungsdringlichkeit
- Maßnahmen der Hygiene
- Pharmakologie
- Katastrophenmanagement
- Rechtliche Grundlagen des Handelns in der Notaufnahme
- Evidenzbasiertes Handeln

Methodenkompetenz

- Steuerung und Organisation von Prozessen
- Erkennen von und handeln nach Prioritäten
- Arbeiten im interprofessionellen/interdisziplinären Team
- Problemlösungsfähigkeit
- Qualitäts- und Risikomanagement
- Kenntnis von und handeln gemäß ökonomischer Anforderungen
- Pädagogische und didaktische Methoden
- Wissenschaftliches Arbeiten
- Projektmanagement

Sozialkompetenz

- Emphatische Grundhaltung zum Patienten/zu Begleitpersonen
- Kommunikation und Techniken
- Kenntnis von und handeln nach ethischen Grundsätzen
- Kenntnis und Beachtung der soziokulturellen Situation
- Professionelles Berufsverständnis
- Interprofessionelle Teamarbeit
- Schnittstellenkompetenz
- Verarbeitungstechniken

Selbstkompetenz

- Erkennen komplexer Problemstellungen/finden von Lösungswegen
- Stressmanagement/erkennen eigener Grenzen
- Reflektionsfähigkeit
- Selbstsorge/Resilienz
- Hilfe leisten und annehmen können
- Haltung und Wertegefüge

(DGF Fachgruppe Notfallpflege, Berlin 29.09.2014)

Die Weiterbildung sollte als Fortsetzung des Lernens nach Beendigung der Grundausbildung stattfinden. Dabei muss eine Abstimmung mit den zu übernehmenden Aufgaben der jeweiligen Berufsgruppe stattfinden. So kann das Ziel einer erweiterten beruflichen Handlungskompetenz in der jeweiligen Profession erreicht werden.

21.5 Einsatzbereiche für Pflegepersonal und nicht-pflegerische Berufsgruppen in der Notaufnahme

Entsprechend der beruflichen Erstausbildung und der vorhandenen Zusatzqualifikationen ist es sinnvoll, entsprechende Stellenbeschreibungen mit klarer Benennung der Aufgaben für die Arbeit in Notaufnahmen zu erstellen. Der Einsatz von Pflegepersonal mit entsprechender Fachweiterbildung führt zu einer verbesserten Versorgungsqualität und zu mehr Patientensicherheit (vgl. DEGINA 2012). Nur mit erweitertem und spezialisiertem Wissen kann sicher gehandelt werden. Unter diesem Fokus ist der Personalmix bei der Personalplanung immer zu betrachten. Pflegepersonal mit Fachweiterbildung (Intensivpflege und Anästhesie bzw. besser Notfallpflege) sollte aus diesen Gründen in jeder Schicht einer Notaufnahme die Mehrzahl der zu besetzenden Arbeitsplätze einnehmen.

Folgende Aufstellung zur Einsatzfähigkeit kann eine Hilfestellung geben, dabei ist die jeweils aktuelle Ausbildungs- und Prüfungsordnung der jeweiligen Qualifikation maßgebend.

Tab. 21.1: Einsatzbereiche der jeweiligen Berufsgruppen in der Notaufnahme

Qualifikation	Einsatzbereich
Assistenz- und Hilfspersonal	Reinigungs-, Versorgungs- und Assistenzaufgaben
Gesundheits- und Krankenpflegehilfe	Grundpflegerische Aufgaben und Assistenz der Gesundheits- und Krankenpflege
Gesundheits- und Krankenpflege	Pflegerische Aufgaben, erlernte ärztliche Aufgaben im Rahmen der Delegation
Fachkrankenpflege Intensivpflege und Anästhesie	Pflegerische Aufgaben und erweiterte Aufgaben entsprechend der Weiterbildungsordnung Intensivpflege und Anästhesie, erlernte ärztliche Aufgaben im Rahmen der Delegation
Medizinische Fachangestellte	Verwaltungs- und Organisationsarbeiten, Assistenz des Arztes und erlernte ärztliche Aufgaben im Rahmen der Delegation

Tab. 21.1: Einsatzbereiche der jeweiligen Berufsgruppen in der Notaufnahme – Fortsetzung

Qualifikation	Einsatzbereich
Rettungsassistenten/ Notfallsanitäter	Erlernte Aufgaben im Rahmen der Notfallversorgung und erlernte ärztliche Aufgaben im Rahmen der Delegation
Operationstechnischer/Anästhesietechnischer Assistent	Erlernte Aufgaben im Rahmen der Notfallversorgung und erlernte ärztliche Aufgaben im Rahmen der Delegation
Altenpflege	Erlernte Aufgaben im Rahmen der Notfallversorgung und erlernte ärztliche Aufgaben im Rahmen der Delegation
Mit Zusatzqualifikation für Notaufnahme	Aufgaben der jeweiligen beruflichen Qualifikation plus zusätzlich erlernte Tätigkeiten entsprechend der Inhalte der Weiterbildung.

21.6 Personalbesetzung für Pflegepersonal und nicht-pflegerische Berufsgruppen in der Notaufnahme

Entsprechend dem tageszeitabhängigen, nicht planbaren Eintreffen von Patienten in einer ZNA ist die Personalbesetzung schwer planbar. Hilfreich kann hier eine über längere Zeit geführte Statistik sein. Hier könnte eine statistische Regelmäßigkeit abgeleitet werden, die eine Grundlage für die Personaleinsatzplanung sein könnte. Auf jeden Fall sollte eine pflegerische Leitung bzw. deren Stellvertretung außerhalb dieser Personaleinsatzplanung vorhanden sein, die neben der beruflichen Qualifikation eine Zusatzqualifikation im Managementbereich haben.

Leistungsberechnung

Für die Personalberechnung der Pflege und nicht-pflegerischen Berufsgruppen werden vom Deutschen Krankenhausinstitut (DKI) zwischen 20 und 45 Min. pro Fall, je nach Fachgebiet, angegeben. Zusätzlich werden Aufgaben wie EKG (8 Min/Fall) und Zeiten für die administrative Aufnahme anerkannt (20 – 30 Min. pro Fall). Hieraus kann sich die Leitung den Gesamtpersonalbedarf für die Notaufnahme berechnen (vgl. Plücker, DKI 2012)

Arbeitsplatzmethode

Eine Alternative zur Leistungsberechnung bietet die Berechnung nach notwendigen Arbeitsplätzen. Diese bietet sich insbesondere an, wenn die notwendigen Daten zur Leistungsberechnung nicht verfügbar sind bzw. wenn durch die Leistungsberechnung nicht ausreichend Personal für einen geregelten Dienst zur Verfügung steht. Welche nun die »bessere« Berechnungsmethode ist, hängt von den individuellen Rahmenbedingungen der jeweiligen Notaufnahme ab.

Da weder Spitzenzeiten noch die unterschiedliche persönliche Qualifikation bei der Berechnung berücksichtigt sind, ist die Personalbedarfsberechnung und auch die Personaleinsatzplanung eine Herausforderung für die verantwortliche Pflegekraft.

Beispielrechnung: Personalbedarf einer Zentralen Notaufnahme mit 80.000 Fällen im Jahr (ohne Ambulanztätigkeit)

Personalbedarf Leistungsberechnung

Notfälle:	80.000 × 35 Min. / 60 Min. = 46.666 h
Aufnahmen:	7.000 × 22 Min. / 60 Min. = 2.566 h
EKG:	16.000 × 8 Min. / 60 Min. = 2.133 h

Gesamtstunden: 51.365 h

51.365 Gesamtstunden / 1600* Jahresnettoarbeitszeit eines Mitarbeiters = **32,10** Stellen

*Jahresnettoarbeitszeit eines Mitarbeiters in Stunden:
250 Arbeitstage × 8 h = 2.000 Bruttoarbeitsstunden abzüglich 400 Fehlstunden (= 20 % Fehlzeit von 2.000 Bruttoarbeitsstunden) = 1.600 Nettojahresarbeitsstunden.

Beispielrechnung: Personalbedarf einer Zentralen Notaufnahme mit der Arbeitsplatzmethode (ohne Ambulanztätigkeit)

Personalbedarf Arbeitsplatzmethode

Personalbesetzung:
Frühdienst 5, Spätdienst 6, Nachtdienst 4, Leitung 1

16 Arbeitsplätze × 8 h × 365 Tage = 46.720 h

46.720 Gesamtstunden / 1600* Jahresnettoarbeitszeit eines Mitarbeiters = **29,20** Stellen

*Jahresnettoarbeitszeit eines Mitarbeiters in Stunden:
250 Arbeitstage × 8 h = 2.000 Bruttoarbeitsstunden abzüglich 400 Fehlstunden (= 20 % Fehlzeit von 2000 Bruttoarbeitsstunden) = 1.600 Nettojahresarbeitsstunden.

21.7 Literatur

Plücker, W. (2012): Personalbedarfsermittlung im Krankenhaus, Deutsches Krankenhausinstitut DKI, Wuppertal

DGF - Deutsche Gesellschaft für Fachkrankenpflege und Funktionsdienste e.V (2014): Rahmenempfehlungen der Fachgruppe Notfallpflege der DGF zur Fachweiterbildung Notfallpflege, Berlin
DGINA – Deutsche Gesellschaf für interdisziplinäre Notfall- und Akutmedizin e.V. (Hrsg.) (2014): Empfehlung zur Fachweiterbildung Notfallpflege
DGK – Deutsche Krankenhausgesellschaft e.V. (Hrsg.) (2016): DKG-Empfehlung für die Weiterbildung Notfallpflege

Autorenverzeichnis

Herausgeber

Dubb B.Sc., Rolf
Leiter Weiterbildung
Akademie
Kreiskliniken Reutlingen GmbH
Steinenbergstraße 31
72764 Reutlingen

Kaltwasser B.Sc., Arnold,
Leitung Weiterbildung für Intensivpflege und Anästhesie
bzw. Pädiatrische Intensivpflege
Kreiskliniken Reutlingen GmbH
Steinenbergstraße 31
72764 Reutlingen

Pühringer, Prof. Dr. med. Friedrich
Ärztlicher Direktor
Chefarzt
Klinik für Anästhesiologie, operative Intensivmedizin, Notfallmedizin, Schmerztherapie und Palliativmedizin
Klinikum am Steinenberg
Steinenbergstraße 31
72764 Reutlingen

Schmid, Dr. med. Katharina
Leitende Ärztin
Zentrale Notaufnahme
Zollernalb Klinikum gGmbH,
Krankenhaus Balingen
Tübinger Str. 30
72336 Balingen

Autoren

Andres, Dr. med. Frank
Chefarzt
Klinik für Neurologie und Frührehabilitation
Klinikum am Steinenberg
Steinenbergstraße 31
72764 Reutlingen

Beck, Dr. med. Stefanie
Oberärztin
Medizinische Klinik II
Klinikum am Steinenberg/Ermstalklinik
Steinenbergstraße 31
72764 Reutlingen

Bernhard, PD Dr. med. habil. Michael
Leitender Oberarzt
Notaufnahme
Universitätsklinikum Leipzig
Liebigstraße 20
04103 Leipzig

Biche, B.Sc, Markus
IT-Abteilung
Zollernalb Klinikum gGmbH
Tübinger Straße 30
72336 Balingen

Böer, Dr. med. Johannes
Stv. Ärztl. Leiter
Zentrale Notaufnahme
Klinikum am Steinenberg
Steinenbergstraße 31
72764 Reutlingen

Christ, Prof. Dr. med. Michael
Chefarzt
Interdisziplinäres Notfallzentrum
Luzerner Kantonsspital
Spitalstrasse 16
6000 Luzern
Schweiz

Darnhofer, Ines
Pflegeklinikleitung
Zentrale Notaufnahme
Schwarzwald-Baar Klinikum GmbH
Klinikstr. 11
78052 Villingen-Schwenningen

Doneith, Dr. med. Thorsten
Oberarzt der Zentralen Notaufnahme
Zollernalb Klinikum gGmbH,
Krankenhaus Balingen
Tübinger Str. 30
72336 Balingen

Fenger, Prof. Dr. Hermann
Rechtsanwälte und Notar
Alter Fischmarkt 21
48143 Münster

Gässler, Dr. med. Holger
Klinik für Anästhesiologie & Intensivmedizin, Sektion Notfallmedizin
Bundeswehrkrankenhaus Ulm
Oberer Eselsberg 40
89081 Ulm

Haase, Prof. Dr. med. Karl Konstantin
Chefarzt
Medizinische Klinik II - Kardiologie, Angiologie, Intensivmedizin
Klinikum am Steinenberg/Ermstalklinik
Steinenbergstraße 31
72764 Reutlingen

Häske, M.Sc. MBA David
Deutsches Rotes Kreuz
Kreisverband Reutlingen e.V.
Leitung Ausbildung, Qualitätsmanagement
Obere Wässere 1
72764 Reutlingen

Heinemann, Niklas
Deutsches Rotes Kreuz
Kreisverband Reutlingen e.V.
Ausbildung, Qualitätsmanagement
Obere Wässere 1
72764 Reutlingen

Helm, Oberstarzt Prof. Dr. med. Matthias
Leitender Arzt
Sektion Notfallmedizin
Beauftragter für Notfall- und Rettungsmedizin
Leitender Hubschrauberarzt
Christoph 22
Bundeswehrkrankenhaus Ulm
Obere Eselsberg 40
89081 Ulm

Herm, Marcus F.
Fachpfleger für Anästhesie und Intensivmedizin
Sektion Notfallmedizin
Bundeswehrkrankenhaus Ulm
Oberer Eselsberg 40
89081 Ulm

Hinger, Dr. med. Gerhard
Chefarzt
Zentrale Notaufnahme und
Ambulantes OP-Zentrum
Klinikum Mittelbaden Baden-Baden
Balg
Balger Str. 50
76532 Baden-Baden

Hossfeld, Oberfeldarzt Dr. med.
Björn
Oberarzt
Sektion Notfallmedizin
Bundeswehrkrankenhaus Ulm
Oberer Eselsberg 40
89081 Ulm

Kinder, Dr. med. Oliver
Zollernalb Klinikum gGmbH,
Krankenhaus Balingen
Oberarzt der Zentralen
Notaufnahme
Tübinger Straße 30
72336 Balingen

Krey, Jörg
RbP, Dipl. Kfm.(FH)
Leiter Deutsches Netzwerk
Ersteinschätzung
Institut für Notfallmedizin
Asklepios Kliniken Hamburg
Eißendorfer Pferdeweg 52
21075 Hamburg

Kulla, Oberfeldarzt Dr. med. Martin
Oberarzt Sektion Notfallmedizin
Lehrbereichsbeauftragter
Bundeswehrkrankenhaus Ulm
Oberer Eselsberg 40
89081 Ulm

Kumle, Dr. med. Bernhard
Direktor
Zentrale Notaufnahme
Schwarzwald-Baar Klinikum GmbH
Klinikstr. 11
78052 Villingen-Schwenningen

Kütemann, MHBA, Gerhard
Dipl. Pflegewirt (FH)
OP-Manager
Klinikum am Steinenberg
Steinenbergstraße 31
72764 Reutlingen

Martin, Prof. Dr. Jörg
Geschäftsführer
Regionale Kliniken Holding RKH
GmbH
Posilipostraße 4
71640 Ludwigsburg

Meeh-Simon, Amelie
Referat der Geschäftsleitung /
Strategische Projekte
Regionale Kliniken Holding RKH
GmbH
Posilipostraße 4
71640 Ludwigsburg

Mühlbayer, Dr. med. Dieter
Chefarzt
Institut für Labordiagnostik und
Krankenhaushygiene
Kreiskliniken Reutlingen GmbH
Steinenbergstraße 31
72764 Reutlingen

Murr, Christina
Notfallsanitäterin, Praxisanleiterin,
Aus- und Weiterbildungspädagogin
InPASS - Institut für Patientensicherheit und Teamtraining GmbH
Friedrich-Naumann-Str. 13
72762 Reutlingen

Notz, BBA, Klaus
Leitung Bildungseinrichtungen
Akademie
Kreiskliniken Reutlingen GmbH
Steinenbergstraße 31
72764 Reutlingen

OpHey, Frank
InPASS - Institut für Patientensicherheit und Teamtraining GmbH
Friedrich-Naumann-Str. 13
72762 Reutlingen

Potratz, Dipl. Betriebswirt (BA) Waldemar
IT-Abteilung
Zollernalb Klinikum gGmbH
Tübinger Straße 30
72336 Balingen

Rall, Dr. med Marcus
Gründer & Geschäftsführer
InPASS - Institut für Patientensicherheit und Teamtraining GmbH
Friedrich-Naumann-Str. 13
72762 Reutlingen

Rex M.A., DEAA, Dr. med. Christopher
Leitender Oberarzt
Klinik für Anästhesiologie, operative Intensivmedizin, Notfallmedizin, Schmerztherapie und Palliativmedizin
Kreiskliniken Reutlingen GmbH
Steinenbergstraße 31
72764 Reutlingen

Riessen, Prof. Dr. med. Reimer
Leiter der Internistischen Intensivstation
Universitätsklinikum Tübingen
Otfried-Müller-Str. 10
D-72076 Tübingen

Schempf, Dr. med. Benjamin
Oberarzt
Medizinische Klinik II
Klinikum am Steinenberg
Steinenbergstraße 31
72764 Reutlingen

Schmidt, Stephan (Dipl. - Pflegewirt (FH)),
Leiter Qualitätsmanagement
Diakonie-Klinikum Stuttgart
Rosenbergstraße 38
70176 Stuttgart

Schwabbauer, Norbert (†)
Atmungstherapeut (DGP)
Abteilung II der Medizinischen Klinik Tübingen
Otfried-Müller-Straße 10
72076 Tübingen

Tatzel, Dr. med. Johannes
Dipl.-Pflegewirt (FH)
Institutsleiter
Kliniken Landkreis Heidenheim gGmbH
Institut für Krankenhaushygiene
Schloßhaustraße 100
89522 Heidenheim

Stichwortverzeichnis

D

E

F

G

H

I

S

T

U

V

W

Z